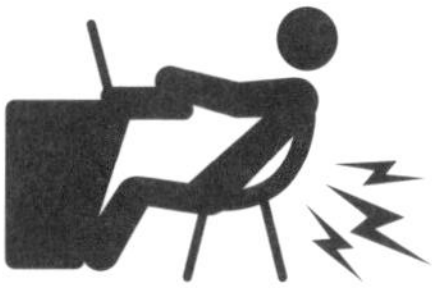

手術を宣告された日から始める

脊柱管狭窄症

せきちゅうかんきょうさくしょう

治った人がやった！
これだけ体操

さかいクリニックグループ代表
酒井慎太郎

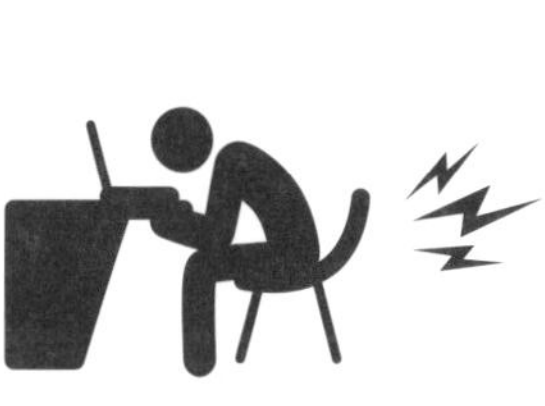

講談社

その治療9割が間違っています！

診断は症状を優先すべき

寝具にこだわってみたり、マッサージに通ってみたり、さまざまな方法を試しても腰痛が治らず、整形外科へ。レントゲン検査の結果「脊柱管狭窄症」と診断され、本書を手に取ってくださっている方は多いのではないでしょうか。

確《かく》たる証拠として画像を提示され、医師に説明されると、痛みの原因が究明されたように感じ、信じる人がほとんどでしょう。

でも、要注意。レントゲンでは、神経のような軟部組織は写りません。「脊柱管狭窄症」は背骨の中の管が狭くなり、そこを通る神経が圧迫される病気なので、画像では分からない場合がほとんどです（事実、2割ほどしか分からないと言われています）。

では、何で判断することができるのか？　これは聖路加国際病院名誉院長の日野原重明医師もおっしゃっていることですが、実は問診で8割診断がつきます。しかし画像があることによって、他の病気の可能性を、考えようともしない医師が多いと思われます。「脊柱管狭窄症」には名医やゴッドハンドがいないと言われますが、画像だけを見て、患者さん自身を見ていないところに理由があると私は思います。

腰痛で苦しんできた方の中には、医師に手術を勧められた方も多いでしょう。でも手術をしても、治る保証はありません。実際に手術したにも関わらず痛みが取れなかった方を、私はこれまで数知れず見てきました。そして驚くべきことに脊柱管狭窄症のガイドライン（日本脊椎脊髄学会）は、２０２１年診断項目から、定義が難しいという理由で「腰痛の有無」を削除しました。本人が一番つらいのは腰痛なのに、信じられないことです！

私はこれまでスタッフと一緒に、脊柱管狭窄症を含め、１００万人以上の方を治療してきましたが、99%の方が構造的に考えれば手術なしで治ると確信しています。私たちには豊富な経験の蓄積がありますす。そしてそれらには、究極のルールと呼べるようなノウハウがあります。そのノウハウは自分でもできるシンプルなものです。それを行えば腰痛が治るのはもちろん、二度と起きなくなります。私は本書でみなさんにその方法を、できる限りくわしくお伝えしたいと思います。

まず自分の腰痛のタイプを知ろう

「脊柱管狭窄症」と一口に言っても、実際には2つのタイプがあると私は考えています。2つのうち、自分がどちらなのかをわかることが治ることへの近道です。逆に、それが分からないと、完治が遠のいてしまうと私は思います。ちなみに「坐骨神経痛」は症状名なので、2つのタイプどちらにもなりえます。

1つ目は、前かがみになった時に腰が痛むタイプ（本書ではAタイプと表記）。

朝起きる時、体を起こして立ち上がるまでに時間がかかる人はこれに当たります。体を起こす時、どうしても腰を前に曲げなければならず、その時に痛みが走るのです。脚やお尻にしびれが常にあったり、どちらかというと、歩いている時より同じ姿勢でいる時の方が辛く感じたりするのもこのタイプです。これは腰椎の前側がつぶれることで起きる症状で、正確には「椎間板ヘルニア」と考えられます。これが進むと腰椎から背骨へと変形が及び、「脊柱管狭窄症」になります。

2つ目は体を後ろに反らすと痛むタイプです（本書ではBタイプと表記）。

しばらく歩いていると腰や足が重くなり歩けなくなる。でも前かがみになったり、椅子に座ったりするとすると少しラクになり、再び歩けるという方は、このタイプです。このタイプでは変形や分離が腰椎から背骨に及んでいます。したがって体を真っすぐに維持したり、後ろに反らせたりすると、ダメージのある背骨に力が加わり、そこから腰に痛みが出るのです。歩行時に、足裏にしびれや玉砂利の上を歩いているような違和感を感じることもあります。神経は背骨から足先まで通っているので、足裏に影響が出るのです。このタイプの人は、歩行痛が出ると何もせず、じっと横になることを好みます。体が丸まると、脊柱管が広がり、ラクになるからです。

2つのタイプはミックスされて現れる

実際は2つのタイプは、はっきり区別できないことも多い。腰痛のあるほとんどの方は2つがミックスされています。つまりどちらの傾向がより強いかを見ればいいということです。とにかく、よくよく自分の症状を観察することから始まる、ということです。

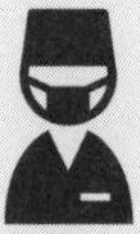

多くの人が整形外科手術を後悔する

一般的な整形外科手術後の後遺症（脚やお尻に残る痛みやしびれ）について、患者さんにアンケートすると、「手術してよかった」は3割に対し、「手術しなければよかった」は7割にもなります。また手術の2年後、6割に後遺症が残るという医療文献もあります。

一般的な整形外科では、まず症状よりも画像中心の診断がされます（ある国立大学の文献では、40歳以上の9割に脊柱管狭窄症が映ると言います）。そしてすぐ手術が行われ、その結果多くの人に後遺症が残ってしまいます。後遺症が残る理由には「神経を圧迫する環境は手術で取り除いても、神経そのものの治療はしていない」「仙腸関節《せんちょうかんせつ》など腰のほかの部分で圧迫されている」「梨状筋症候群《りじょうきんしょうこうぐん》など末《まっ》梢神経《しょうしんけい》の圧迫がある」「筋膜・皮神経《ひしんけい》の圧迫がある」などが考えられます。また手術で長期入院すると、筋力低下や認知症発症のリスクもあります。

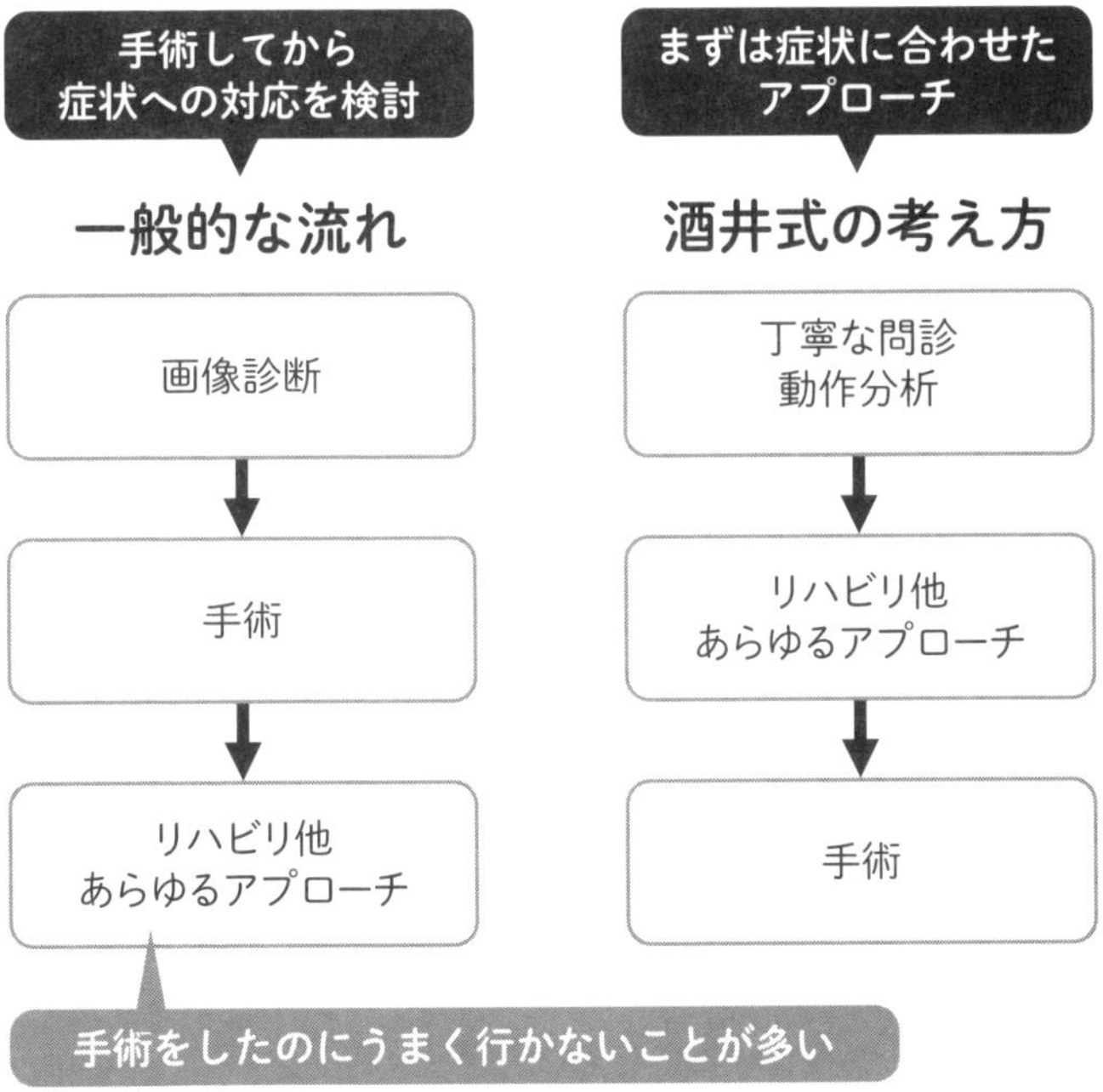

　当院は、画像中心ではなく症状にフォーカスして、徹底的な問診や徒手検査などを行い、脊柱管狭窄症が本物か偽物かを見極めます。そして手術した場合、残りやすい後遺症の原因を先に取り除き、本物の脊柱管狭窄症の場合は椎間関節《ついかんかんせつ》を広げるなどのリハビリを行います。

　その結果、症状が改善しない場合、そこで初めて手術を考えればいいと思います。手術の後にリハビリするか、リハビリの後に手術するか（本書のセルフケアをすれば、まず手術の必要はありません）選択権は患者さんにありますが、私や私の家族が患者なら、間違いなく後者を選択します。

腰痛が治らない人の特徴14

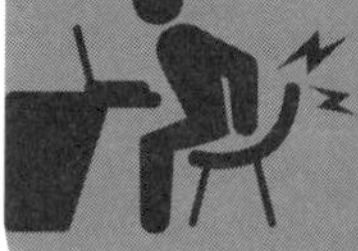

治らないタイプ
1

しばらく痛みがないことを治ったと勘違い

腰痛は波を描きながら治ってゆく

これはよくあるケースですが、いったん痛みがなくなったのでもう治ったと勘違いされる方がいらっしゃいます。例えば「痛み止めを飲んだら治った」とか「1週間ほど寝ていたら治った」とかおっしゃる方です。でも、それは勘違い。腰痛は波を描きながら、徐々に治ってゆきます。すぐに治るものではないのです。

今はいいと思っても、それは波が一番下に来ているにすぎません。しばらくすると、また痛くなることがほとんどです。治るとは波がなくなること、つまり1、2年痛みが全く出ないことをいいます。

腰痛を治すには、長いスパンで考えなければなりません。どうしても根気が必要なのです。

治らないタイプ
2

「腰痛＝日常生活病」と理解していない

腰痛のケアは、歯みがきと同じ

まずは悪いクセがついた日常姿勢の改善が大切です。しかし、長年のクセを治すことは簡単ではありません。痛くて体が動かないこともあるでしょう。そこでまずは本書で紹介する体操でセルフケアをしていただきたい。そして普段のさまざまな動作や姿勢も腰痛に影響することを理解していただきたいと思います。そこを治さないと、どうしても腰痛は繰り返します。

このことを説明するために、私はよく歯のケアをたとえにします。歯もただ何となく磨くだけではいけません。歯周ポケットを意識したり、歯間ブラシを用いたりして、これまでの習慣を変えないと、いくら治療しても、また虫歯や歯周病になってしまいます。

先程腰痛には波があり、痛みのない状態が長く続けばOKと言いましたが、生活習慣を変えないと、いつまでも波の繰り返しになるということです。

腰痛を治すには、生活習慣を変えることを意識しましょう。

治らないタイプ 3

全て病院にお任せ

すぐに手術を勧める医師に注意

病院に行き、すべて医師にお任せしてしまうタイプの方もよくありません。腰痛がひどい場合、病院では手術を勧められることがよくあります。一般的な手術は、上の背骨と下の背骨をボルトで固定する脊椎固定術という方法ですが、これの成功率は35%しかありません。そのため以前に比べ、医師でも勧める人は少なくなっています。減圧治療といって、背骨の圧迫を少なくするため、椎骨を取り除いてしまう手術もありますが、これも中を通る神経を痛めるとも言われています。また手術で痛みがなくなっても、2年ほどで再発することも多く、25%は再手術をしています。

医師の中には経営の事情や、若い医師の場合経験を積みたいという気持ちから、すぐに手術を勧める人がいます。一方ベテランの医師ほど、腰痛の患者にはまずはリハビリを勧め、それでも治らない場合に手術を勧めます。たいていの医師は、手術よりリハビリがいいと考えています。

治らないタイプ 4

改善を阻《はば》む言い訳ばかり

あらゆる腰痛は完治する

自分の腰痛について、「もう年だから」とか「生まれつき体が硬いので」とかおっしゃって、何もせずに諦めている方が時々います。私はこれを「言い訳タイプ」と名付けています。

関節は筋肉とは違い、年齢は関係ありません。いくつの方でも、また、どんな痛みをお持ちの方でも、私は完治できると思っています。

「忙しくて治療する時間がない」とおっしゃる方もいます。これなどは、どんなことにでも言える言い訳です。そんな言い訳ですませているということは、そこまでつらくないということなのかもしれません。そういう人でも、腰痛がない状態を体験すれば、「ああ、治ってよかった」と心底思うにちがいありません。言い訳を捨て、一歩踏み出すことも、必要なのです。

治らないタイプ
5

安静にじっとしすぎている

治療には自分の意思が必要

自分がラクな姿勢や動作しかしない方もいらっしゃいます。そういう方は、痛みの元になる部分が伸ばせないため、関節が拘縮《こうしゅく》したり、重心がどんどん偏《かたよ》っていったりします。

こういうタイプは、症状の悪化が止まるどころか、進んでしまうことが多い。つまり、一番寝たきりになりやすいタイプと言えます。このタイプは、運動や体操もほとんどしません。もともと体を動かすことが嫌いなのです。

私の院に来られる方にも、たまにこういうタイプがいらっしゃいます。ベッドに仰向けで横たわっている状態で、施術のため、「横向きになってください」と言うと、「痛いから嫌です。このままでお願いします」。

こういう方は、もうお手上げです。腰痛の治療には、「本人の意思」が少なからず必要です。そのことをぜひ理解していただきたいと思います。

治らないタイプ 6

痛みを必要以上に強く感じる

腰痛にはメンタル的要素もある

痛みを必要以上に強く感じる方も、なかなか治りません。これは患部より、メンタルに問題があると言えます。いわゆる神経質な方はいらっしゃいますが、それが病的なところへ入ってしまっている方です。実際は治っているのに、痛みを非常に強く感じてしまう。でも本人にとっては、それが現実なのです。

例えば私の患者さんで、治療が始まるのがほんの数分遅れただけで、激怒される方がいらっしゃいました。その方は痛みの原因はすべて取り除いてあるのに、いつまでも強い痛みを訴えられました。人間の体は心と一体になっています。たとえ体の原因を消しても、心に難があれば痛みを感じてしまうこともあります。

私はメンタルの専門家ではありませんので、そのほうで積極的な提言はできませんが、心療内科に行くことで改善することもあります。

治らないタイプ
7

二次的な腰痛（原因は他の部位）

腰以外の部位の不調も視野に入れる

ほかの部位からの荷重関節《かじゅうかんせつ》（体重が関節にかかる）の影響が出て、二次的に腰痛になっている方もいらっしゃいます。首から腰へ、肩甲骨から腰、股関節から腰、ひざから腰。ほかの部位に不具合があったり、それらが連鎖したりしながら、結果的に腰痛になっている場合です。このパターンは、女性によく見られます。例えばストレートネックといって、首の骨が前に傾いていると、首そのものに痛みはなくても、そこからの影響で腰痛になっていることがよくあります。ほかにも肩甲骨が固まっている場合、股関節の動きが悪く、固まっている場合、ひざに故障がある場合などでも、そこから腰に痛みが出ることがあります。

こういう場合、腰だけの治療をしてもなおりません。腰痛は結果にすぎず、原因はほかのところにあるからです。腰に何らかの処置を施せば、その時はラクになるかもしれません。でもそれは、一時的なものにすぎません。腰痛を治す場合は、ほかの部位も視野に入れることが大事です。

治らないタイプ

8

自分のラクな姿勢・動作しかしない

治療には多少痛みが伴う

腰痛の原因とメカニズムが理解できても、自分の感覚を優先してしまう方がいらっしゃいます。いわゆる「怖がり屋さん」です。拘縮した関節を動かす時は、ある程度抵抗があるため、痛みが出ます。このタイプの方は、そこで怖がって動かすのを止めてしまいます。それではいつまでも治りません。痛いことは、非常につらいことです。私も経験があるのでよくわかりますが、とりわけ腰の痛みは尋常でないものがあります。その痛みが本人の中に強いイメージとしてあるため、そこでブレーキをかけてしまうのです。

5つ目のラクな姿勢しかとりたがらないタイプに比べると、治そうという意思があるだけましですが、意思に加えて、あと少し勇気も必要です。

意思や勇気というものは、自ら持とうとしない限り持てません。それを持つことも治療のうちということを、頭に入れていただきたいと思います。

治らないタイプ 9

病院ジプシー

治療はリラクゼーションではない

8つ目の怖がりやさんタイプの人が陥りやすいのが、「病院ジプシー」タイプ。いつまでも痛みがなくならないので、あちこち違う病院を回ります。こういう人は、痛みが治まらないのは、医師のせいだと考えています。そして自分に合う医師を何とか見つけようとします。でも本当の問題は、自分の外ではなく中にあります。自分で治そうという意思や勇気がないのです。本人はそのことに気付いていません。そういう方はまた、以前通った医療機関で痛くされた、ひどくされたことを訴えることもよくあります。

このタイプは一時的な痛みのやわらぎ、例えばマッサージでラクになったことが、イメージにあったりします。でも治療はリラクゼーションではありません。先ほども言いましたが、治る時には少し痛みを伴うような動きが必要な場合もあるのです。

治らないタイプ 10

体操のやり方だけ知りたい

なぜ治るのか、筋道を理解しよう

体操のやり方だけを教えてほしいという方もいらっしゃいます。能書きやメカニズムはどうでもよく、方法だけを教えてほしいというタイプです。要するにせっかちな人。例えば私の提唱する「オットセイ体操」の場合、狭くなった腰椎の中の椎間板を広げ、そこを通る神経への圧迫をなくすことにポイントがあります。このタイプの人は、そういう裏付けを理解しようとしません。

以前、読者で何度も電話をかけてくる方がいらっしゃいました。最後は私の治療院まで来られて言うには、「理屈は結構です。やり方だけ教えてください」。こういう方も、治らないことが多い。仮に体操で痛みが治まったとしても、メカニズムを理解していないと、痛みがぶり返した時は、体操を忘れてしまっていて、うろ覚えで間違ったことをして、症状が悪化してしまうこともあります。

このことは数学とよく似ています。数学も公式を忘れると、問題が解けません。逆に公式の意味を理解して覚えていると、問題が解けます。

治らないタイプ 11

柔軟性があれば大丈夫と勘違い

関節のストレッチは筋肉のストレッチではない

体は柔らかければいいと思い込んでいる方も、なかなか腰痛は治りにくいと思います。これはヨガをされている方などに、よくいらっしゃいます。例えば１８０度開脚ができれば、腰痛は治ると思っている方がいらっしゃいますが、そんなことはありません。バレリーナに腰痛持ちは、非常に多いのです。体（筋肉）が柔らかいことと関節が柔らかいことは違います。体ではなく関節を柔らかくしないと腰痛は治りません。ストレッチやマッサージは筋肉を伸ばしたり柔らかくしたりするものです。確かに腰の筋肉の張りが、痛みになっていることもあります。でもそれが椎間板ヘルニアの場合、ストレッチをすると、腰椎を圧迫し、悪化することもあります。

私が提唱しているのは、関節のストレッチであり、その中を通る血管や神経のストレッチです。決して筋肉のストレッチではないのです。そのことをくれぐれも混同しないようにしていただきたいと思います。

治らないタイプ
12

筋肉思考

筋肉はコルセット代わりにならない

体に筋肉を付ければいいというのも、間違いの一つです。加齢とともに筋肉は落ちるので、スポーツや筋肉トレーニングでその分を補えば腰痛は治るというような考え方です。この傾向は今、テレビ、ネット、新聞、雑誌など、メディア全般にとても強いと思います。でも、私の患者さんでもあるボクシング世界チャンピオンの井上尚弥選手は、鍛え上げられた素晴らしい筋肉の持ち主ですが、それでも腰痛持ちなのです。腰痛を筋トレで治すということは、腹筋を付けることでそれをコルセットのようにして、姿勢をよくしようということだと思います。しかし腹筋は薄い層です。腹筋をいくらつけてもコルセットにはなりません。腰痛を治すことだけ考えれば、むしろ太ったほうがいい。なぜならお腹の出ている方は、それがコルセットのようになり、姿勢がよくなるからです。実際私の院に来られる方の中で、太ったら腰痛が治ったという方が時々いらっしゃいます。腰痛を治すのに大事なのは、関節を柔らかくしたり伸ばしたりすること。いくら筋肉をつけても腰痛は治りません。

治らないタイプ
13

ゴルフ、ボクササイズ、ジョギング好き

ウォーキングこそ完治への近道

スポーツにも腰痛によくないものがあります。それをしっかりと見極めるべきだと思います。

例えばゴルフは、よく歩くのはいいのですが、前にかがんだり、同じ側に体を強くひねったりするので、腰痛のある人やなりやすい人は避けたほうがいいでしょう。ゴルフのスイングは、基本的には同じ動作です。しかもバランスに偏りがあるため、その偏りがそのまま体のバランスを崩します。

最近はボクササイズ（ボクシングの技術と動きを取り入れたエクササイズ）をする人も多いですが、これも要注意です。サンドバッグにパンチやキックをすると、その衝撃はそのまま自分の関節にはね返ってきます。同じ理由でジョギングもよくありません。走ると上下運動によって、椎間板に大きな負荷がかかるからです。

一方、ウォーキングは負荷が少なく、バランスもいいので、腰痛の改善にはお勧めです。

治らないタイプ
14

水中ウォーキング習慣

体を冷やすと治らない

医師などで腰痛の治療や予防に水中ウォーキングを勧める方がいますが、私は反対です。

確かに水中では体の重みが3分の1になり、椎間板にかかる負担が減るため、いいように思えるかもしれません。でもそれ以上に、大きな難点があります。それは体を冷やすこと。温水プールはだいたい33度ぐらいしかなく、お湯に比べると、かなり冷たい。これで体を冷やしてしまうのです（水温がお風呂と同じ40度ぐらいの温泉プールもありますが、これは全国的に、とても数が少ないです）。

腰痛は脊柱の中を通る神経だけでなく、同じくそこを通る血管とも大きく関係しています。体が冷えると、血流が悪くなり、腰痛につながります。実際私の院に来られる方でも、水中ウォーキングで腰痛を悪化させてしまった方がたくさんいます。腰痛を考えると、お風呂以外で水につかるのは避けたほうが無難です。

もくじ

1章

4章 脊柱管狭窄症を自分で治す新常識 155

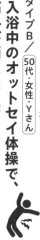

原稿 前田正志　写真 杉山和行(講談社 写真部)　デザイン 三橋理恵子(Quomodo DESIGN)

図解

骨・関節イラスト

「脊柱管狭窄症」由来の腰痛緩和ストレッチ理解に必要な、骨・関節図を参考に理解を深めてください。

脊柱《せきちゅう》を横から見ると

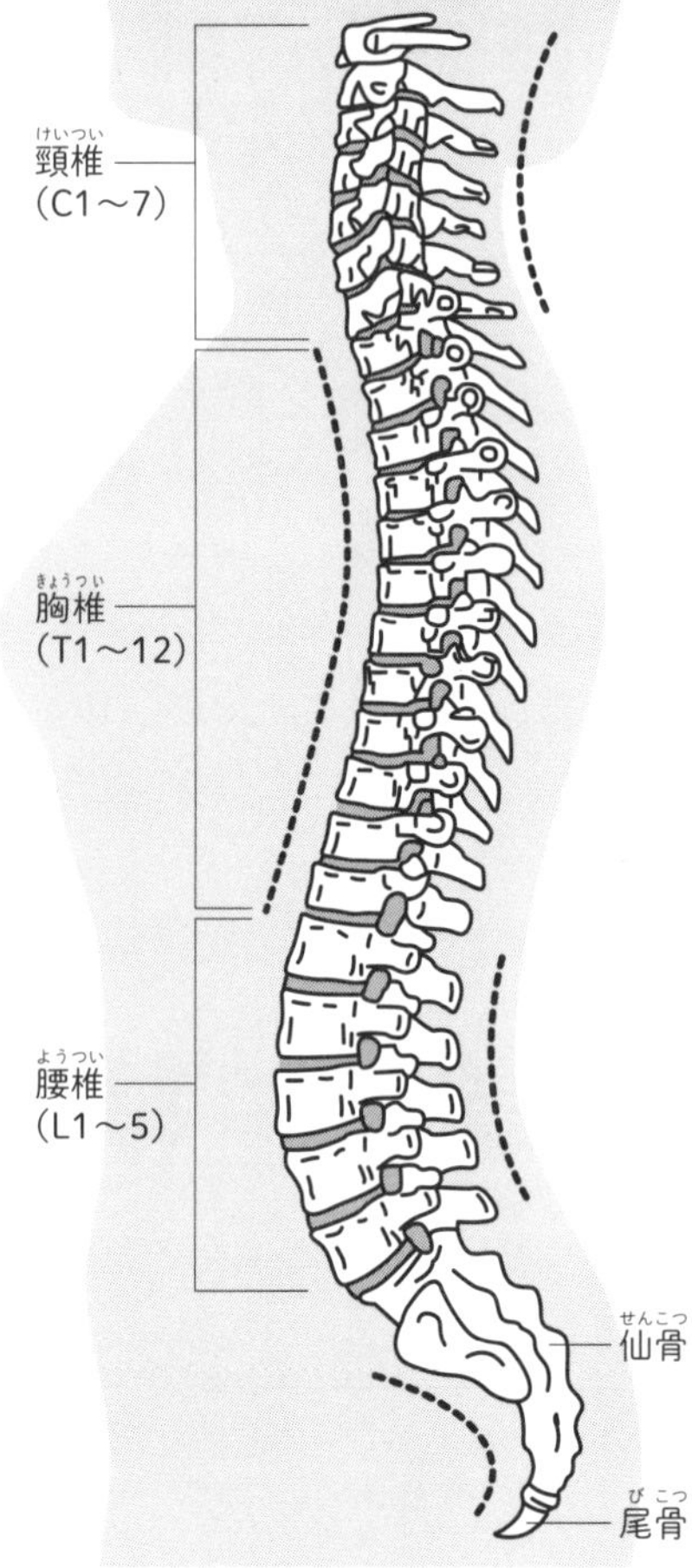
頸椎《けいつい》
(C1～7)
胸椎《きょうつい》
(T1～12)
腰椎《ようつい》
(L1～5)
仙骨《せんこつ》
尾骨《びこつ》

L4 と L5 の間

L5 と仙骨の間

腰椎・椎間板ヘルニアがおこりやすい

↓

坐骨神経痛を起こす

頸椎《けいつい》(C1～7)　7個
胸椎《きょうつい》(T1～12)　12個　── 24個
腰椎《ようつい》(L1～5)　5個

＋

仙骨《せんこつ》(5つの仙椎《せんつい》が1つのかたまりになって仙骨になっている)

尾骨《びこつ》(=尾てい骨)

＝

脊柱
＝
26個の骨

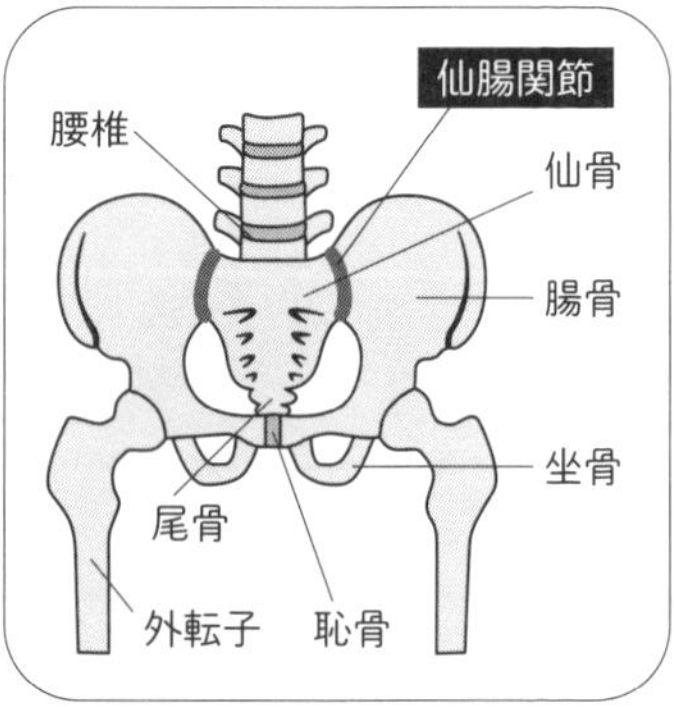
仙腸関節
腰椎
仙骨
腸骨
坐骨
尾骨
外転子
恥骨

1章

体験者の証言！　私の腰痛はこれで改善

手術を宣告された脊柱管狭窄症が治った

自分で治すための
腰痛セルフチェック

腰痛タイプ別診断

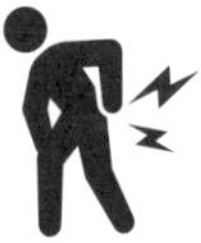

「筋・筋膜性腰痛」「椎間板症」「腰椎椎間板ヘルニア」タイプ

腰痛タイプA（前かがみになったときに痛む）

腰痛タイプA（前かがみになったときに痛む）	✓
洗面台で顔を洗うなど、前かがみになると腰が痛い。靴下を履く時に痛む	
座っていた後や前かがみの姿勢を取った後、立つと腰が痛くなる	
くしゃみや咳をする時、トイレで踏ん張っている時など腰に響く	
30分以上座っている時や車を運転している時、腰の痛みで落ち着かない	
起床時、体を起こして立ち上がるまでに時間がかかる	
畳やフローリングの上では、腰が痛くて仰向けに寝そべることができない	
脚やお尻に、しびれが常にある	
仕事でデスクワークや車の運転をする機会が多い。または、前かがみの姿勢を取ることが多いサービス業・肉体労働に従事している	
ここ数年、急性腰痛（ぎっくり腰）を年に1回以上繰り返している	
どちらかというと、歩いている時よりも同じ姿勢でいる時の方が辛く感じる	

（　　）個

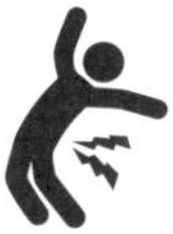

「腰椎分離症」「腰椎すべり症」「脊柱管狭窄症タイプ」

腰痛タイプB（体を後ろに反らしたときに痛む）

項目	✓
しばらく歩くと腰や脚が重くなり歩けなくなる。しかし前かがみになったり、椅子に座ったりすると楽になり、再び歩ける	
脚のだるさやしびれなどがあり、姿勢によって症状が変化する	
若い時にも腰痛があったが 現在の腰の痛みには何かが違うと感じる	
歩行時、足の裏にしびれや玉砂利の上を歩いているような違和感がある	
以前、腰の椎間板ヘルニアと診断されたことがある	
朝よりも夕方の方が、腰が重い。また、天気が崩れそうな時や低気圧の接近時に痛みが増す	
排尿排便のコントロールがうまくできず失禁してしまうことがある	
若い時は周囲から姿勢がいいと言われていて腰痛など感じなかった	
これまでに姿勢など意識したことがない。意識しても三日坊主だった	
姿勢よく正座していると、足がしびれてくる	

（　　）個

痛みの原因を知る

腰痛セルフチェック診断結果

「ラクな姿勢」が関節痛の原因だった

前のページで「腰痛タイプA」にあげたチェック項目は、前かがみになった時に痛むタイプの腰痛によく見られる特徴です。

病院では筋膜性腰痛や椎間板ヘルニアなどと診断されることが多いでしょう。

一方「腰痛タイプB」のチェック項目は、体を後ろに反らすと痛むタイプの腰痛によく見られます。こちらは腰椎すべり症や脊柱管狭窄症と診断されることが多いはずです。そして「タイプA」「タイプB」のチェック数によって、あなたの腰痛の種類を診断することができます。例えば「タイプA」が6個、「タイプB」が2個の場合、前かがみになった時に痛むタイプの腰痛ということになります。

悪い姿勢の習慣を直さないと、腰痛は治らない

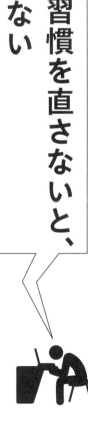

関節の老化は、だいたい決まったコースをたどります。腰の場合は、まず前かがみの悪い姿勢によって、腰まわりの筋肉が緊張し、腰の筋肉痛になります。やがて腰椎の椎間板の86％を占める前側がつぶれて軽度の椎間板ヘルニアが起き、それが次第に重症化してゆきます。そして腰椎の椎間板の14％を占める後ろ側がつぶれ始めると、今度は腰椎すべり症になり、最後は脊柱管狭窄症に至ります。

「タイプA」で最も重いのが、椎間板ヘルニア。「タイプB」で最も重いのが、脊柱管狭窄症です。こうした流れから見ると、椎間板ヘルニアは脊柱管狭窄症の予備軍と言えます。

結局腰痛の原因は、悪い姿勢にあります。悪い姿勢は、その人にとってはラクな姿勢でもあります。腰痛を治すには、ラクな姿勢、つまり悪い生活習慣を治す必要があります。

腰痛の原因と症状

脊柱管狭窄症予備軍タイプ

前かがみになると痛い

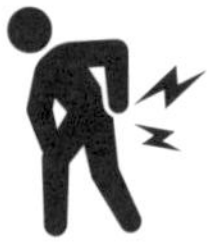

腰痛タイプA

椎間板ヘルニアの場合

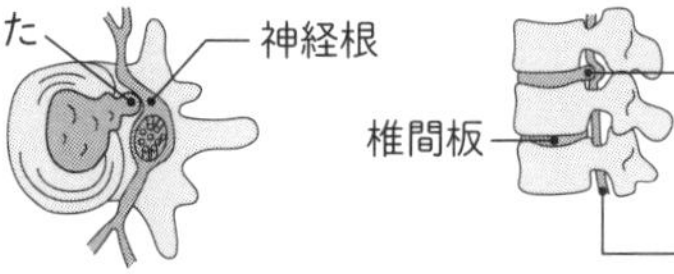

椎間板が押し潰されることで、はみ出した髄核が神経を圧迫する

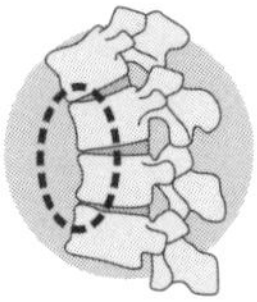

体を前に倒した時、腰椎に過剰な負荷がかかり、痛みやしびれが生じる

「腰痛 タイプA」は、脊柱管狭窄症の予備軍

「腰痛 タイプA」は、腰の筋肉痛から始まります。そして腰椎の前側がつぶれると、椎間板から中身の髄核が外にはみ出し、激しい痛みやしびれを感じるようになります。それが悪化すると、脊柱管狭窄症になるので、「腰痛 タイプA」は脊柱管狭窄症の予備軍とも言えます。

ひと目でわかる！

脊柱管狭窄症タイプ

後ろに反ると痛い

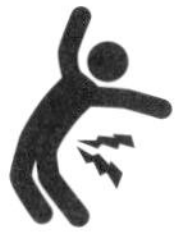

腰痛タイプB

脊柱管狭窄症の場合

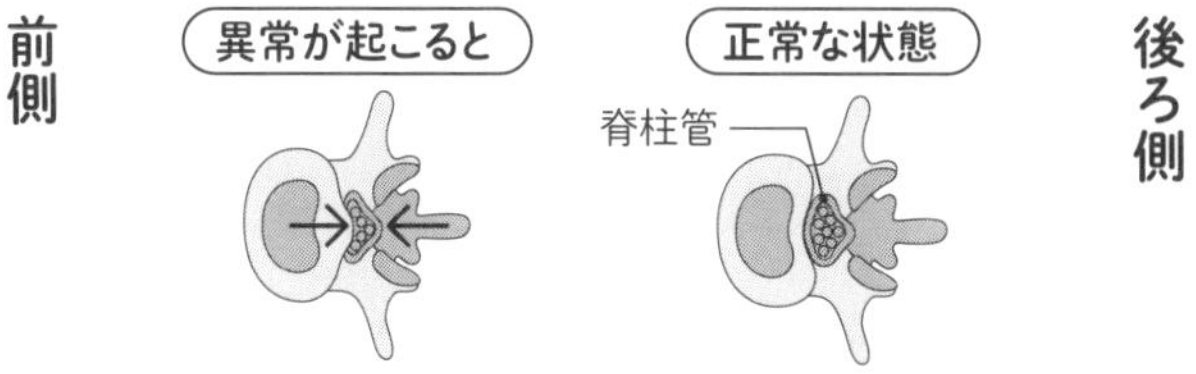
前側
異常が起こると
正常な状態
脊柱管
後ろ側

椎間板の変性などによって、腰椎の脊柱管が狭くなり、神経が圧迫される

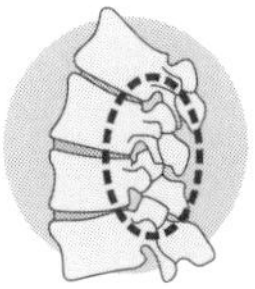

体を後ろに反らせたとき、変形や分離した骨や狭くなった脊柱管の影響で、痛みやしびれが生じる

体を後ろに反らして痛むようになると脊柱管狭窄症

「腰痛タイプB」の多くは、「腰痛 タイプA」で腰椎が耐えられなくなり、変形が前から後ろ、つまり背中の側にも及んだ状態です。腰椎の後ろ側にひびが入り、突起がずれる腰椎すべり症。そしてそれが脊柱管（神経と血管が通っている背骨の管）を狭くし、神経を圧迫して、脚の痛みやしびれを起こす脊柱管狭窄症になります。

酒井式・腰痛改善ルール

ストレッチは痛いと感じるくらいの刺激が目安

ここでは腰痛患者の99％に効果があった、酒井式腰痛改善ルールについて説明したいと思います。これは私が以前提唱した手法「関節包内矯正」（関節を包んでいる膜の内側に重点を置いた治療法）をもとに考案したものです。この後、体操などさまざまな方法を紹介しますが、セルフチェックでわかった「腰痛タイプの割合」に合わせて選ぶのが基本です（P.28〜29参照）。床で行うストレッチは、たたみやフローリングなど硬いものの上で行います。布団など柔らかいものだと、関節が十分に伸びません（仰向けで行うものは、布団などでも構いません）。入浴後、就寝前、起床時に行うと、効果がアップします。ストレッチは「痛くない程度」ではなく「痛タタタッ」と感じるくらいの刺激を目安に行います。それを効果が現れやすい3週間後まで続けましょう。

ストレッチのやり方

Point 1

P.28-29の
セルフチェックでわかった
「腰痛タイプの割合」に合わせて選ぶ。

Point 2

床で行うストレッチは、
畳やフローリングなどの上で行う。
（仰向けで行う場合、枕はしない）

Point 3

入浴後、就寝前、起床時に行うと
さらに効果がアップ！

Point 4

「痛くない程度」ではなく
「痛タタタタッ！」と感じるくらいの
刺激を目安に行う。
（酒井先生に実際に施術を受けると、
想像をはるかに超えた力強さで行う）

Point 5

できるだけ毎日実践し、
効果が現れやすい
3週間後まで続ける。

患者の体から得た膨大な情報をもとに病名を絞り込む

症状のストーリーを解いてゆくことが大事

ここでは「腰椎ヘルニア」と「分離・すべり症」を治した患者さんを紹介します。実際どのように治ったのかを見てゆく前に、私の院の方針をお話ししたいと思います。

まずは何と言っても問診です。患者さんの話には、治療のとっかかりになるポイントが必ずあります。そのため30分以上は問診させていただき、注意深く話を聞きます。どんな症状にもストーリーがあります。そのストーリーを解いていかなければなりません。

患者さんは、なるべく症状を軽く言いたがる傾向があります。実態を見極めるため、私は「動作分析」に重点を置き、動画などから患者さんの歩く姿勢を細かくチェックしています。ひざが伸びきっているか、重心が後ろに行っているか、腕の振り方、目の位置、脚の出し方などがポイントです。また普段はいている靴の裏側を見せてもらい、不自然な減り方をしていると、それで関節の不具合がわかることもあります。

私は時間がかかっても、できるだけ徒手《としゅ》検査（患者の患部と思われる部位を動かしたり、伸ばしたりする検査法）をするようにしています。それは人間の五感ほど優れたものはないと思うからです。

そこでもう一度患者さんに立っていただき、さまざまな体勢をとっていただきます。直立、前かがみ、腰を反った状態、上半身を横に曲げた状態、上半身をひねった状態……。それぞれの状態で痛みやしびれはないか尋ねます。そんな風にきめ細かに診察することで、私は患者さんから膨大な情報を得ます。その中から次第に病名が絞られてゆきます。

次のページからは、患者さん本人の話に沿いながら、体の不調がどのように治ったかを見ていきたいと思います。

改善例
腰痛タイプA

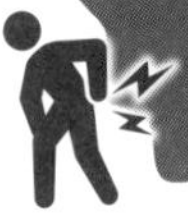

手術を宣告された「腰椎ヘルニア」「頸椎《けいつい》ヘルニア」

大好きなゴルフやボクササイズを止めなくても、日常的な痛みはほぼ消えた

50代男性Tさん

ぎっくり腰を発端に、次々と不調が起きた

私は30代前半から、年に一度ほどぎっくり腰を起こすようになりました。そして40代前半に頸椎ヘルニアを患《わずら》いました。一方スポーツが大好きな私は、若い頃からずっとスポーツを楽しんでいたのですが、40代後半のある朝、起きてベッドから出ようとすると、最初の一歩で足裏に突然激痛が走りました。その時痛みはすぐに治まったのですが、翌朝また同じ時、同じ痛みを感じました。それだけではありません。ジムでボクササイズを始めると、今度は足を踏み出したり飛んだりするたびに強い痛みを感じます。

病院で、足底腱膜炎《そくていけんまくえん》と診断され、痛み止めの処方のほか、アイシングを勧められ、実行。しかし、ちっともよくなりませんでした。

病院でいきなり手術を勧められて困惑

その頃から、2年に一度ぐらいの割合でぎっくり腰を起こすようになりました。腰痛はなかなか治まらず、首痛も出始めたので、再び病院へ。MRI検査の結果、腰のヘルニアという診断をされ、いきなり手術を勧められました。

やはり手術は嫌なので、鍼灸院やマッサージに通ったりしたのですが、よくなりません。困っていたところ知り合いに勧められ、酒井先生に診ていただくことになりました。

先生に初めて診ていただいた時は、座って問診を受けているだけで腰が辛い状態でした。首も上を向くと痛く、特に痛いのはスポーツジムで懸垂《けんすい》しようとして上を向いた時でした。同時に、腕の痛みの他、症状は指にも出ていました。左手は人差し指の感覚がなく、親指と中指はしびれもありました。腰は左側が痛く、夜は抱き枕を抱えて右側を下にしないと眠れない状態でした。

「痛いぐらいの力で行う」ストレッチのコツを覚え、効果てきめん

指導の半分ほどしか実践しなくても、腰痛はすっかり消えた

私は長時間の車通勤、デスクワークをしています。前かがみでずっと同じ姿勢でいることが腰によくないという感じは、自分でもなんとなくありました。

先程少しお話ししたように、私は体を動かすことが大好きで、ゴルフ、暗闇ボクササイズ（暗闇の中、音楽に合わせてサンドバッグを思いっきり叩く・蹴る・筋トレを行うフィットネス）、筋トレなどを習慣的に行っていました。

スポーツをしていれば、健康は維持できると思っていました。

睡眠時の首・肩のケアができるというオーダーメイド枕も作りました。これが大変快適で、それ

以来この枕なしでは眠れないほどです。旅行などに行き、枕が変わると、寝つきが悪く、眠りの質もあまりよくありません。また私は横向きで寝る習慣があり、その姿勢をサポートする抱き枕も欠かせませんでした。オーダーメイド枕と抱き枕。この2つが私の快眠には、必要不可欠でした。そしてスポーツをよくするので昔から筋肉痛が起きやすく、小型のミニマッサージ機を持ち歩いていました。

酒井先生には、テニスボールを背中や腰に当てるストレッチ、体をひねるストレッチなどさまざま教えていただきました。驚いたのは、酒井先生の本を参考に自宅で体操をしていた時は「こんなもんか」と思っていた同じ動作が、直接ご指導いただくと、渾身《こんしん》の力で施術されるので、実に痛い。つまり、悪いところを治すためには痛みが伴うということを学びました。

先生によれば、痛みの原因を特定することが大事で、まずは普段の姿勢を直し、正しい姿勢をとることができるようにするためにもストレッチが重要だとのことでした。加えて、腰に負担がかかるゴルフ、ボクササイズは控えるよう指導されました。しかし自分の場合、趣味を我慢するとストレスになると感じたため、変わらず続行。結局指導の一部しか実践しませんでしたが、それでも3ヵ月ほどで痛みはほぼ気にならないレベルになっていました。

Tさんの要望

・趣味のゴルフ、ボクササイズなどを続けながら腰痛、首痛、指のしびれを治したい

酒井先生アドバイス・解説

私はプロ選手の体の不調をたくさん診てきました。プロ選手の場合、少しでも不調があると、競技をすべてストップしてもらいます。プロ選手はいつも１００％の力を出さなければならないので、続けていると重大な故障につながるからです。しかしTさんはアマチュアなので、加減や工夫によ

って運動を続けることは可能ではあります。

まずゴルフは、前かがみでのスイングが腰によくありません。椎間板に加わる圧迫とねじれが悪影響を及ぼします。そこで私が提案したのは、クラブを長めに持つこと。そうすれば、その分前の傾斜が小さくなり、椎間板が圧迫されなくなります。クラブを振る時も100％ではなく、70％ぐらいの力で振ってほしい。またコースの移動は、カートに乗らず歩くことがお勧めです。歩くのは負荷や衝撃がなく、腰にとてもいいからです。ただ荷物はカートに乗せたほうがいい。椎間板は筋肉と違い、鍛えられないので、なるべく負荷をかけないほうがいい。ゴルフバッグはたいてい片側の肩にかけるので、歩く姿勢のバランスが悪くなり、悪影響があります。そしてゴルフが終わった後は、必ずクラブハウスでお風呂に入って体を温めるとよいでしょう。温めることは慢性関節痛改善の基本だからです。

ボクササイズは筋肉ではなく、打撃による股関節と仙腸関節へのダメージが強い。衝撃により体の各部位にしびれが生じることもよくあります。同じボクササイズでもサンドバッグを蹴らず、エアーで行うものなら問題ありません。どうしてもやりたい場合は、力加減して打撃を行うこと。また、関節の可動域を広げるテニスボール仙腸関節ストレッチ（P.142）をお勧めします。

酒井式・原因突き止めアプローチ

長年の悪い姿勢の蓄積で背骨のカーブがなくなり、腰痛が起きた

治療は本人の性格も考慮するべき

Tさんを初めて診察した時、立った状態で横から見ながら、触診したところ、背骨が左にやや偏ったフラットバックであることが分かりました。フラットバックとは、背骨のカーブがあまりなく、横から見ると、背中から腰まで、背骨がまっすぐな状態を言います。一見姿勢がいいようですが、

実は腰に大きな負担がかかっています。背骨は本来S字型にカーブしていて、それによって重力を分散し、重たい頭を支えるために筋肉の負担を少なくしています。つまりフラットバックは、腰痛や椎間板ヘルニアの原因になる可能性が高いということです。

Tさんは病院で手術を勧められたとのことですが、私は真っすぐな状態で固まった背骨を緩めてあげれば、カーブが再び現れ、腰にかかる負担が少なくなって、腰痛も手術なしで治ると見ました。

またTさんはしゃがむと、かかとが浮いてしまいます。子供の頃から足裏を床に着けたましゃがむ体勢ができなかったそうです。かかとをつけると、背中は丸まりますが、かかとをあげると、背中は真っすぐになります。そんな風に子供の頃から、フラットバックになりやすい姿勢を取ることが多かったのだと思います。背骨がやや左に偏ったフラットバックはたぶん、子供の頃からの蓄積だと思われます。

Tさんは、会社経営者です。性格的にも自分の信じた道を真っ直ぐ進むタイプなので、あまりこちらの主張を推し進めた厳しい指導は受け入れてもらえないだろうと思いました。個々の性格も留意して治療することが必要だと、私は考えます。

ガチガチに固まった関節でも、簡単なストレッチで緩めることができる

姿勢を変えれば、腰痛は治る

Tさんには腰痛があるので、仙腸関節ストレッチ（P.142）を勧めました。これは尾骨《びこつ》の少し上にあらかじめ用意したテニスボール2個を当て、その上に1〜3分仰向けに寝るストレッチです。これでガチガチに固まった関節は緩《ゆる》み、これだけで痛みが消えることもあります。

またTさんには首痛もあるので、これには肩甲骨ストレッチを勧めました。やり方は仙腸関節ストレッチに似ていて、テニスボール2個を、肩甲骨を中央にして左右に当て、やはり1〜3分仰向けに寝ます。

それに加えてオットセイ体操（P.136〜141）。うつ伏せになって床に両ひじをつき、その

まま腕を伸ばして背中と腰を反らせた状態を1～3分キープします。この3つなら相当忙しい時でもできるので、ぜひやってみてくださいと申し上げました。

Tさんは、長時間車を運転して通勤されているということですが、そこでの悪い姿勢もまた、腰痛に影響していると思われます。

そこで手軽にできる姿勢の整え方を指導しました。まず、みぞおちを前に出すようにして座る。両手が空いている場合は、腿《もも》の付け根あたりに両手をグッと押し付けるように置くと、自然とみぞおちが前に出ます。今度はみぞおちを引っ込めるようにして背を丸めます。このように時々姿勢を変えることでも背骨のカーブが出てくると思います。

Tさんは鍼灸院《しんきゅういん》で購入したゴム製の腰痛ベルトをお持ちでした。巻き方を見せていただくと、腰の痛い部分（ウエスト部分）にギュッと巻いています。本当はお尻のふくらみの上に巻き、骨盤をサポートすることでラクになるものです（P.50参照）。

整形外科でよく出されるワイヤーが入った腰痛ベルトは腰を安静にさせることが目的。圧迫骨折用であり、私はあまりお勧めしません。

腰痛は借金のようなもの。放っておくと、自己破産して寝たきりに

生活習慣を見直すことが、完治への近道

腰痛というと、加齢や筋肉不足のせいだからしょうがないと思う方が多いかもしれませんが、決してそんなことはありません。腰痛は、知らず知らずにたまってしまった借金のようなものだと私は思います。その借金（腰痛）は、悪い姿勢と習慣によって膨らんだ結果です。最初のうちは借金が増えていることに気付かないのですが、ある日突然「ぎっくり腰」などであらわになります。

そこで何もせずにいると、さらに借金は膨らんでゆきます。腰痛で身動きが取れなくなり、寝たきりになれば、自己破産も同然でしょう。

そうならないためには、生活習慣を徹底的に見直すことが必要です。

つまり、悪い姿勢を直したり、ストレッチや体操をしたりすることで、借金を膨らませないよう、少しずつ返していけばいいのです。

私としては、しばらく運動は全部ストップしていただきたいという思いがありました。ストップしていただけたら、治りが早くなるのはいうまでもありません。

でも治療には、患者さんとの交渉の側面があります。あまり厳しい指導をしても、患者さんは実行してくれないかもしれません。

そこで運動の面ではゴルフのスイングや、キックボクシングでサンドバッグを蹴る力を加減していただくなど、さまざまな妥協点を探りました。

一方Tさんは、日常姿勢を直したり、ストレッチをしたりする生活習慣の改善は、かなりまじめに取り組まれました。その甲斐あって、Tさんの腰痛は、3ヵ月で快方に向かったのです。

またTさんには足底腱膜炎《そくていけんまくえん》がありましたが、これには体外再生圧力波療法（痛みを消すと同時に、腱《けん》や軟部組織を再生させる装置）を行いました。足底腱膜炎の治療は保険が利くうえ、この装置は非常に効果があります。お悩みの方は治療を受けることをお勧めします。

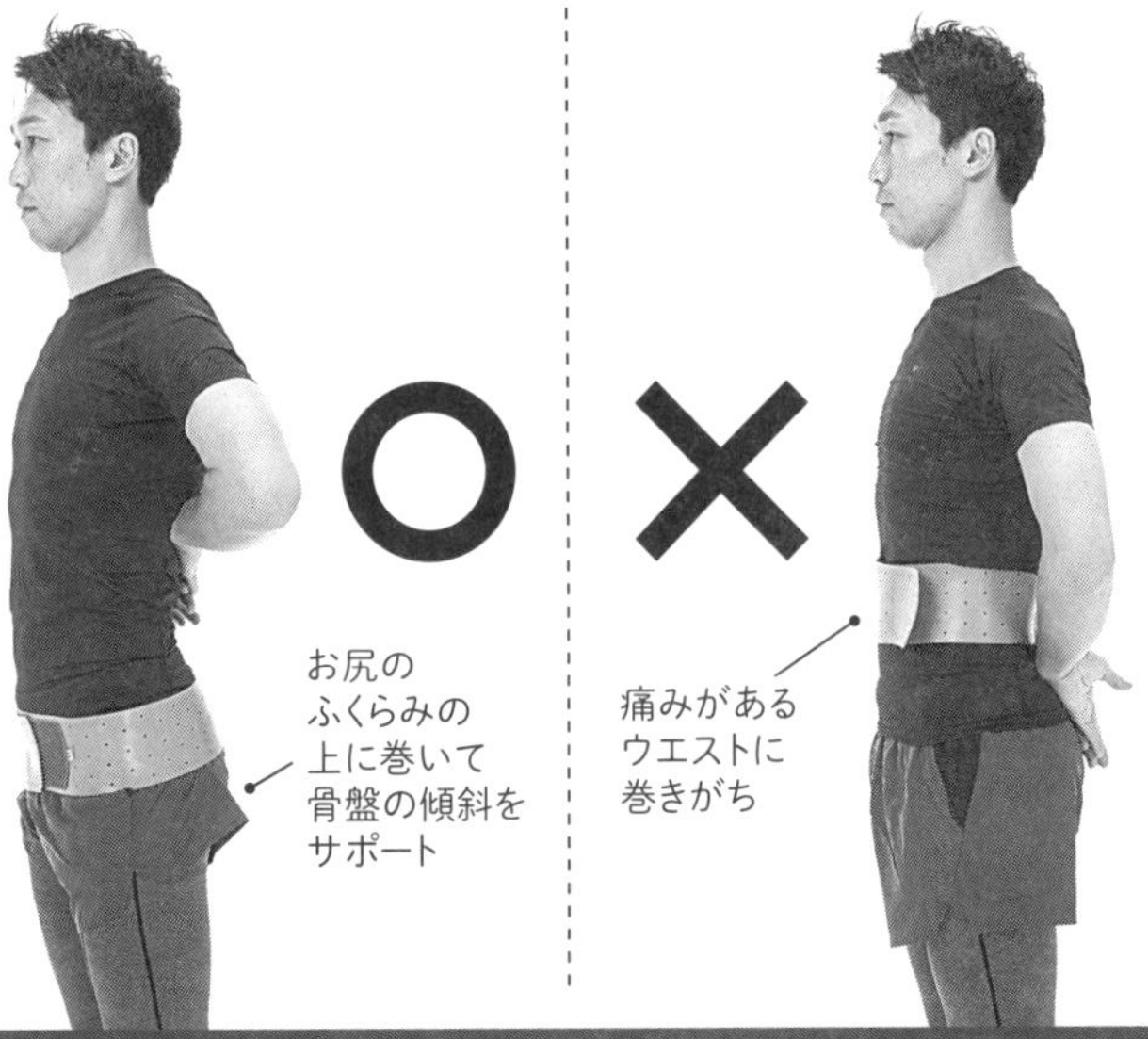
○
×
お尻のふくらみの上に巻いて骨盤の傾斜をサポート
痛みがあるウエストに巻きがち

ゴム製ベルトの巻き方

意外と知らない

腰痛ベルトの巻き方

骨盤をサポートする巻き方が正解

Tさんは鍼灸院で、ゴム製ベルトを出されました。これの使い方を間違っておられる方が、時々います。痛みのあるウエスト部分に巻いている方がいますが、誤りです。腰ではなく、お尻のふくらみの上に巻くのが正しい巻き方です。そうすることで骨盤の傾斜をサポートしなければなりません。また、ワイヤーが入った腰痛ベルトは、圧迫骨折のためのもの。あくまで腰を安静にするのが目的なの

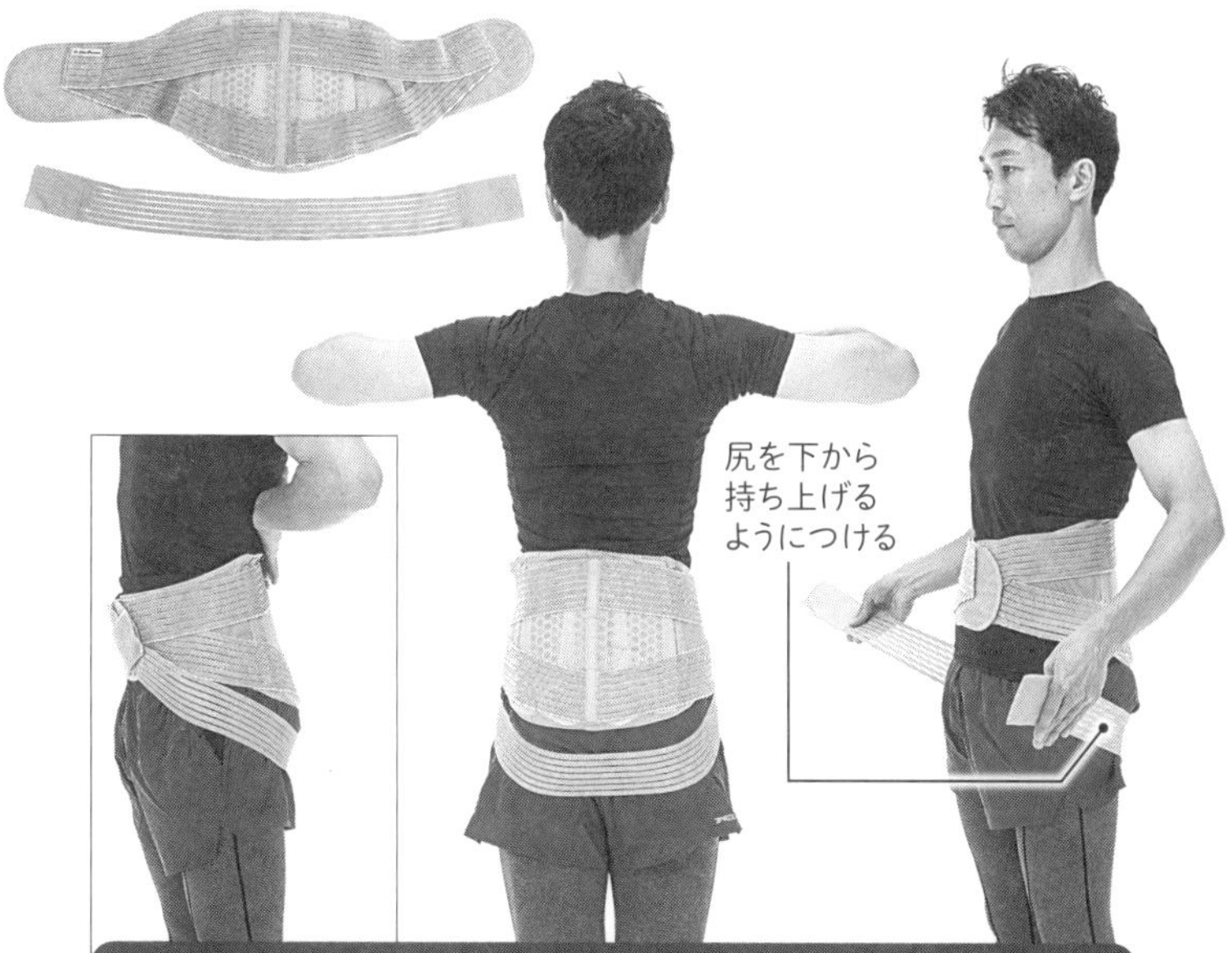

酒井式ベルトの巻き方

で、お勧めできません。

私の院に来られた腰痛の患者さんには、私の監修した「腰用サポートベルト」をお勧めすることがあります。これはテニスボールによる仙腸関節ストレッチと同等の効果を、より簡単に得られるものです。尻から腰にかけて巻き、腰を支えることで、普段の動きにほとんど支障なく、腰のストレッチができます。

腰から上につけるのではなく、尻を下から持ち上げるイメージで、大転子《だいてんし》(太ももの上端にある骨の出張り)を抑えるようにして留めます。こういうものをつけると、筋肉が衰えるのではないかという人もいますが、エビデンスや私の経験から1ヵ月以下なら大丈夫です。

改善例
腰痛
タイプB

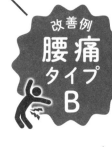

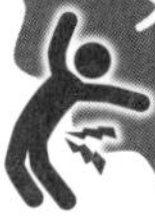

手術を宣告された「分離・すべり症」「椎間板ヘルニア」

杖に縋《すが》って歩くのがやっとだった激痛が1ヵ月で杖を病院に忘れて帰るほど劇的改善

50代女性
Yさん

大学病院で「即手術。このままだと脚が動かなくなる」と宣告

私は子供の頃からずっとピアノを習っていたので、運動とは無縁の生活を送っていました。突き指など、指のけがで弾けなくなると、いけないからです。一方ピアノを弾く時は、姿勢をよくしなければならないので、普段から姿勢がいいと言われていました。大学を卒業してからも運動はせず、デスクワークがメイン。歩くこともあまりなく、移動は自分で運転する車がほとんどです。

30代ぐらいから腰痛が出始めました。特につらいのは、朝起きる時。普通に起き上がろうとすると、激痛が走り、一度横向きにならないと起き上がれません。私は2階で寝ているので、階段を降

りる時も激痛との闘いです。

近所の人に「杖突いてる」と言われたのがショックだった

40代の終わりごろから腰痛はどんどんひどくなり、2年前から歩く時は杖が必要になりました。近くの病院に行くとレントゲンを撮られ、「分離・すべり症」と診断。そこで紹介状をもらい、大学病院に行くと、MRIを撮られ、「このままだと足が動かなくなる」「神経がおかしくなってトイレもできなくなる」と手術を勧められました。手術は嫌だけど仕方がないと覚悟を決め、何度目かの診察で手術の予約もしました。

そんな時、病院の隣のブースから「手術から半年も経つのに腰痛が治らないんです……」と他の患者さんの声が聞こえてきて、このまま手術をしてもいいのか？　と怖くなりました。

強い痛みが出て分かったことは、ソファのようなふかふかした椅子は姿勢が安定しないので、痛みがひどくなります。同じ理由で車のシートもよくありません。

杖を突いていた頃は本当に大変でした。痛みもさることながら、近所の人に「あ、杖突いてる」と言わたのも、妙にショックでした。

写真で自分の姿勢が悪いことを認識。それで姿勢を直そうと決意

こんなにつらいのに手術なしで治ると言われ、ビックリ

初めて酒井先生にお会いした時、激痛で歩くのもままならないのに「院の外で杖なしで歩いてみましょう」と言われ、内心、痛いのに歩くなんて……と不安に思いました。

歩き方を見て「手が振れていない。体が傾いている。視線の位置が悪い」と指摘されました。

立っているところの写真を撮り、見せていただくと、膝と腰が曲がり、あごが前に出ています。

今まで姿勢がいいと言われることが多かったので、驚きでした。

細かい問診と動作確認の結果、酒井先生には「手術しなくていいですよ、私はプロ野球チームの

アドバイザーをしていたんですが、選手にもすべり症は何人もいました。あんな激しい運動をする人たちでも、みんな手術せずに治りましたから」と言われ、すごく驚くと同時に半信半疑でした。

先生に勧められた運動は、テニスボール体操、オットセイ体操、背泳ぎなどです。日常生活では、姿勢の改善（あごと両肩を引いて胸を張り、お腹をグッと引き上げる）、歩き方の改善（両肩甲骨をグッと寄せて胸を開き、ひじを前方ではなく、後ろに引く意識で腕を振って、内股気味に歩く）、寝方の改善（枕をせずなるべく仰向けで寝る）を指導されました。

運動で私が実践したのは、入浴中のオットセイ体操のみ。理由は簡単。そもそも運動が好きではないし、面倒だからです。

でも、日常姿勢の見直しは徹底的に意識しました。正しい姿勢で歩くために、本来カジュアルなファッションは好きではありませんが、バッグはリュックサックに。靴はスニーカーに替えました。街中でガラスに映った姿勢を確認してこまめに直すことを習慣にしました。

Yさんの要望

・日常的に腰を襲う激痛をなくしたい。
・体操はせずに杖を突かずに歩けるようになりたい。

言われたことの2つしかしなかったのに完治した

私はオットセイ体操を、必ず湯船につかりながらやりました。先生は体を温めることが大事だとおっしゃったので、湯船でするほうが、より効果が望めると思ったからです。

最初は2回で精一杯。翌日は4回、次は6回、毎日少しずつ回数を増やすと決めて体操を続けた結果、3ヵ月目には50回もできるようになりました。

【時系列で症状の改善を振り返る】

治療開始当初はクリニックまで車で送迎↓ **1ヵ月目** 電車で通院↓ **2ヵ月目** 院に杖を忘れて帰

るほどに回復↓**3ヵ月目**は杖が不要になり↓**12ヵ月目**バスに乗り遅れそうになった時、気づいたら走っていました。

走ってみようという意識のない、偶然の出来事でした。

少しの油断で数ヵ月の努力が台無しに

掃除機をかける時も、食器を洗うときも背筋を伸ばし、前かがみにならないことを常に心がけ、スマホを見る時は、スマホを持つのとは反対側のこぶしを脇の下に入れて上体をまっすぐに固定しました。そこまで気をつけて生活をしていたのに、治療2ヵ月目のある日、事件は起きました。

私は台所に3つ並べた椅子で、昼寝をする習慣がありました。横向きの体を折り曲げたすごく悪い姿勢なのですが、ベッドで眠ると寝入ってしまうので、一休みするのにちょうどよかったのです。体調が良かったためつい油断して、ある日仮眠をとりました。すると突然また、腰に激痛が走ったのです。私は大慌てでし、2度とここで昼寝しないと心に誓いました。

酒井式・原因突き止めアプローチ

あらゆる不調には個性がある。それを理解することが治療には不可欠

病院での画像重視が、好ましくない理由

最初にYさんを診た時、やはり相当腰がつらいことが分かりました。診察用ベッドに横になってもらっても、足を伸ばせず、膝を曲げたままなのです。Yさんは病院ですべり症だと診断されたと言います。すべり症の場合、腰椎に炎症が起き、足を伸ばすとそこに響くので、伸ばせないことが

あります。またすべり症が重度の場合、腰の後ろが圧迫されるので、仰向けになれないこともあります。でも私はすべり症より、椎間板ヘルニアを疑いました。

椎間板ヘルニアの人は、立っている時はたいてい前かがみで、膝を曲げています。本当は体を反らしたほうがいいのに、痛みに対する恐怖から前かがみになってしまう。これが椎間板ヘルニアの特徴です。また分離症の場合、Yさんのように階段で激痛が走ることはありません。ふかふかしたソファに座るとつらいことや、朝が特につらいことなどからも、椎間板ヘルニアの可能性が高いと思いました。

Yさんは大学病院で、特に姿勢のチェックなどもされず、MRIと筋電図を撮られただけでした。その画像だけで、すべり症だと診断され、手術しないと足が動かなくなると言われたと言います。

でも私が診たところ、すべり症もありましたが、痛みの真犯人は椎間板ヘルニアだと思いました。もちろん手術せずに治せると思いました。

Yさんのケースからも、整形外科医による診察は、画像に重きを置きすぎるきらいがあると思います。一方で、問診や観察がおろそかという印象を受けました。

症状を見るだけでなく、症状の原因を考えることが大事

オットセイ体操だけで、3ヵ月で完治

私は治療というものは、なぜそのような症状が出ているのか、原因を考えることが大事だと思います。それは特に腰痛の場合に言えることです。画像診断に偏っている病院の診察には、そこが不足しているように感じます。

Yさんの腰痛の原因は、明らかに姿勢が悪いこと。立っている時、座っている時、歩いている時、すべての姿勢がよくありませんでした。またYさんは左利きで、左手に重い荷物を持つことが多いらしく、背骨の左側への彎曲《わんきょく》も見られました。

私がYさんに、一番に勧めたのは、オットセイ体操です（P.136〜141）。これは腰を後ろ

に反らす体操で、もしYさんがすべり症なら、かえって悪化することもありえます。なぜなら、すべり症は、第4腰椎（L4）や第5腰椎（L5）が、分離して前方にすべり出ることで起きるため、体を反らすと、腰椎がさらに前方にすべり出るかもしれないからです（P.26参照）。私はYさんがすべり症ではなく、椎間板ヘルニアだと判断したので、オットセイ体操を勧めました。

Yさんの関節の拘縮《こうしゅく》（固まってしまうこと）は相当ひどく、初めのうちはあまりの激痛でほとんど体操ができませんでした。そもそも体を反らすことが難しいような状態。そのため拘縮もほとんどなくなりません。

杖に縋《すが》りながら、週に一度のペースで通われ、1ヵ月経ったくらいからオットセイ体操が6回ほどできるようになりました。その頃にはようやく拘縮が取れ始めました。

Yさんは、若い頃からずっと姿勢がいいと言われていたらしく、私に姿勢が悪いと言われたことが驚きだったようです。そのため姿勢を直すことは、かなり熱心にやっていただけました。

また、オットセイ体操で腰がよくなることを実感されたらしく、これも熱心にやっていただき、3ヵ月ほどで完治されました。

悪い姿勢や動作を直さなければ、再発の可能性が大

ロジックを理解すれば、治るのも早くなる

私は、腰痛は生活習慣病の一種だと考えます。

生活習慣病とは普通、高血圧症、糖尿病、がん、脳卒中などを指し、喫煙や肥満、運動不足など、悪い生活習慣から起きる病気をいいます。つまり腰痛もまた、悪い姿勢や動作の積み重ねという生活習慣から生まれるということです。

悪い姿勢や動作を直すことは、腰痛の治療と同時に予防にもなります。反対に、それらを直さなければ、たとえ治っても、再発する可能性が大きいと言えます。

人間は何らかの姿勢を24時間取っています。それが悪いと、どんどんよくない負担が体にかかり、

関節に異常をきたします。

私が提唱するさまざまな体操やストレッチは、異常をきたした関節をゼロポジション、つまり最も負担の少ない、あるべき状態に戻すものです。そうすることで関節のこわばりは取れて連動性が戻り、腰痛はなくなるのです。

Yさんは、私の話をよく聞かれる方でした。そのため、私の理論、考え方をよく理解されたうえで、姿勢の改善や体操に取り組まれました。

理屈はいいから、どうすればいいかだけ教えてほしいという方がよくいます。経験上こういう人は、なかなか治療がはかどりません。何事でも、それを支えるロジックを理解した上で取り組むのと、そうでないのとでは、結果に大きな違いが出ます。

Yさんが湯船でのオットセイ体操に熱心に取り組まれ、それが奏功したのは、Yさんが体操を裏付けるロジック、つまり椎間板ヘルニアで、腰椎の髄核《ずいかく》が前にはみ出てしまい、神経にあたることで痛みを生じるトラブル。という理屈をしっかり理解されていたからだと思います。結果、椎間板からはみ出した部分が自然に収まり、不快症状を消すことができたのです。

治った人は、したいことだけやっていた

ここまでTさんとYさんのお2人が、どのように治ったかを見てきました。

お2人とも、私の指導をすべて実践したわけではありません。印象としてはごく一部、最低限のことしかされなかったと言っていいと思います。

Tさんは、ゴルフやボクササイズなど、趣味の運動を続けながら回復されました。（本当は一時的に運動を止め、治療に専念する方が、治りが早いのは言うまでもありません）。

Yさんが実践されたのは入浴中のオットセイ体操だけです。それでも完治されました。

お2人とも、部分的ではあるものの、メカニズムを理解した上で「これなら続けられる」と思ったものは、しっかり取り組まれたのがよかったと思います（Tさんは胸椎を広げる体操、Yさんは腰を反らせるオットセイ体操）。

また、2人とも日常姿勢を直すことに、かなりまじめに取り組まれました。

酒井式は、すべてではなくても、「これなら自分もやれる」と思うものを実践すれば、必ず改善することが本書の取材によって証明されたと思います。

2章

これをやって痛みが消えた！

治った人がやった日常姿勢徹底改善！

本当に
ラクな姿勢をすれば、腰痛にならない

日常姿勢の改善

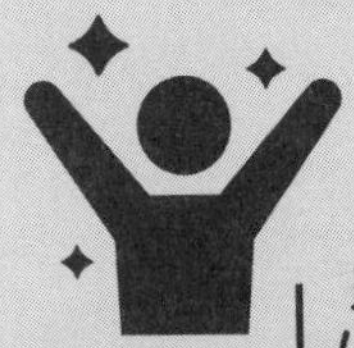

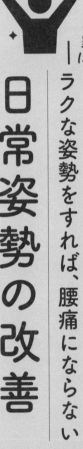

現代人の前かがみが腰痛の原因

誰でも自分がラクに感じられる姿勢があります。その人はその姿勢を1日に何度も、もしくは長時間取るでしょう。でもそこに落とし穴があります。自分にラクな姿勢を取り続けていると、そこから同じ個所への大きな負荷が生まれます。そしてそれが限界を越えると、腰痛などの関節痛を引き起こします。結局「ラクな姿勢」とは、ある特定の疲れた筋肉を休ませ、それが癖になっているにすぎません。その癖がほかの部分に大きな悪影響を及ぼしてしまうのです。

特に現代人は、多くがスマートフォンを長時間使用します。その時、ほとんどの人が前かがみになります。これが首痛や腰痛など、さまざまな関節痛の原因になっていると考えられます。

「ラクな姿勢」が、実は「苦痛を招く姿勢」である理由

「ラクな姿勢」が腰痛の原因になっているのなら、結局それは「ラクな姿勢」ではなく、「苦痛を招く姿勢」ではないでしょうか。苦痛がなくなったり、予防できたりする姿勢こそが、「本当にラクな姿勢」だと私は思います。

「本当にラクな姿勢」とは、体の中心軸にある関節、つまり背骨の関節が、一番負担のかからない状態にある姿勢です。体の重みが一番かかるのは、体の中心を貫く背骨です。そこにかかる負担を最も少なくし、背骨の関節を自然な状態にすることが大事です。

ここからは、立ち方、座り方、寝方、歩き方の「本当にラクな姿勢」を紹介したいと思います。人間は生活していると、常に何らかの姿勢を取っています。ここから紹介するいろんな「本当にラクな姿勢」は、生活のすべてをカバーするものです。これを実践すれば、腰痛などの関節痛が完治するのはもちろん、それを寄せ付けない最高の姿勢を得ることができます。

日常姿勢の悪いクセをリセット

○正しい立ち方

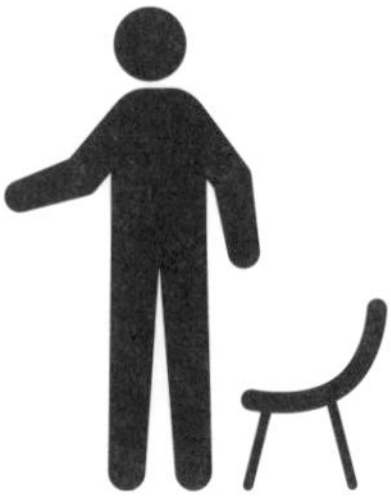

重心を後ろにすることで、腰椎にかかる圧を減らす

立つ時は、重心を後ろにするよう心がけましょう。これがいい姿勢の基本です。姿勢をよくする＝背筋をピンと伸ばすと考える人が多いですが、それだとすぐに疲れ、長続きしません。それより重心を後ろにすれば、後頭部、肩甲骨、お尻、背筋が自ずと一直線にそろいます。私が腰痛の患者さんに姿勢の指導をする時、それをしてもらっただけで、「あれっ、もう痛くない」と驚かれる方が少なくありません。重心を後ろにすると、腰椎にかかる圧が少なくなります。つまり、今までかかっていた負荷がなくなり、それだけで痛みがなくなることもよくあります。

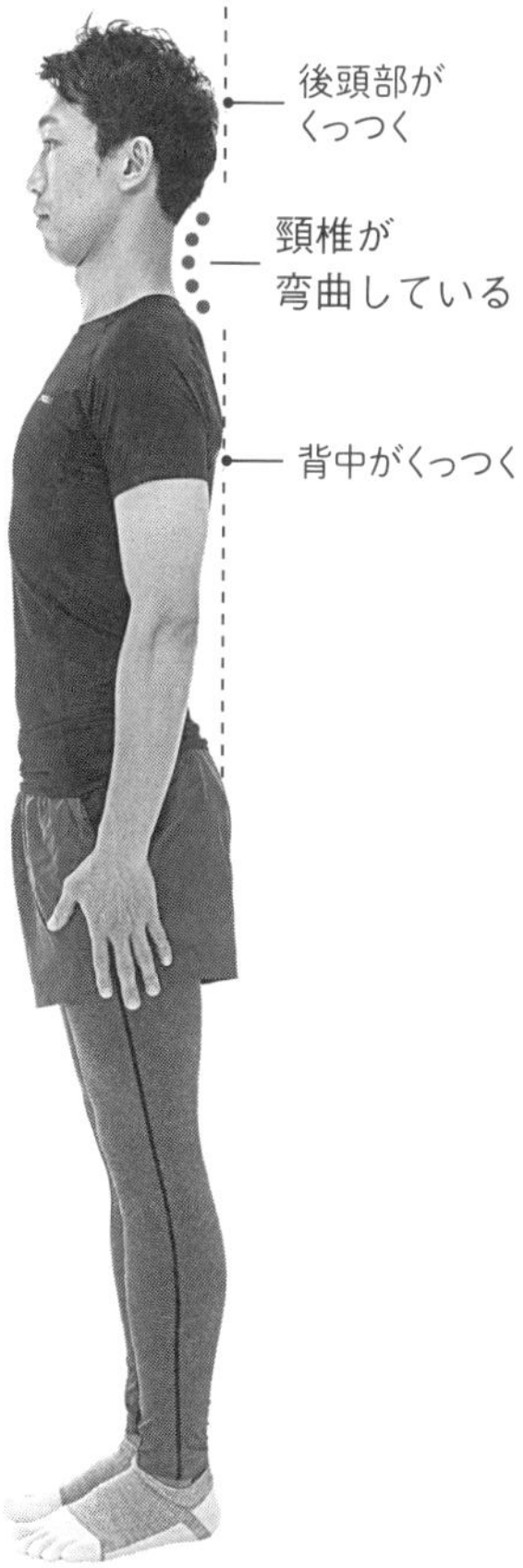
後頭部が
くっつく
頸椎が
弯曲している
背中がくっつく

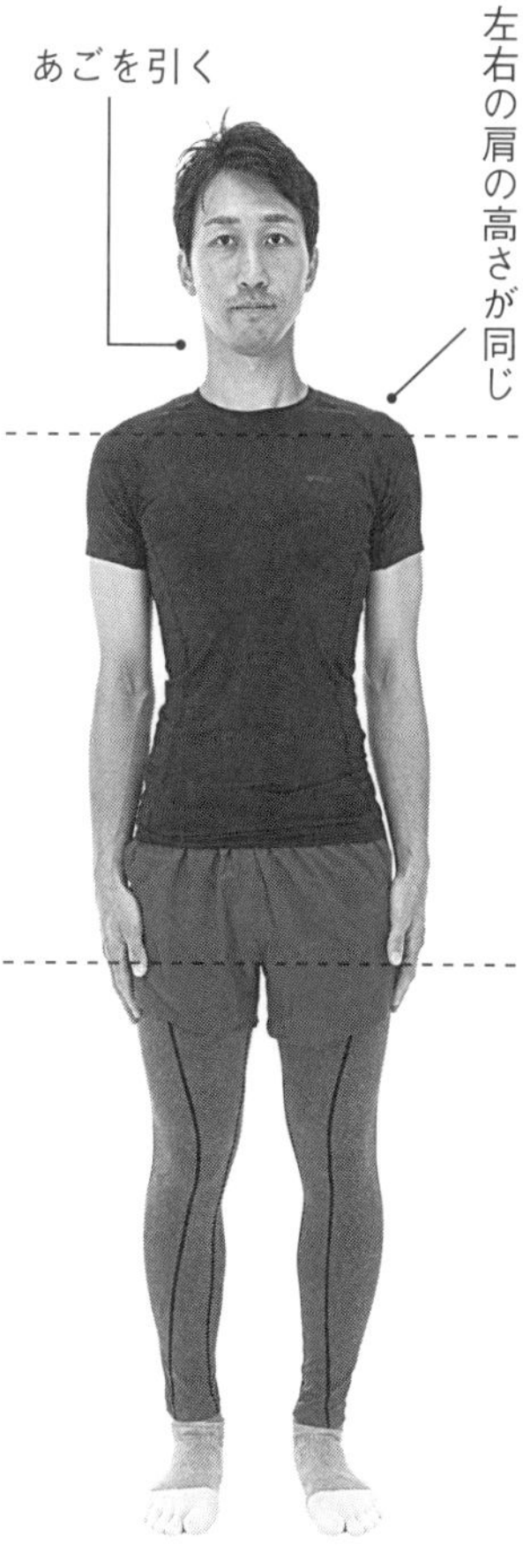
あごを引く
左右の肩の高さが同じ

正常

壁を背にして立ったとき「後頭部」「肩甲骨」「お尻」が自然と壁につく状態は、椎間板・筋肉に余計な負荷がかからない。

肩の高さが同じ

両脚を肩幅程度に開き、重心が左右中央・体のやや後方に来るように立つ。

余計な負荷がかかる
立ち方✕

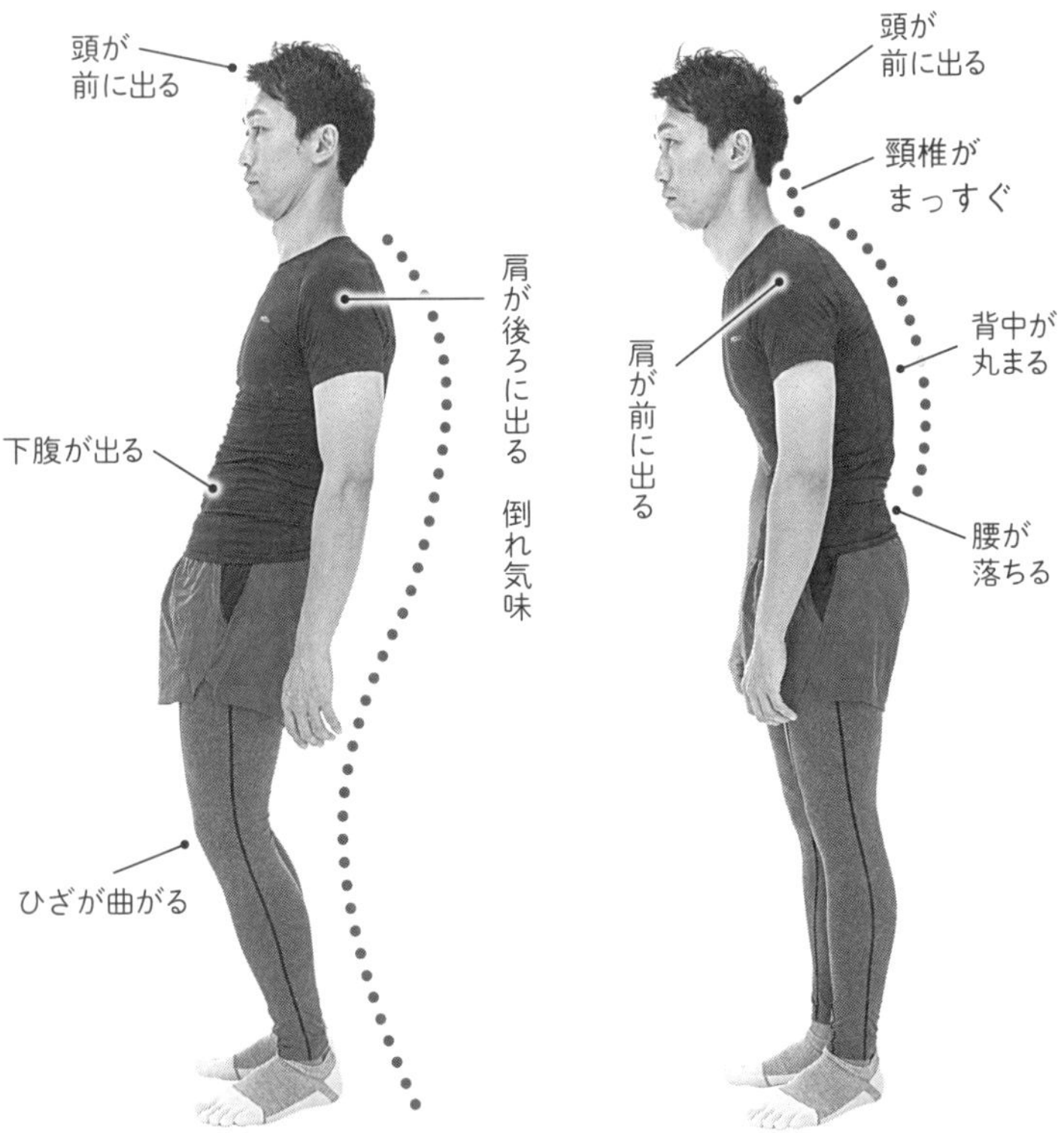
頭が
前に出る
肩が後ろに出る
倒れ気味
下腹が出る
ひざが曲がる
頭が
前に出る
頸椎が
まっすぐ
背中が
丸まる
肩が前に出る
腰が
落ちる

下腹が前に出る

ひざが曲がり、下腹が前に突き出しています。重心が後ろにかかり、首や腰、ひざに負担がかかります。

猫背

いわゆるねこ背です。背中が丸まり、あごが前に出ます。この姿勢がラクな人はストレートネックやヘルニアに注意が必要です。

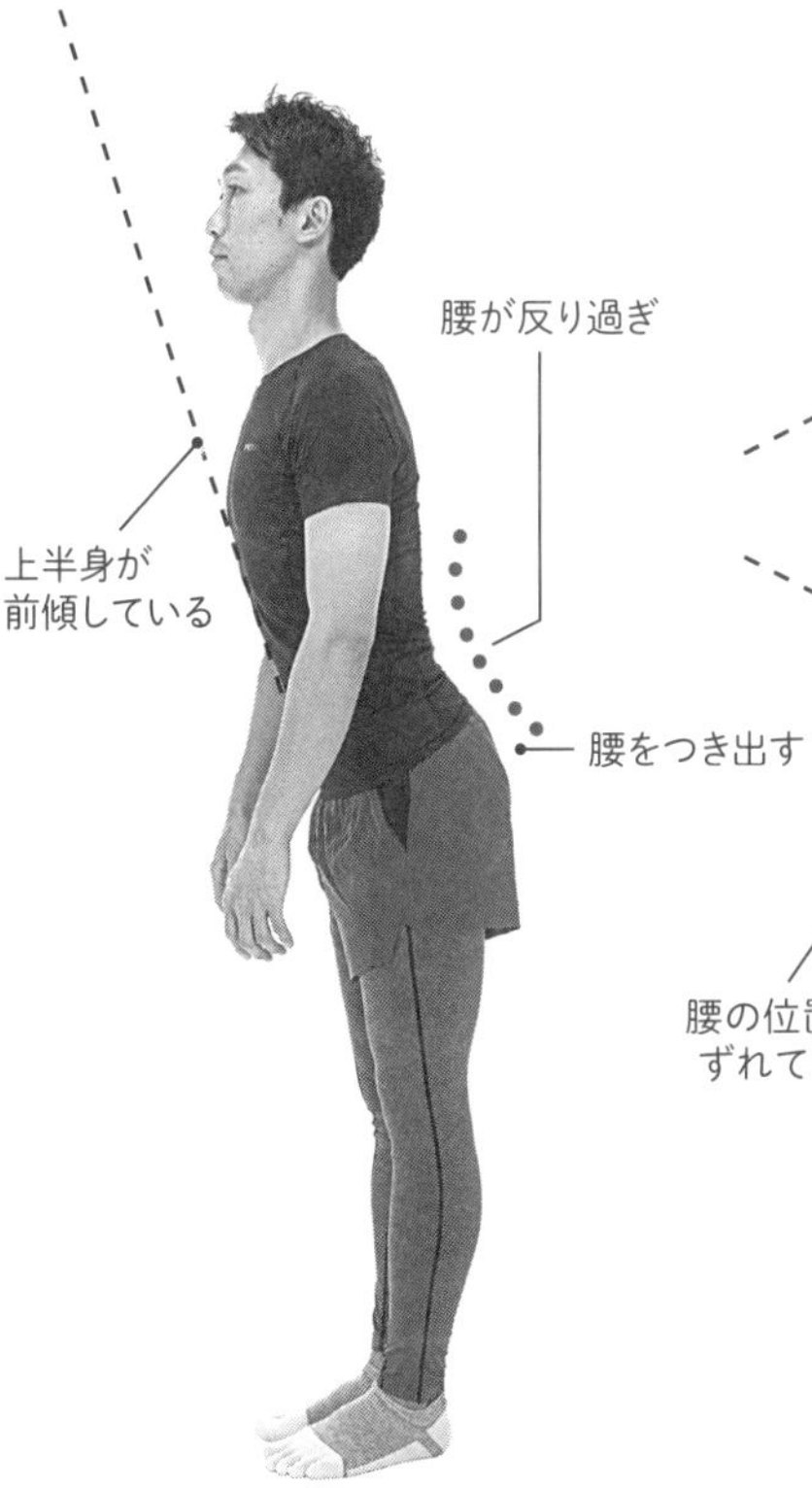
腰が反り過ぎ
上半身が
前傾している
腰をつき出す

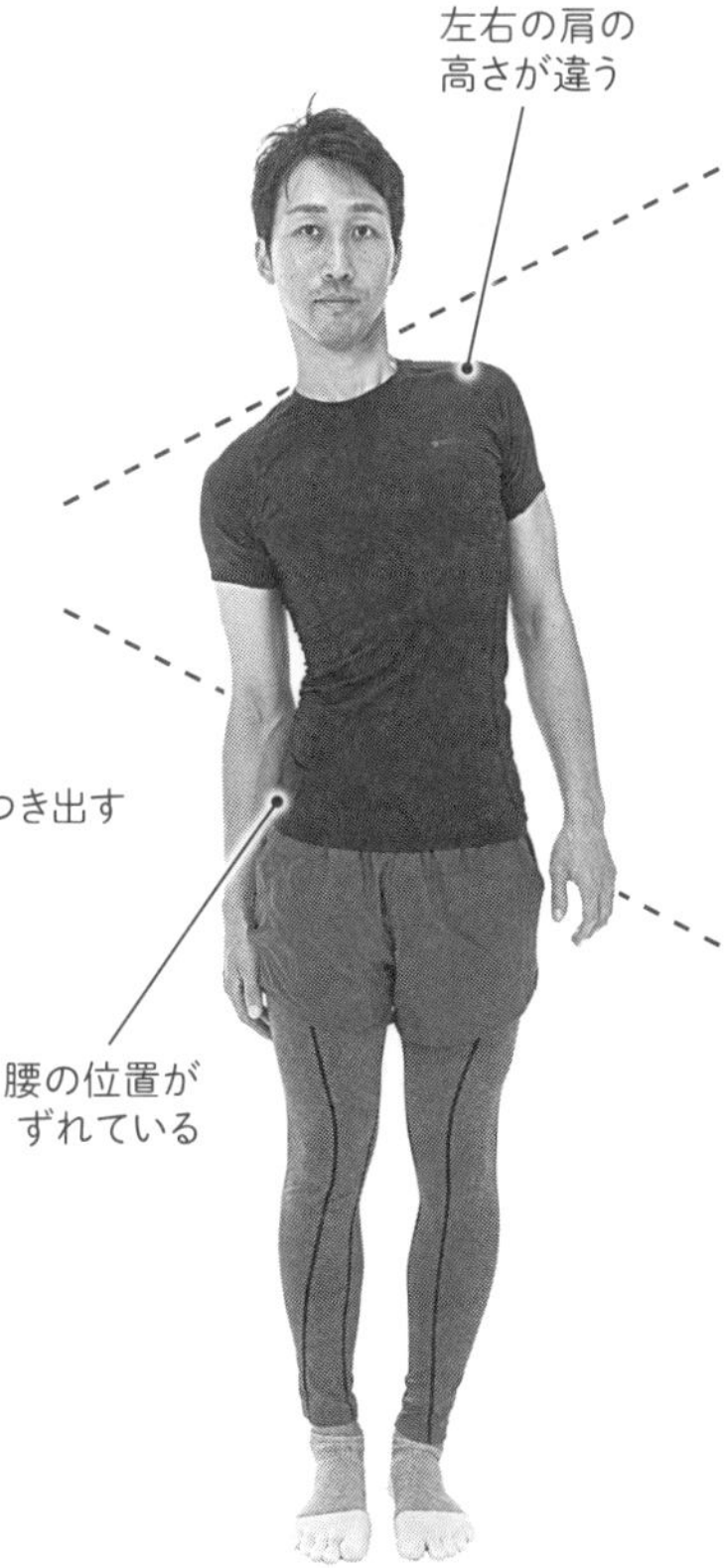
左右の肩の
高さが違う
腰の位置が
ずれている

腰が反り過ぎ

腰が反り過ぎています。一見、いい姿勢に見えますが、背骨は不自然なカーブになっています。

肩の高さが違う

正面から見たときに、左右の肩の高さが違います。猫背だったり、いつも重い荷物を片側の手で持つような人に多いタイプです。

日常姿勢の悪いクセをリセット

○正しい座り方

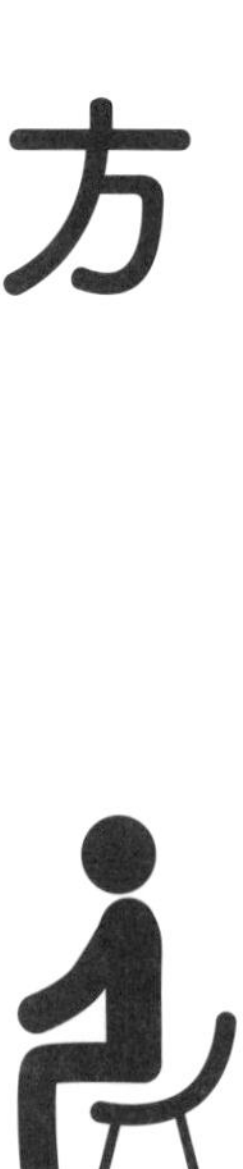

椅子に深く座り、背筋を伸ばしてあごを引く

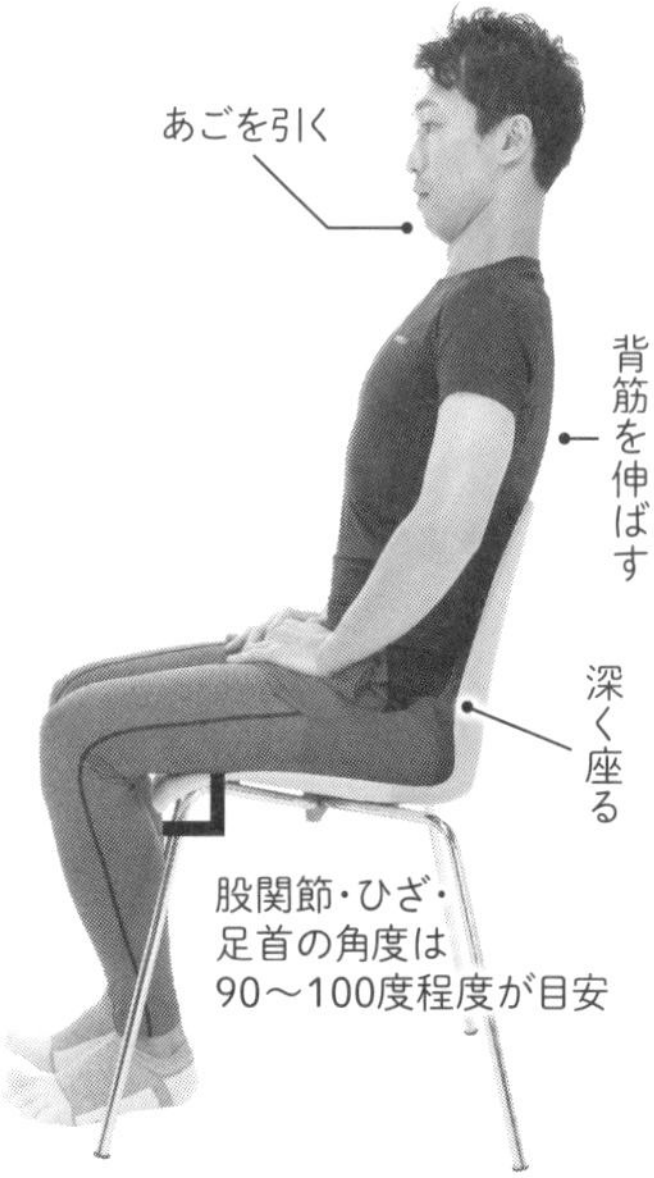

正しい座り方

椅子に深く座り、背もたれの下部にお尻と腰をつけ、背筋を伸ばしてあごを引きます。股関節、ひざ、足首の角度は90～１００度程度が目安。こうすれば椎間板に余計な負荷がかからず、背骨本来のS字

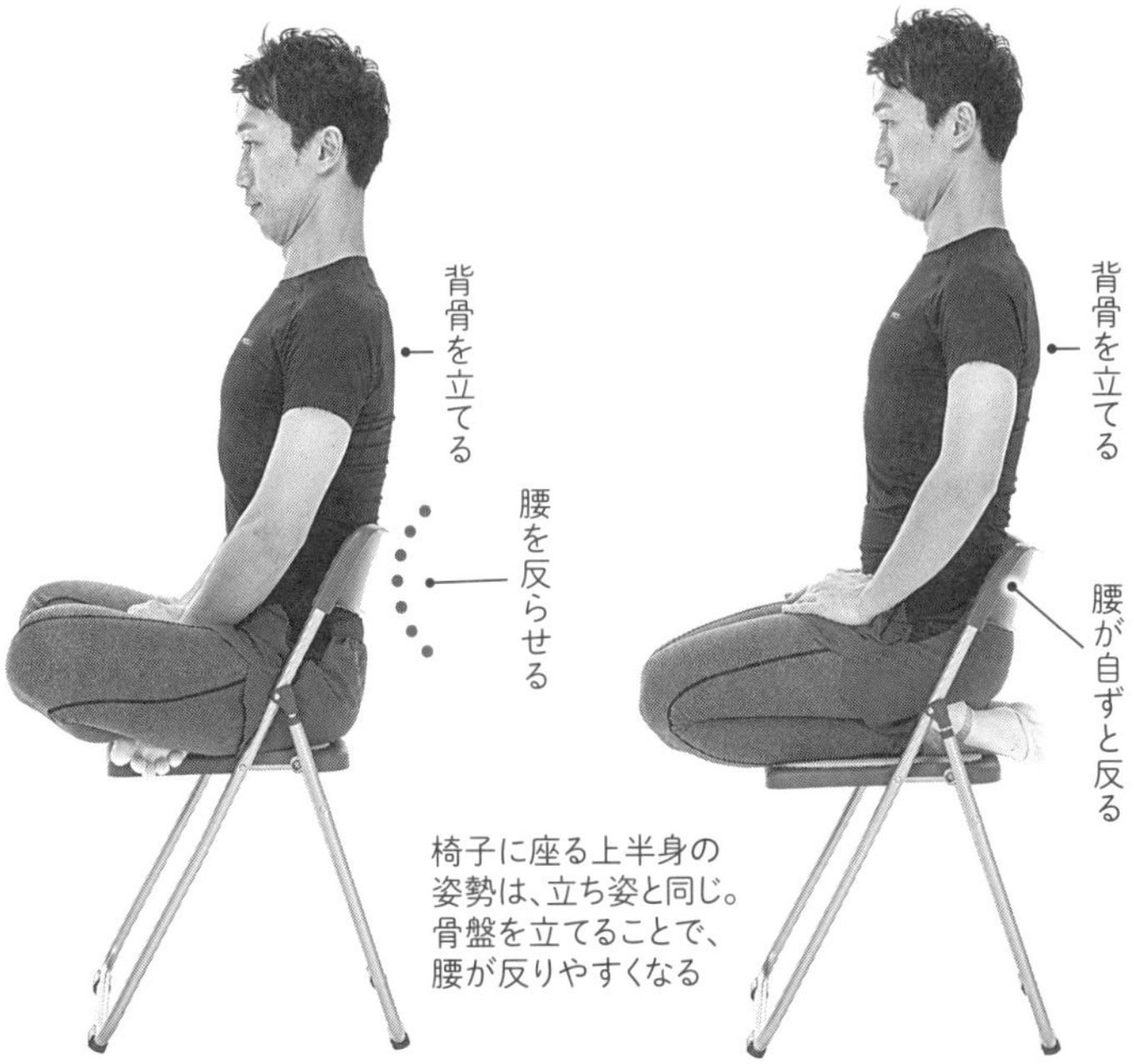
背骨を立てる
腰を反らせる
背骨を立てる
腰が自ずと反る
椅子に座る上半身の姿勢は、立ち姿と同じ。骨盤を立てることで、腰が反りやすくなる

椅子の上にあぐら

椅子の上に正座

カーブがキープできます。

椅子にどうしても長時間座り続けなければならない場合は、途中であぐらや正座に変えるのも有効です。実際にやってみるとわかりますが、正座は背骨が立てやすく、腰が反るようになるので、腰椎への負荷が軽くなります。どの座り方をするにしても、30分～1時間ほど座り続けたら、一度立ち上がり、背骨に休憩を与えてください。長時間座り続けると、腰椎や仙腸関節が固まりやすくなるので、こまめに立ち上がるようにしましょう。

余計な負荷がかかる

座り方 ×

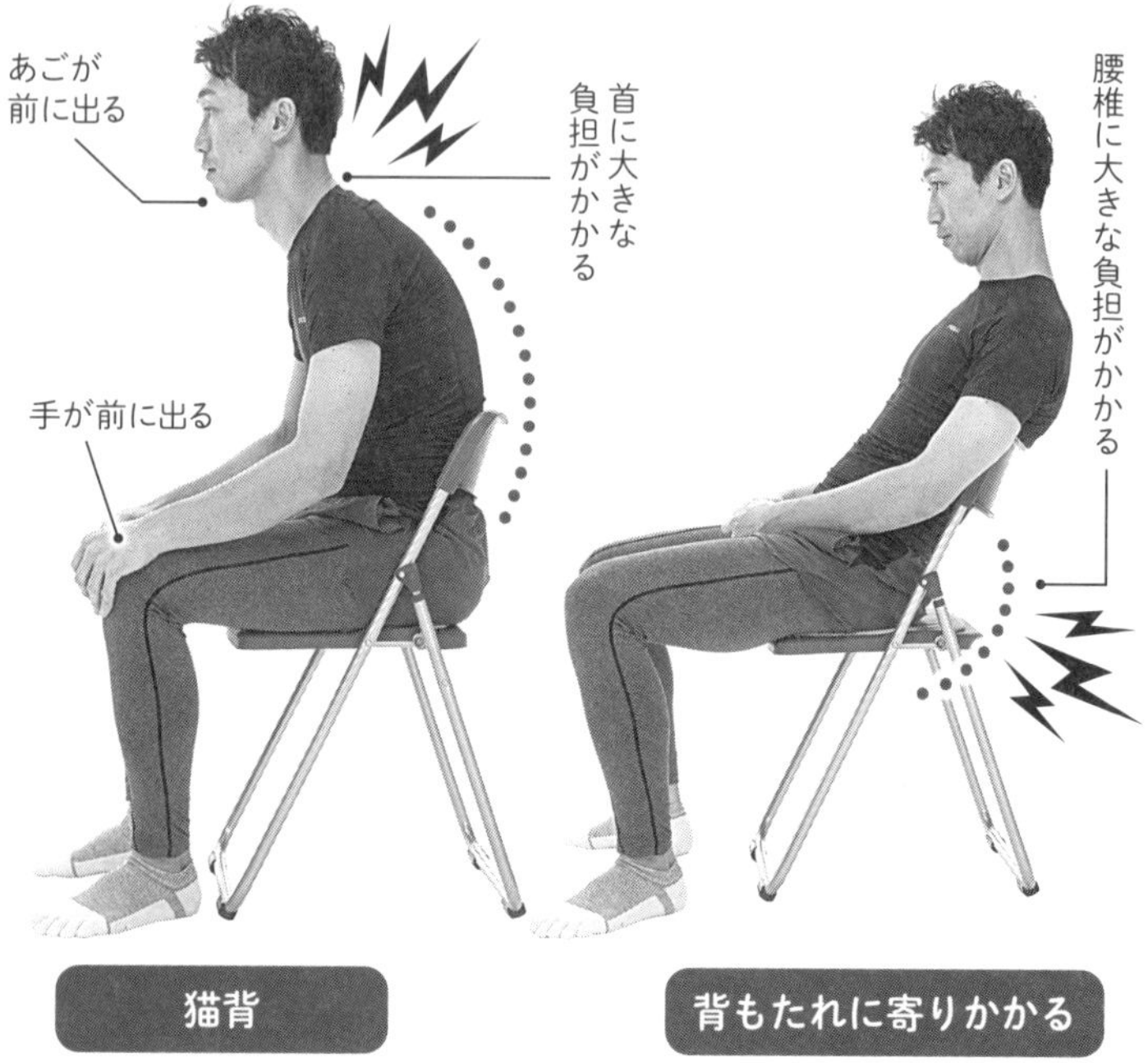

浅く腰かけ、背もたれに寄りかかると、ラクに感じられるかもしれませんが、これは腰によくありません。背骨が弯曲し、腰に上体の重みが集中し、腰椎の椎間板に大きな負担がかかるからです。この積み重ねで椎間板は衰えます。さらに仙腸関節がロッキングし、背骨が免震構造の役割をできずに腰を反らせることができづらくなります。猫背で座っていると、腰への負担はもちろん、首にも大きな負担がかかります。弯曲した頸椎に、頭の重みが加わるからです。椎間板には神経は通っていません。悪い姿勢の積み重ねで中身がはみ出した時、突然痛みが生じます。

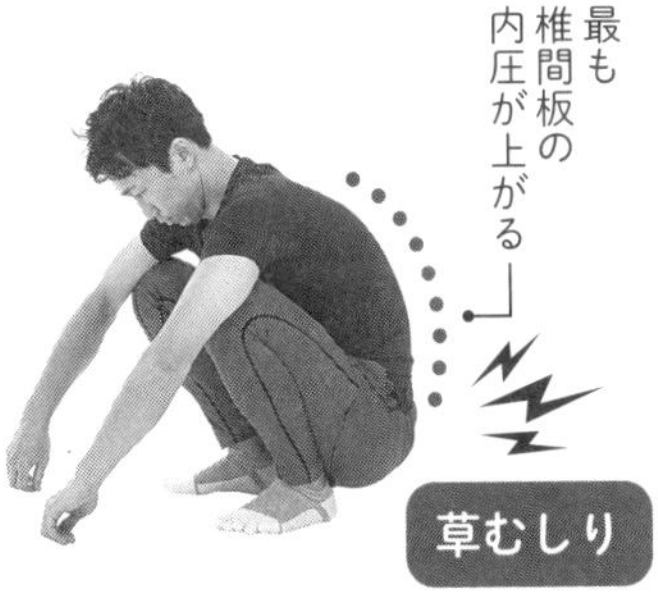
草むしり
最も椎間板の内圧が上がる

草むしりは、作業に没頭しがちなので、どうしてもしゃがんだ姿勢を長時間続けてしまいます。これは最も椎間板の内圧が上がる状態。腰痛の予防には、時々休むことが必要です。

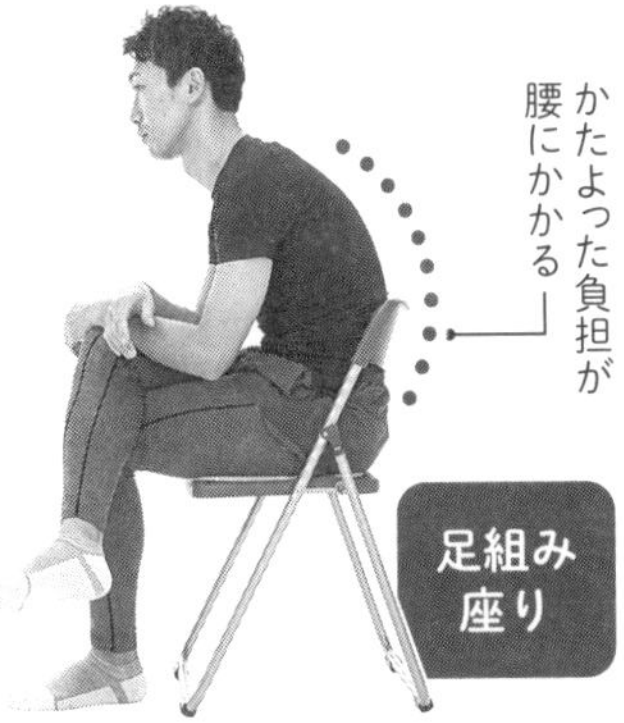

椎間板の片側の内圧が上がり、背骨をひねったいびつな姿勢になる。この姿勢を続けると、かたよった負担が腰にかかり、腰痛につながります。

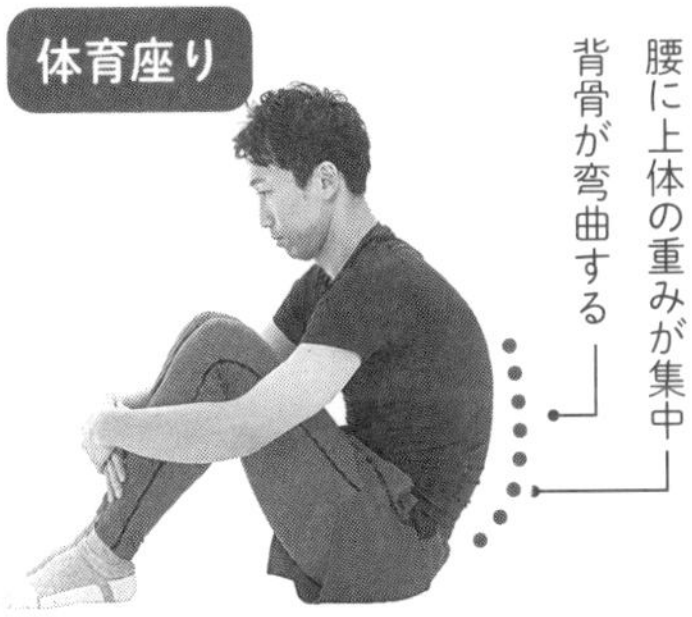
体育座り
腰に上体の重みが集中
背骨が弯曲する

体育座りは、最近はやめる動きが広がっています。仙骨下部が押され、仙腸関節がロッキングするためです。そのため背骨が弯曲し、腰に上体の重みが集中し、椎間板の圧が上がります。

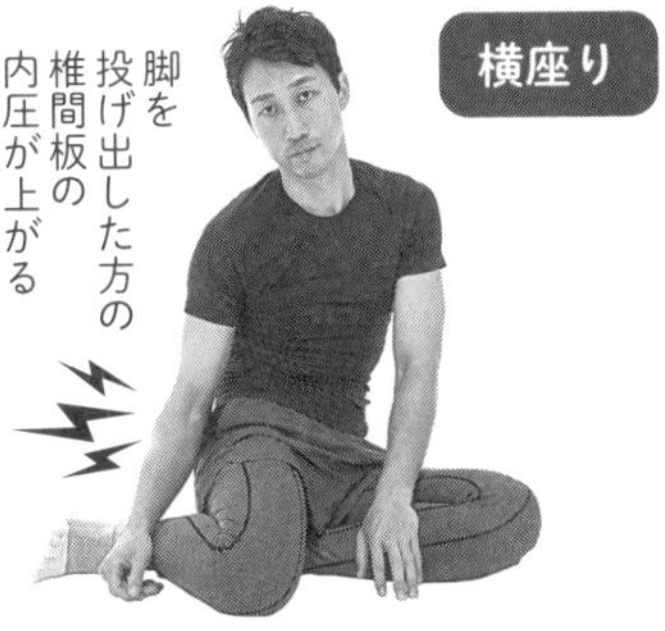
横座り
脚を投げ出した方の椎間板の内圧が上がる

横座りも腰によくありません。脚を投げ出した方の椎間板の内圧が上がります。腰椎を横に曲げたいびつな姿勢が長時間続くと、腰痛の原因になるので、なるべく避けましょう。

日常姿勢の悪いクセをリセット

○ 正しい寝方

背筋とひざを伸ばし、仰向けに寝るのが基本

夜

寝る時の姿勢で一番いいのは、背筋とひざを真っすぐに伸ばした、仰向けの姿勢です。可能なら、大の字で寝るのがベストです。ひざを伸ばさずに寝ると、ひざとつま先が外に開き、足がO脚に固定されてしまいます。O脚の原因は、だいたいこれです。腕を下にして、横向きで寝た状態も背中を丸めるので、よくありません。

重度の腰痛の方は、いい姿勢を取れないこともあります。そういう方は、もちろん背中やひざを曲げていいと思います。よくなるに従って、理想の寝方に近づけていきましょう。

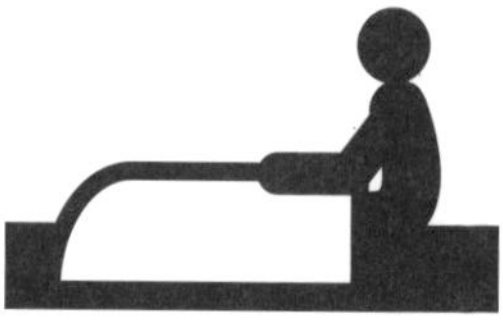

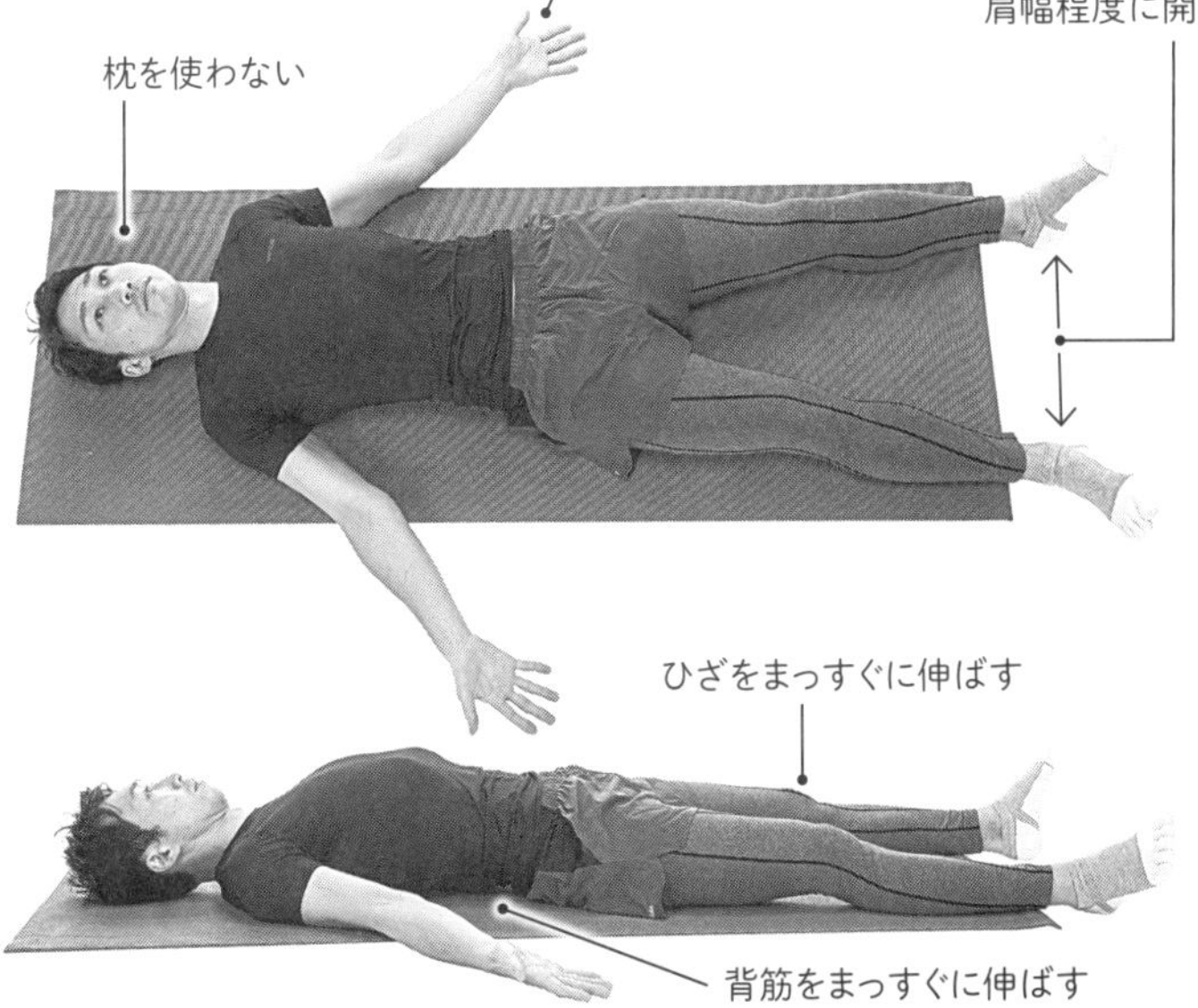
両手のひらは上に向ける
両足は
肩幅程度に開く
枕を使わない
ひざをまっすぐに伸ばす
背筋をまっすぐに伸ばす

大の字になって枕なしで寝る

寝具は硬めの敷布団がベスト。ふかふかしたものは避けましょう。ふかふかしたものは、仰向けでも背中が曲がりやすいからです。枕は、できればなしがいい。無理ならなるべく低いものやタオルにしましょう。高い枕を使うと、頸椎が強い力で前に押し出されてしまいます。実際、枕をなしにしただけで、首や肩のつらさがなくなることが多いのです。横向きで寝るのはよくないので、抱き枕はもちろんＮＧです。

ひどい腰痛の方は、寝返りを打てません。寝返りは背骨の柔軟性を維持する効果があるので大事です。

余計な負荷がかかる
寝方 ×

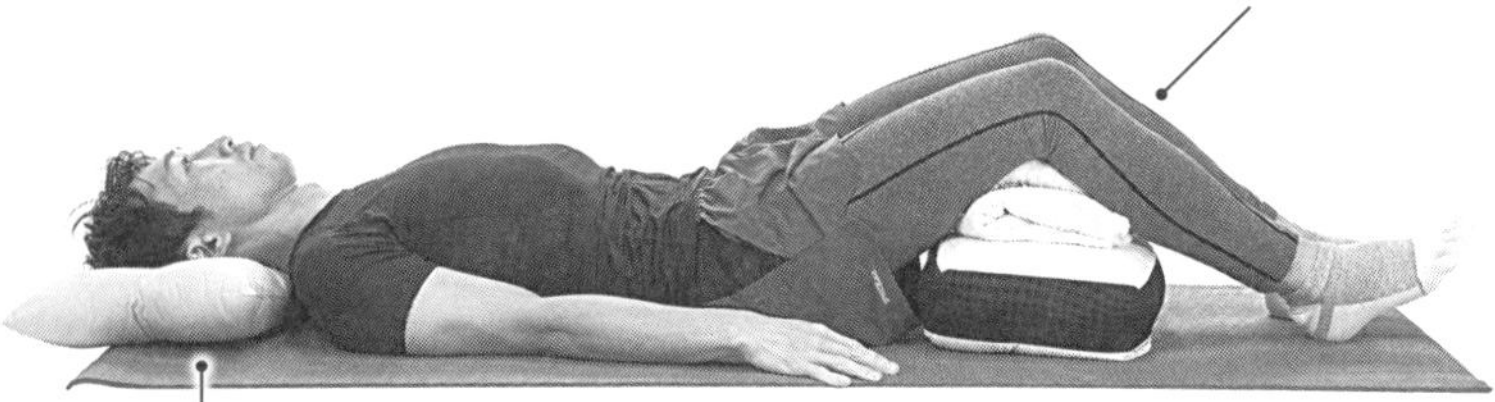
脚を高くする
枕は不要

こだわりの枕で首を支える

寝る時に枕は使わないのがベスト。現代人は起きている時はストレートネック状態ですが、寝ている時ぐらい首本来の前弯カーブを作る時間が必要なためです。

どうしてもつらい時はタオルを活用

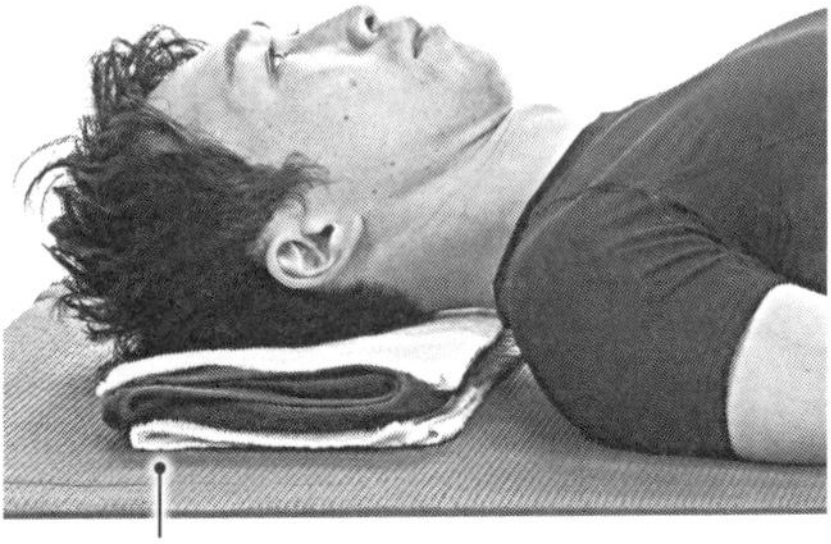
必要ならタオルを敷く

どうしてもつらい時はタオルを活用。タオルは慣れてきたら1枚ずつ減らして、枕なしでも寝られるようにする。

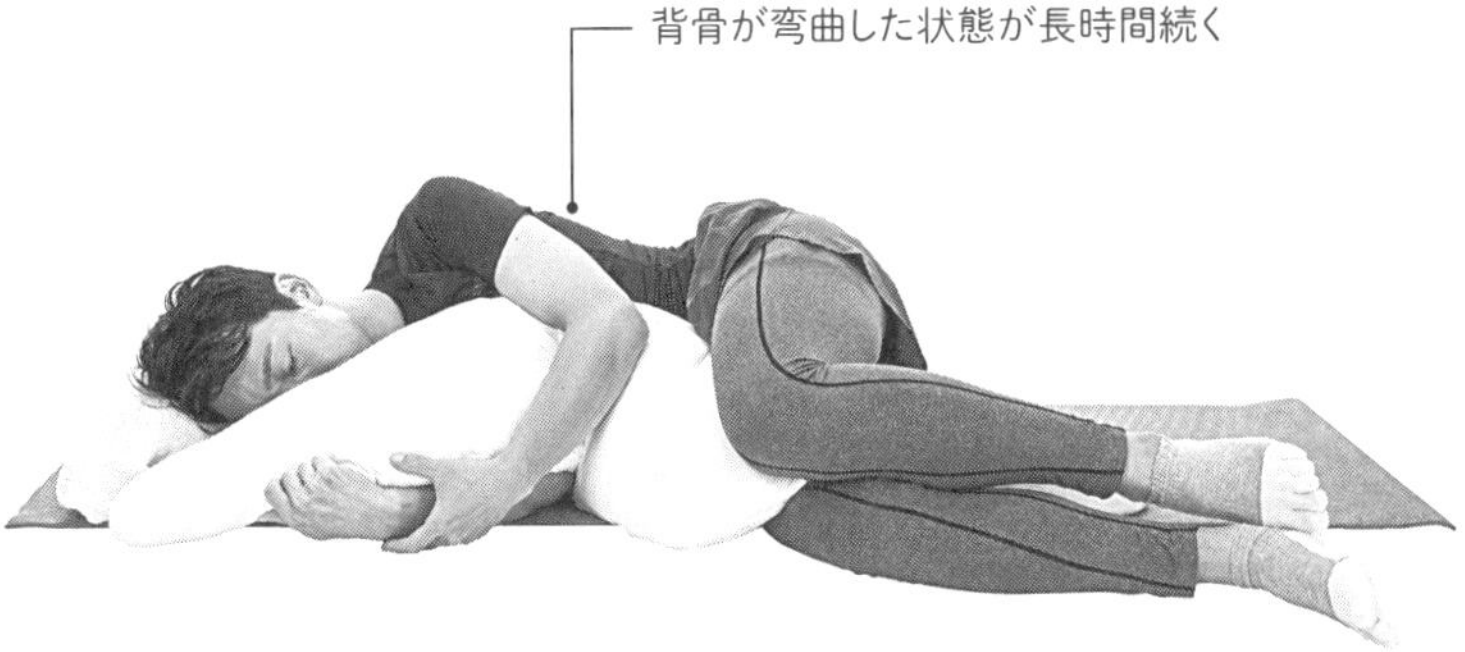

横向きに寝て抱き枕

腕を下にして横向きで寝る時、抱き枕はＮＧ。抱き枕を抱くと、背骨が弯曲した状態が長時間続くからです。横向き寝は、肩が巻き肩になり四十肩になりやすい。

横向きの時だけ枕を用いても構わない

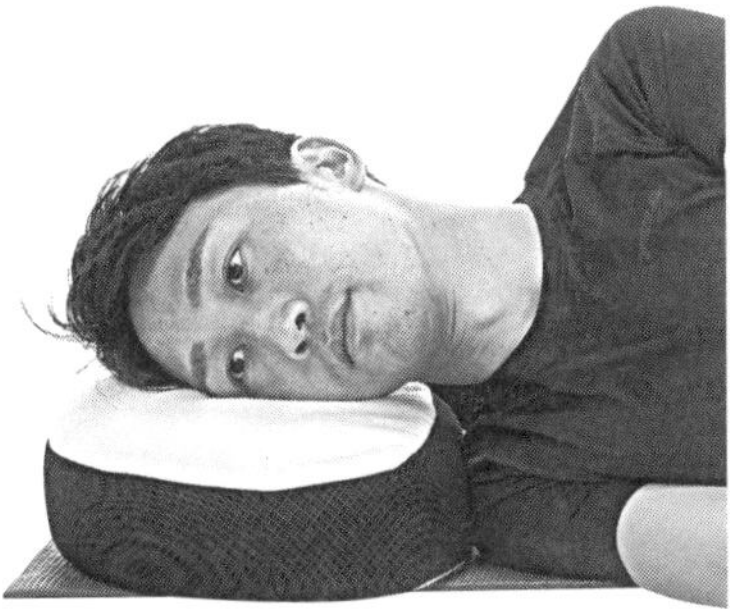

横向きの時だけ枕を用いても構わない。

「さかい式ストレートネック快眠まくら」
ビッグカメラ

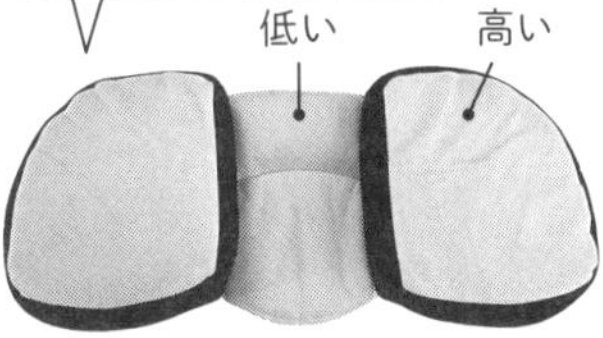

日常姿勢の悪いクセをリセット

正しい歩き方

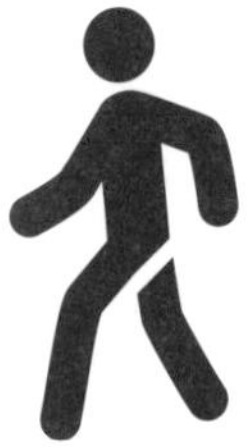

重心を後ろにし、地面をしっかり踏みしめる

歩き方の最初のポイントは、立ち方と同じく重心を後ろにすることです。まず、これを意識しましょう。人は誰でも早歩きになると、前かがみになります。前かがみになると、腰にかかる圧が大きくなり、腰痛を招いたり、ひどくなったりします。早く歩く必要はありません。腰を反らして重心を後ろにし、ゆっくり歩きましょう。重心を後ろにすると、足はつま先よりかかとに自重が移ります。こうすることで、地面をしっかり踏みしめるような感覚になり、これがとても効果があります。

裸足で暮らす部族の人たちに、腰痛持ちがいないのは、このためです。

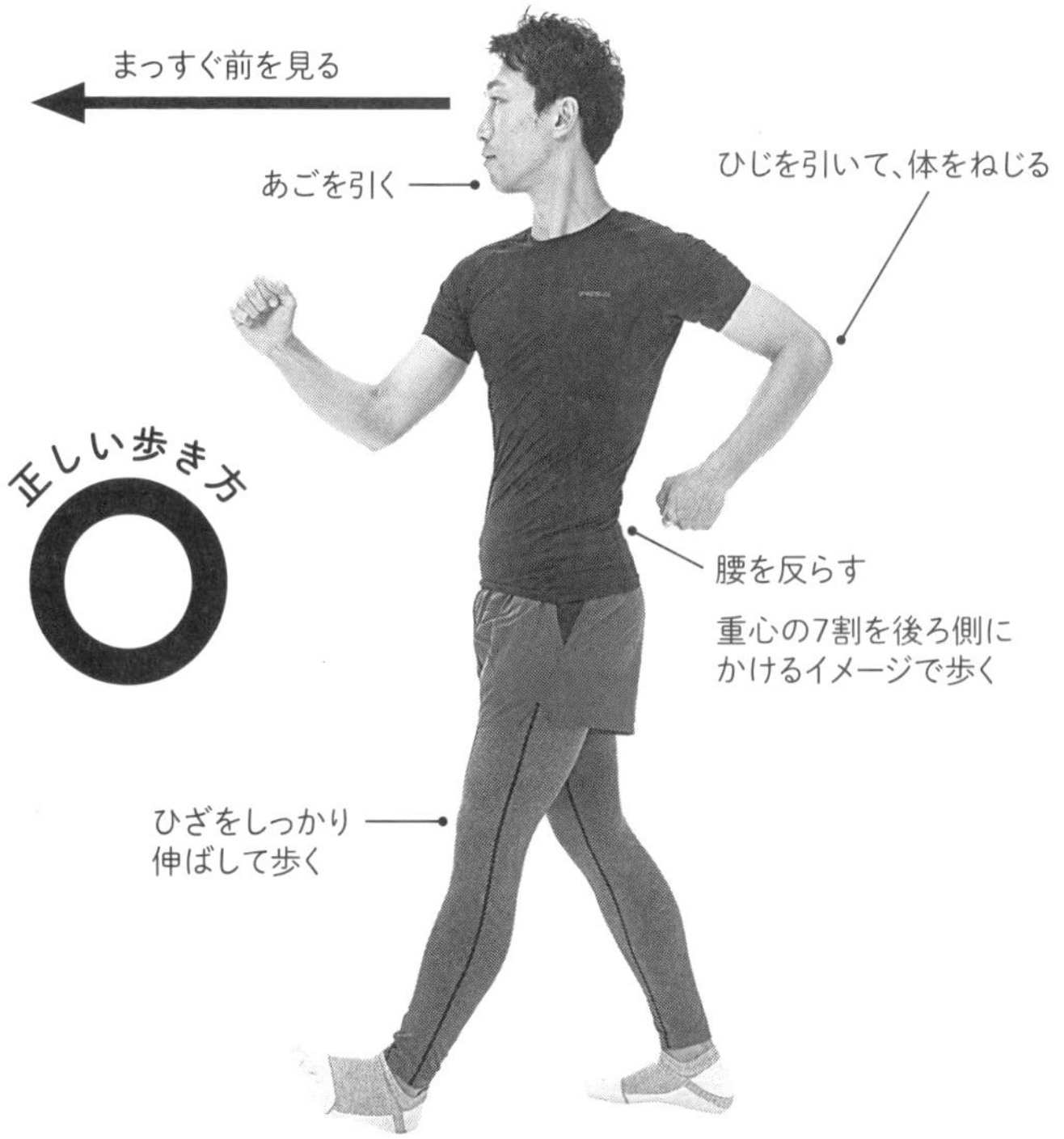
まっすぐ前を見る
あごを引く
ひじを引いて、体をねじる
正しい歩き方
○
腰を反らす
重心の7割を後ろ側にかけるイメージで歩く
ひざをしっかり伸ばして歩く

あごをしっかり引き、肩を開いて、両腕を高く、しっかり振ることも大事です。そして股関節と膝を十分に伸ばすと、自ずと地面を蹴るようになるので、そのように歩いてください。そうすることで関節のこわばりがなくなり、血流もよくなって、腰痛もやわらぎます。この歩きができるようになり、より効果をあげたい人には、ウエストにひねりを加えることをお勧めします。これを行うと関節の動きは、さらによくなります。

余計な負荷がかかる
歩き方 ✕

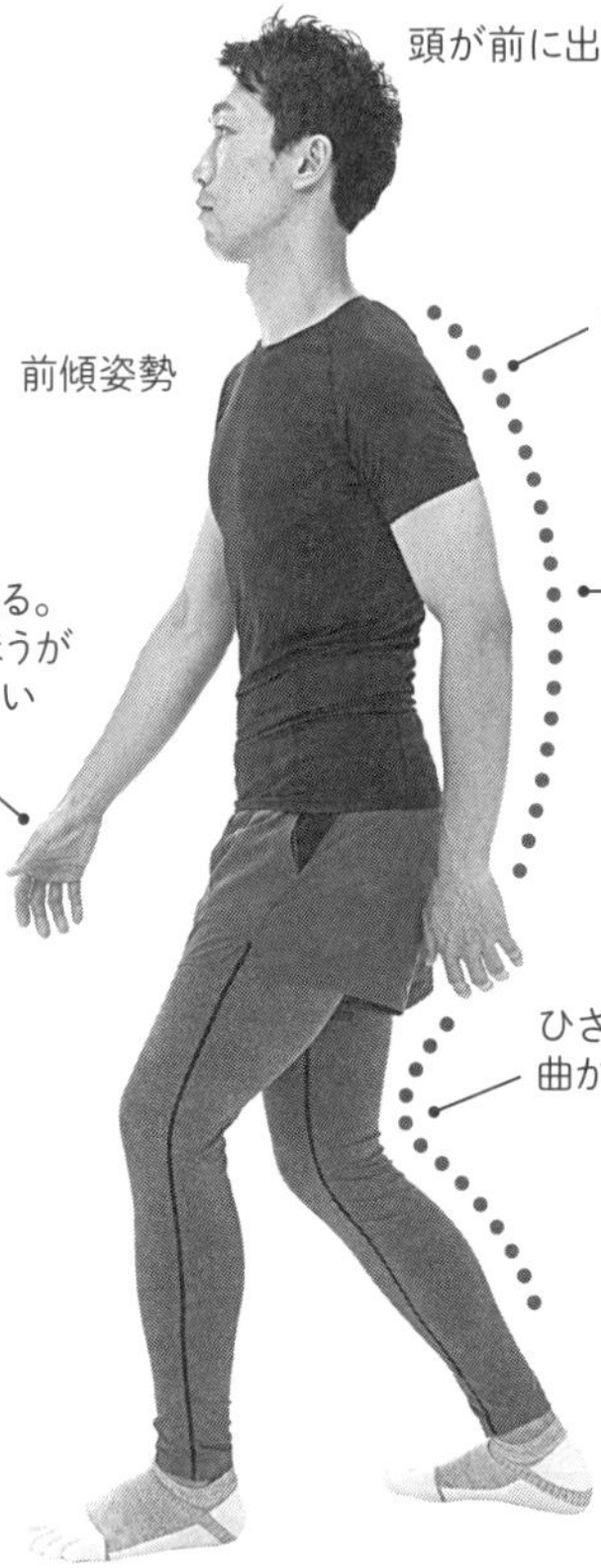

頭が前に出ている
ねこ背
前傾姿勢
背骨を
硬直させ、
体をねじらずに
歩く
手を前に振る。
辛い手のほうが
上がりやすい
ひざが
曲がっている

悪い歩き方

歩く時、頭が常に前に出ていたり、猫背だったりすると、せっかく歩いても、体幹を使わず、腕ばかり使うような歩き方になり、その効果は大きく損なわれます。またひざが曲がっていると、足先から伝わる力が弱く、関節のこわばりも取れません。

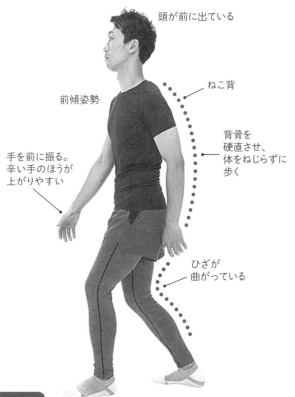

杖《つえ》の使い方

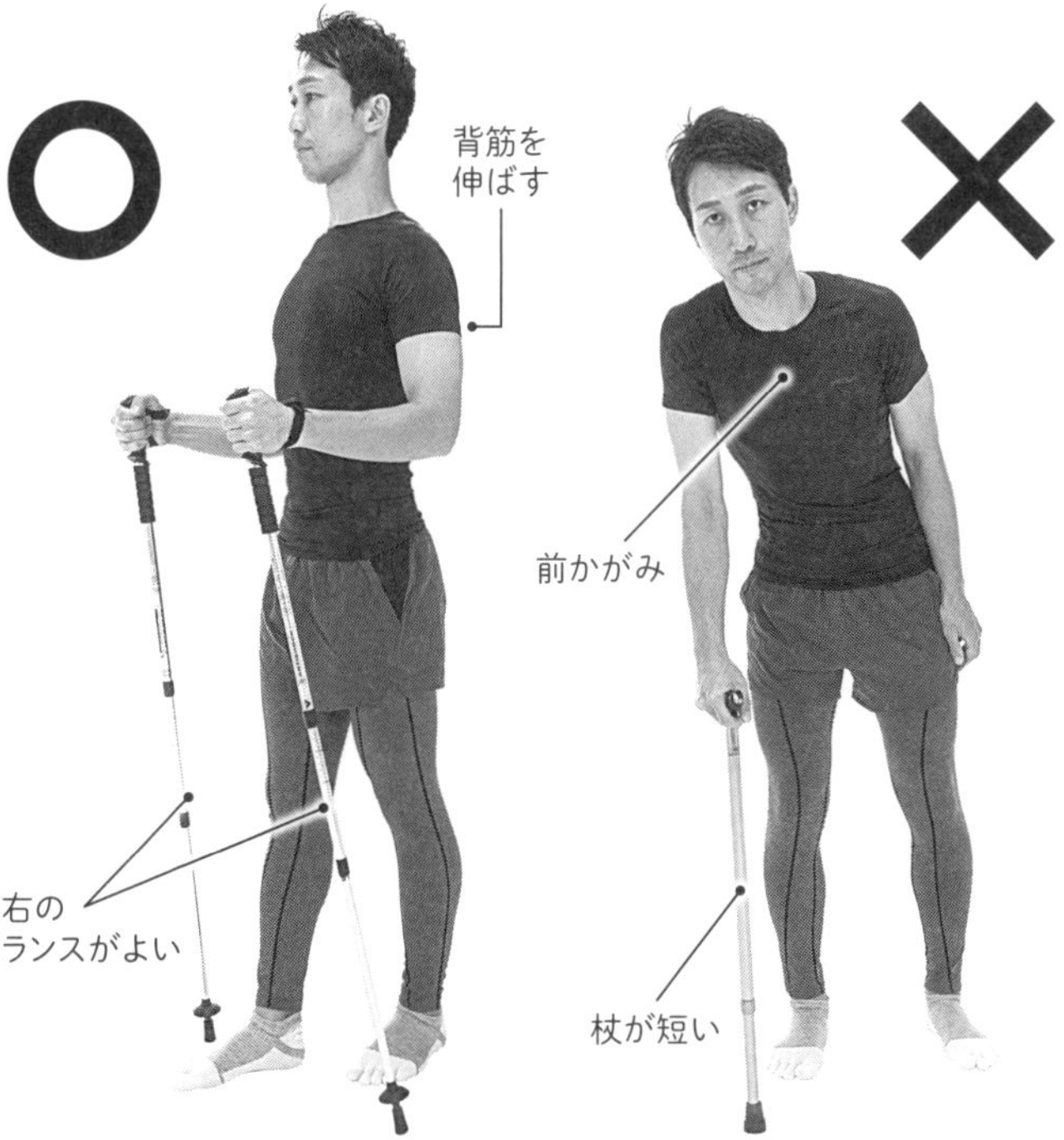

杖を突く場合、杖は長いものを選んでください。短いと、前かがみになってしまいます。歩くのは長い時間を要するので、前かがみで歩くと、腰に悪いのは言うまでもありません。また長い杖でも短く持たず、背筋がまっすぐになるよう気をつけましょう。一番いいのは、登山用のトレッキングポール。トレッキングポールは長いうえ、2本持つため左右のバランスがよくなります。姿勢よく、バランスを保つことが杖を使う時の注意点です。

クセを直す／

治った人が徹底的に意識した

日常生活の無意識の姿勢を見直す

普段のちょっとした動作の改善が、腰痛への効果を発揮する

日常生活には、立つ、座る、寝る、歩くなど、基本的な姿勢や動作のほかにも、ちょっとした動作をしたり、姿勢を取ったりする場面があります。それは基本的なものに比べると、短い時間のものが多いですが、これも悪いものが積み重なると、どんどん腰への負担が大きくなります。前に述べたように、腰痛は、知らず知らずにたまった借金のようなものです。小さなものでも積み重なれ

ば、いつの間にか大きくなるのはいうまでもありません。また膨らんだ借金が、ちょっとした日常の動作が引き金になり、「ぎっくり腰」などであらわになるのも、多くの人が知っている通りです。日常の動作を改善することで、腰への負担を減らすことこそが、予防や治癒には必要です。

ここでは、1章で紹介した患者、TさんとYさんの姿勢や動作を、日常生活のものを中心により細かく見ていきましょう。

Tさんはよくゴルフをされますが、コースの移動で歩くことは、とてもいいと思います。ただ、荷物はカートに乗せることをお勧めしました。ゴルフバッグはたいてい片側の肩にかけるので、歩く姿勢のバランスが悪くなり、かたよった負荷が背骨にかかるからです。

Yさんはこれまで、バッグはハンドバッグを使っていました。バッグは片方の手に持つものよりも、リュックサックが腰にいいのでお勧めしました。Yさんは、リュックサックは自身のセンスに合わないため、使ったことがありませんでしたが、腰痛への気遣いからリュックに変えられました。このことも腰痛の治癒に効果があったと思います。

小さな改善が、腰痛への効果に表れます。P.86からはより細かい日常の動作や姿勢の注意点について述べたいと思います。

敷布団から起き上がる

腰痛のある人は、朝布団から出るまでが一苦労です。ここで強い痛みが出てしまうと、その日1日に大きな支障をきたします。

敷布団から起き上がる時は、まず仰向けの状態から、いったん体を横にひねります。脚は、下側は伸ばしたまま、上の脚はひざを曲げて手と同じ方へ倒します。その時全身は伸ばさず、丸め気味にしましょう。そして両手を布団につけたまま力を入れ、体を支えながら起き上がります。これが一番腰への負担が少ない起き方です。コツを覚えると簡単です

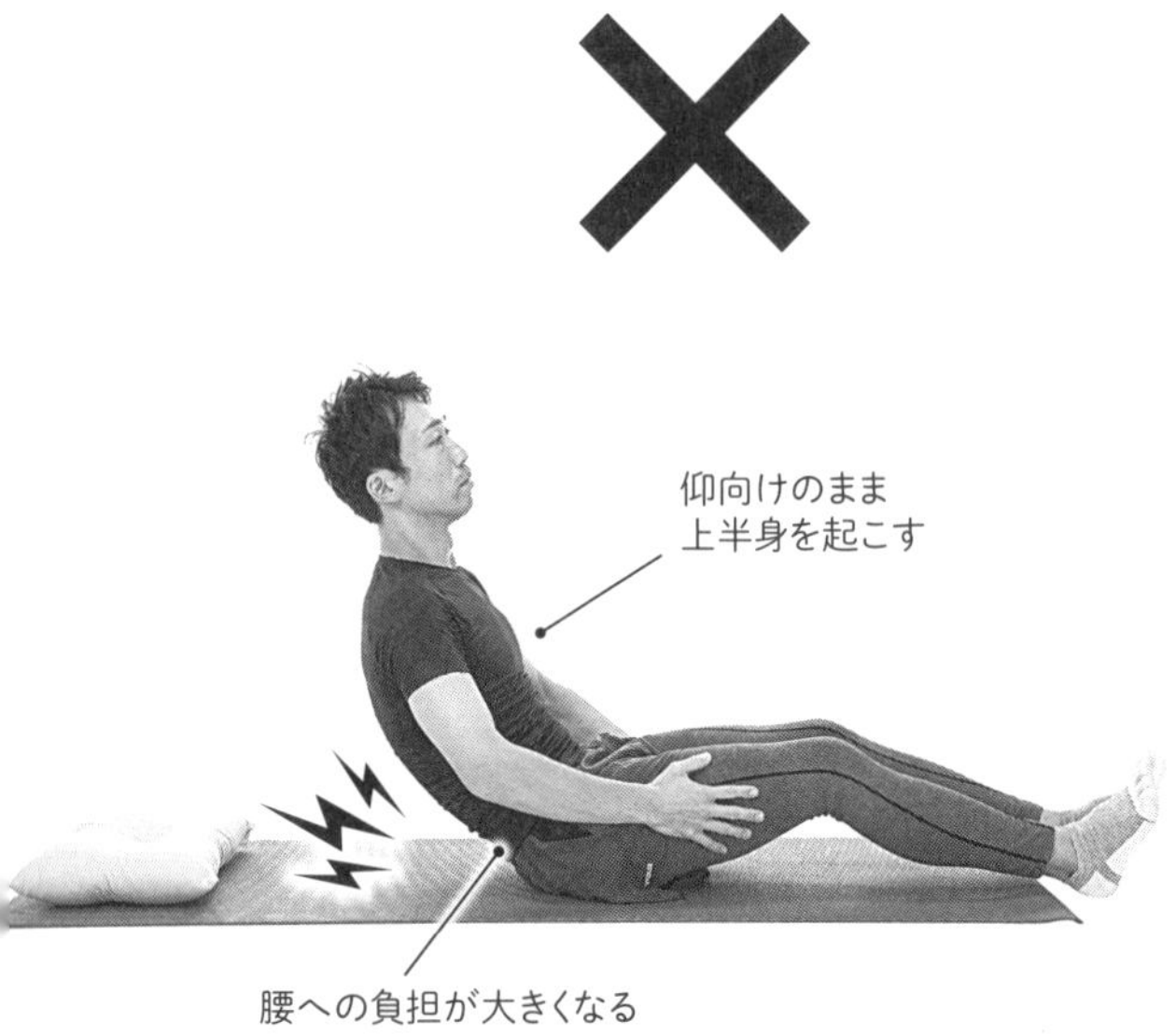
×
仰向けのまま
上半身を起こす
腰への負担が大きくなる

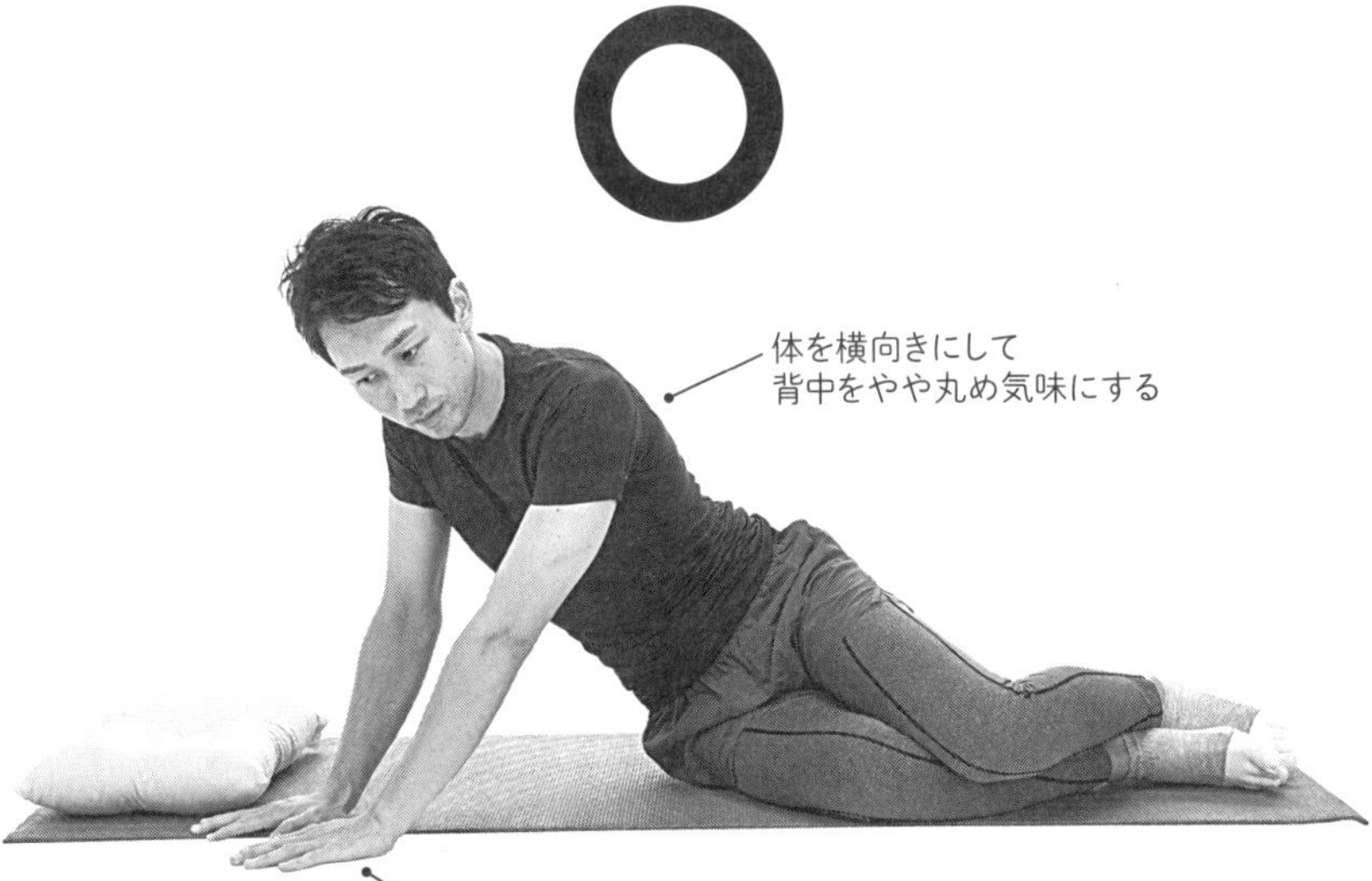
体を横向きにして
背中をやや丸め気味にする
両手で体を支えながらゆっくり起きる

ので、ぜひ試してみてください。

仰向けのまま上半身を起こすと、腰への負担が大きくなり、痛みが発生しやすくなります。実際この時に強い痛みが起き、なかなか起き上がれなかった人も多いのではないでしょうか。普通に起き上がると、動作は瞬間的なものです。つまりそれだけ強い負荷が、腰に一気にかかってしまうのです。

P.87で紹介した起き方は、この負荷を両手などに分散することで、痛みを避けるものです。また、ゆっくり起き上がることでも、一気にかかる力を少なくします。腰にかかる負荷をなるべく小さくすることがポイントです。

日常生活編

歯みがき

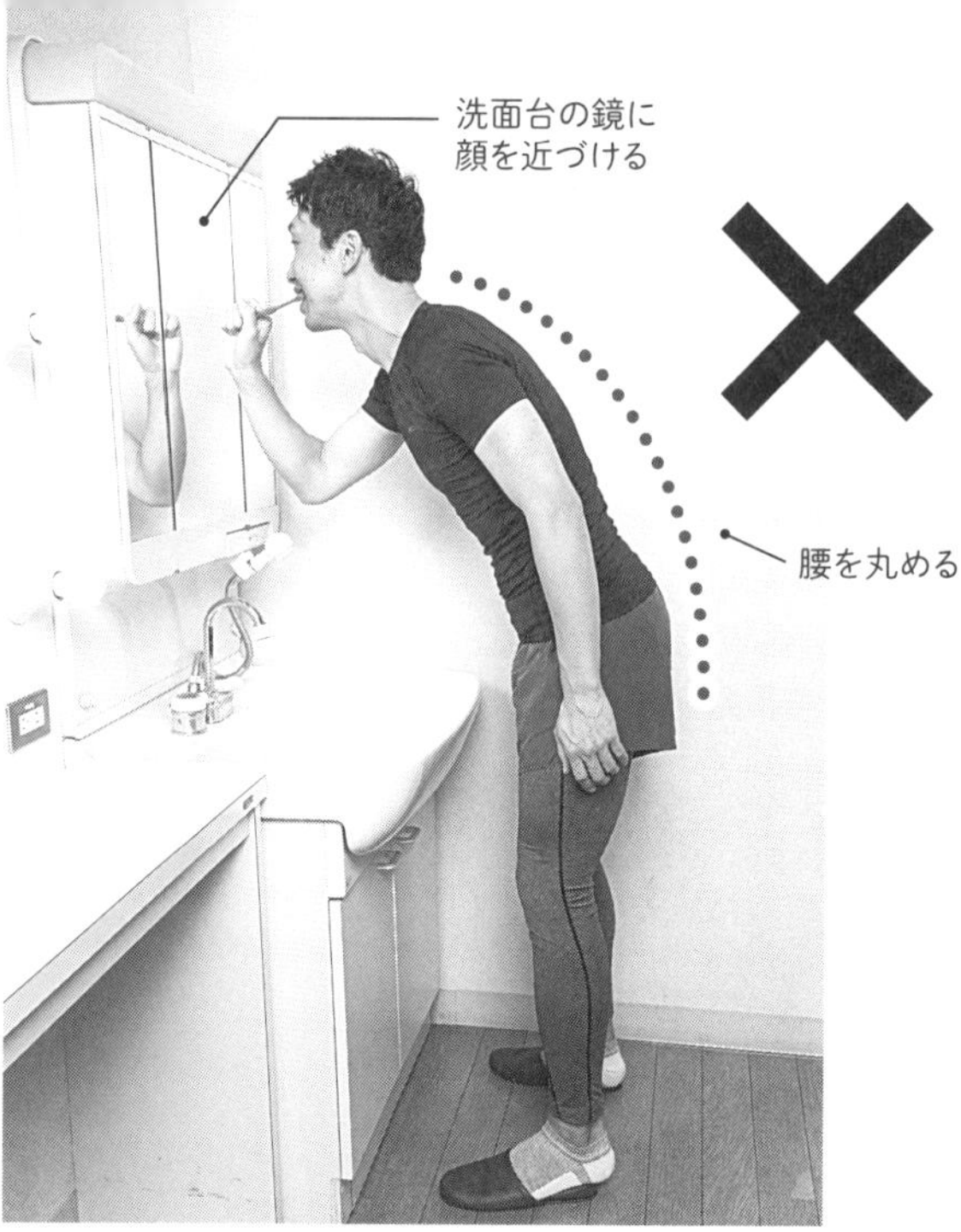

歯みがきは、歯を磨くことに気を取られがちですが、ここでもよい姿勢を取ることを心がけたいものです。

腰に痛みやしびれが出やすい人は、腰を丸めがちですが、歯をみがく間は、足を軽く開いて背筋を伸ばし、顔を正面に向けましょう。脊柱管狭窄症の方は、痛みやしびれが出ないギリギリでよい姿勢を保つのが大事です。

腰の痛みが強い時や、途中で腰に痛みやしびれが出始めた時は、洗面台に片ひじをついてひざ立ちしても構いません。ただし、この

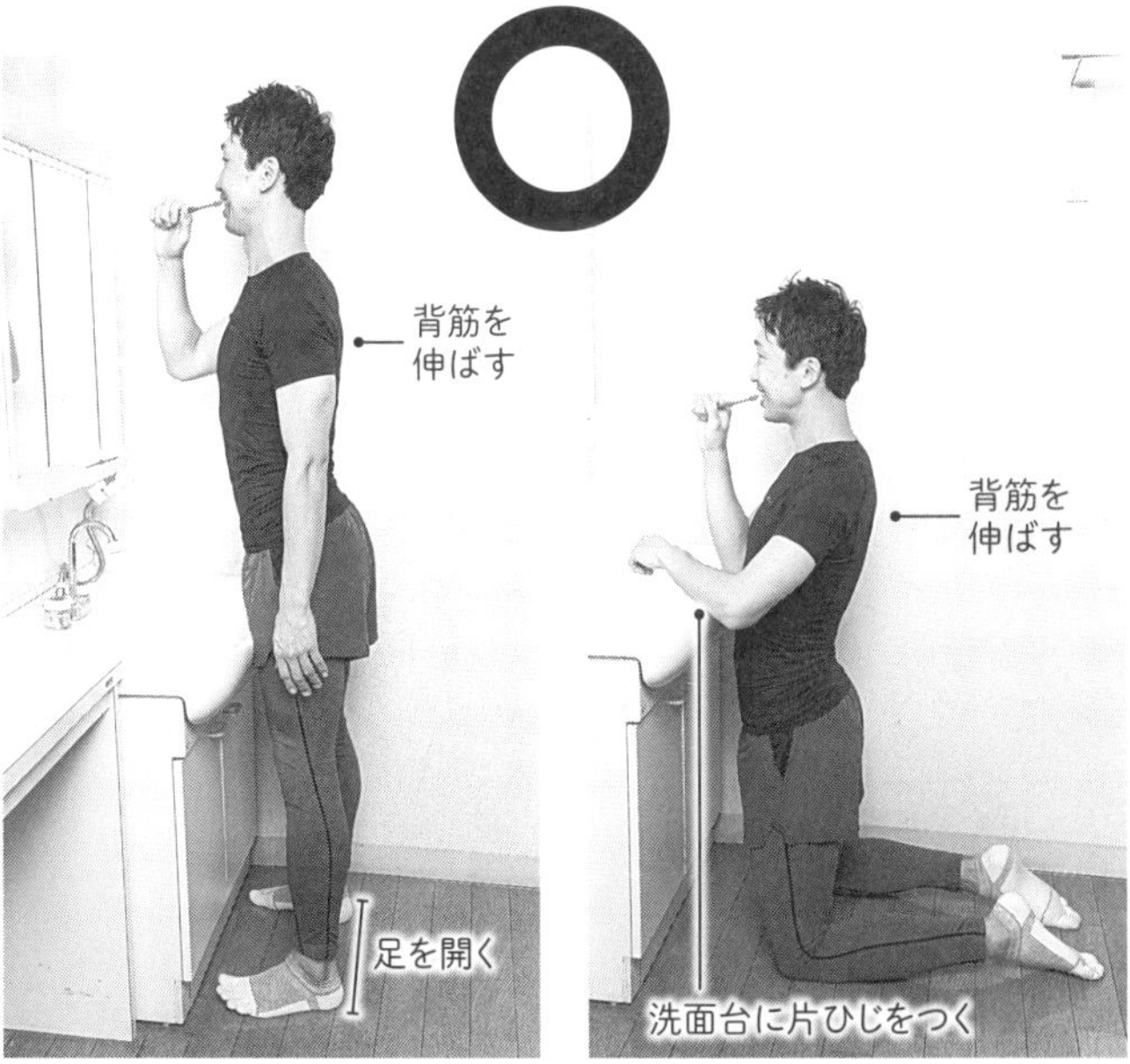

体を傾けた前かがみの姿勢は、短時間にとどめる必要があります。

腰痛の人は、普段無意識に腰を丸めてしまいます。歯みがきの時は、特にそうしてしまいがち。また洗面台の鏡に顔を近づけながらみがく人がいますが、歯をみがく時間は案外長いため、その間かなりの負担が腰にかかります。歯をみがく回数は、人によってさまざまですが、朝と夜寝る前のほか、食後もみがくと、その時間は合計でかなりになると思います。そこでの負担の積み重ねも、私は見過ごせないと考えます。つい見過ごしてしまいそうな悪い姿勢を正すことも、腰痛の治癒には大事です。

炊事

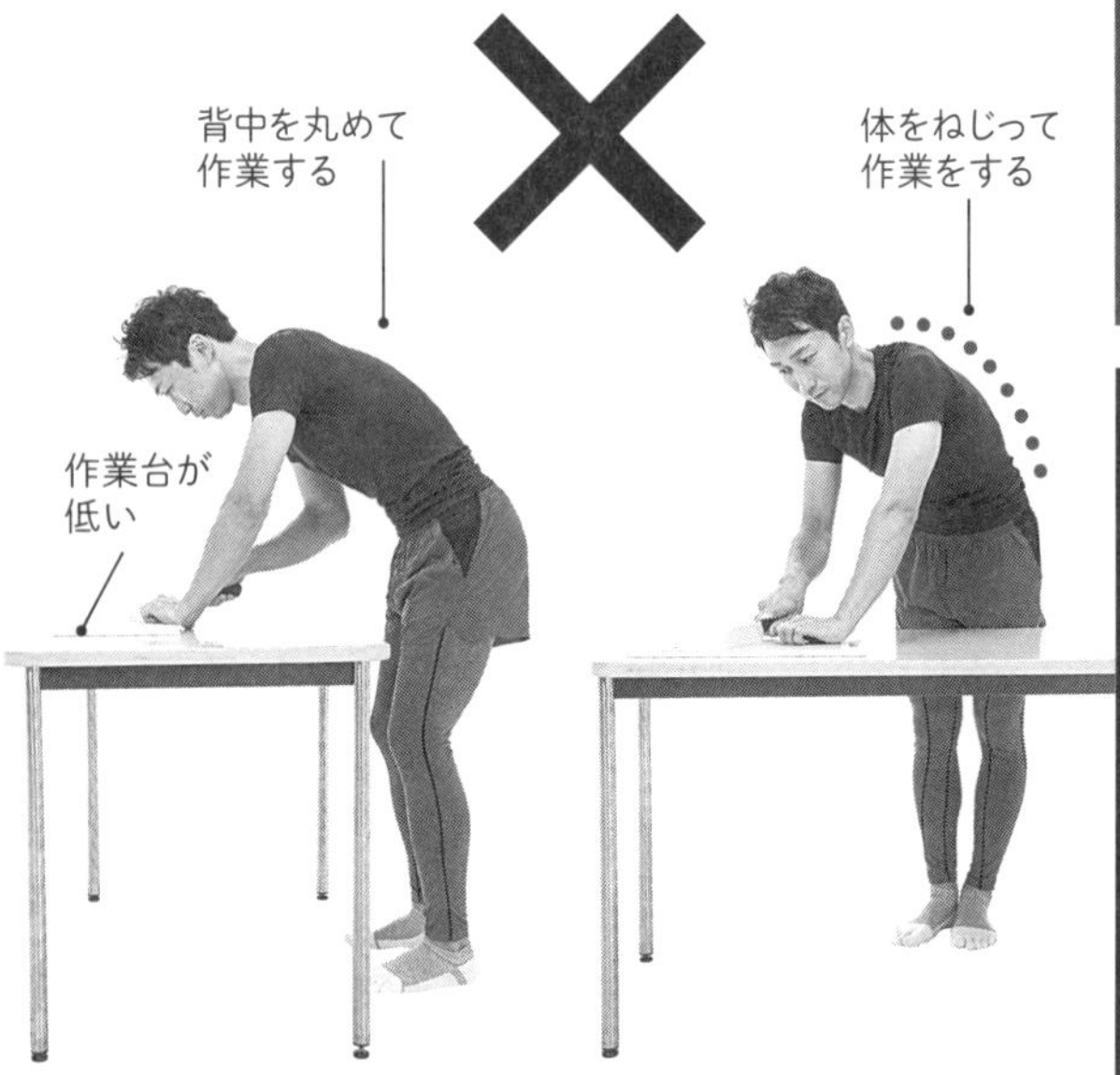
×
背中を丸めて
作業する
作業台が
低い
体をねじって
作業をする

炊事は常に背筋を伸ばし作業台の近くに立つことを心がけましょう。

作業はお腹に近い位置で進めることが大事です。

腰痛のある人は、自分では意識していなくても、背中を丸めてしまいます。また意識していても、作業に没頭しているうち前かがみになってしまうこともよくあるので、注意が必要です。

作業台が低く感じる時は、前かがみになるのではなく、両足を横に広げることで調節し

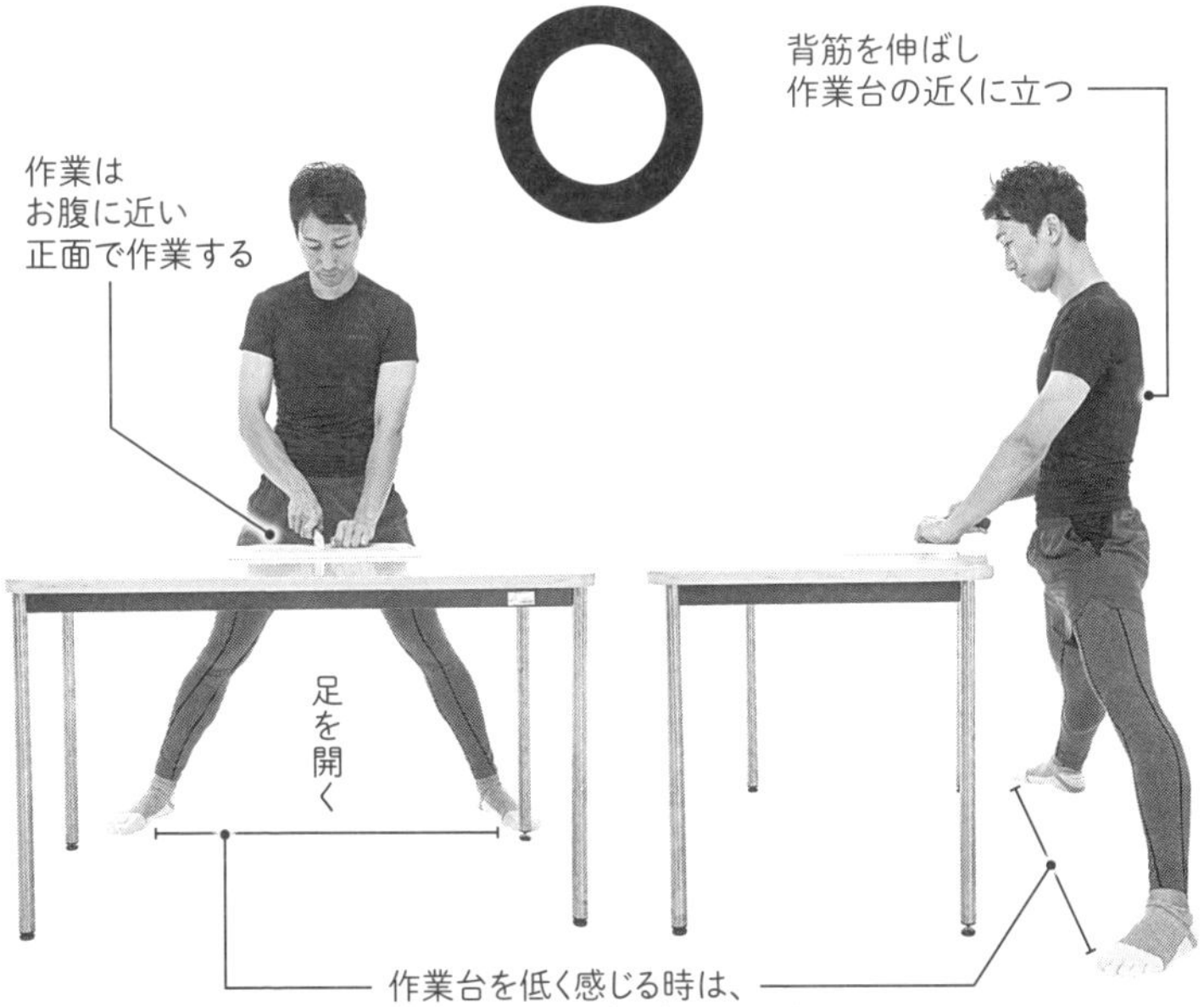
○
背筋を伸ばし
作業台の近くに立つ
作業は
お腹に近い
正面で作業する
足を開く
作業台を低く感じる時は、
両足を横に広げて高さを調節

ましょう。そうすることで背骨の状態は保たれ、腰への負担は少なくなります。

作業台が低いからと言って、背中を丸めて作業すると、腰に負担がかかります。お腹と台の高さが、常に同じ位置に来るよう意識して、それが習慣になればいいと思います。

台の上の食材などが斜め前にある時は、その食材を正面に持ってきて作業するようにしましょう。もしくは自分が正面に移動して、作業したほうがいい。体をひねり、その方へ手を伸ばしながら作業をすると、それだけ負担が腰にかかります。ちょっとしたことでも面倒臭がらないことが大事です。

掃除機をかける

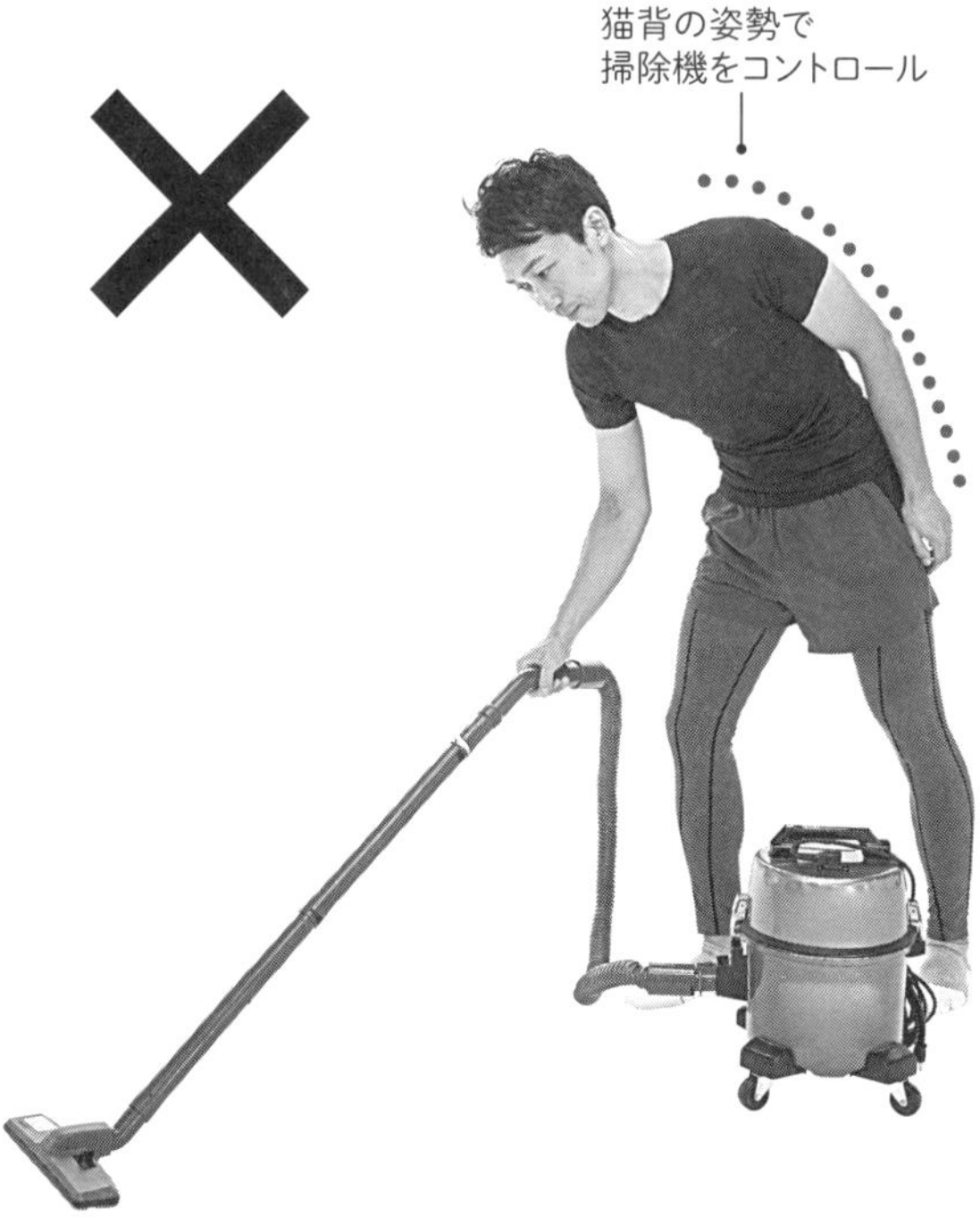

掃除機をかける時は、背筋をまっすぐにすることが大事です。この場合もしっかり掃除機をかけようと、つい前かがみになりがちですが、常に背中を立てることを意識するようにしましょう。

また掃除機を動かす時は、上体や腰を動かすのではなく、腕とひざの位置を変えることで動かすようにしましょう。この時腕やひざといっしょに、上体や腰が動いてしまうこともありますが、連動しないようにすることが大事です。上体や腰はまっすぐ。腕とひざは

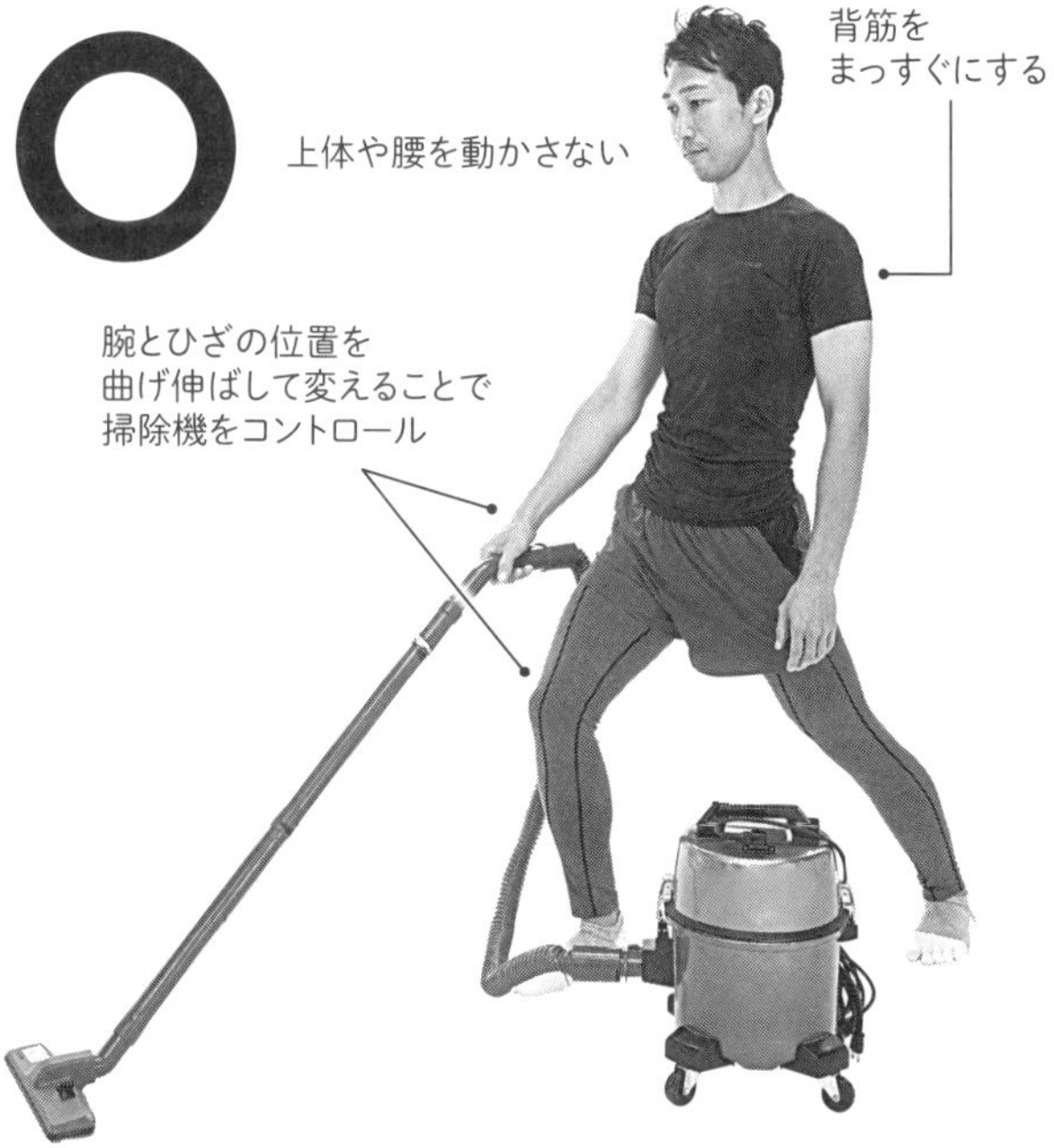
○
背筋を
まっすぐにする
上体や腰を動かさない
腕とひざの位置を
曲げ伸ばしして変えることで
掃除機をコントロール

曲げ伸ばしする。こんなふうに2つを頭の中で、一度切り離せばいいと思います。

上半身を前に曲げた猫背の姿勢で掃除機をコントロールしないこと。掃除機をかける作業は没頭しやすいので、悪い姿勢がかなり長く続いてしまうことになります。悪い姿勢と長い時間。この2つが合わさることで、腰に相当な悪影響を及ぼします。どうしても前かがみになってしまう人は、時々休憩するような気持ちで、背中をまっすぐにすればいいと思います。そうすることで腰への負担を減らすことができるし、姿勢を立て直すこともできます。長時間の悪い姿勢は、なるべく避けるようにしましょう。

荷物の持ち上げ

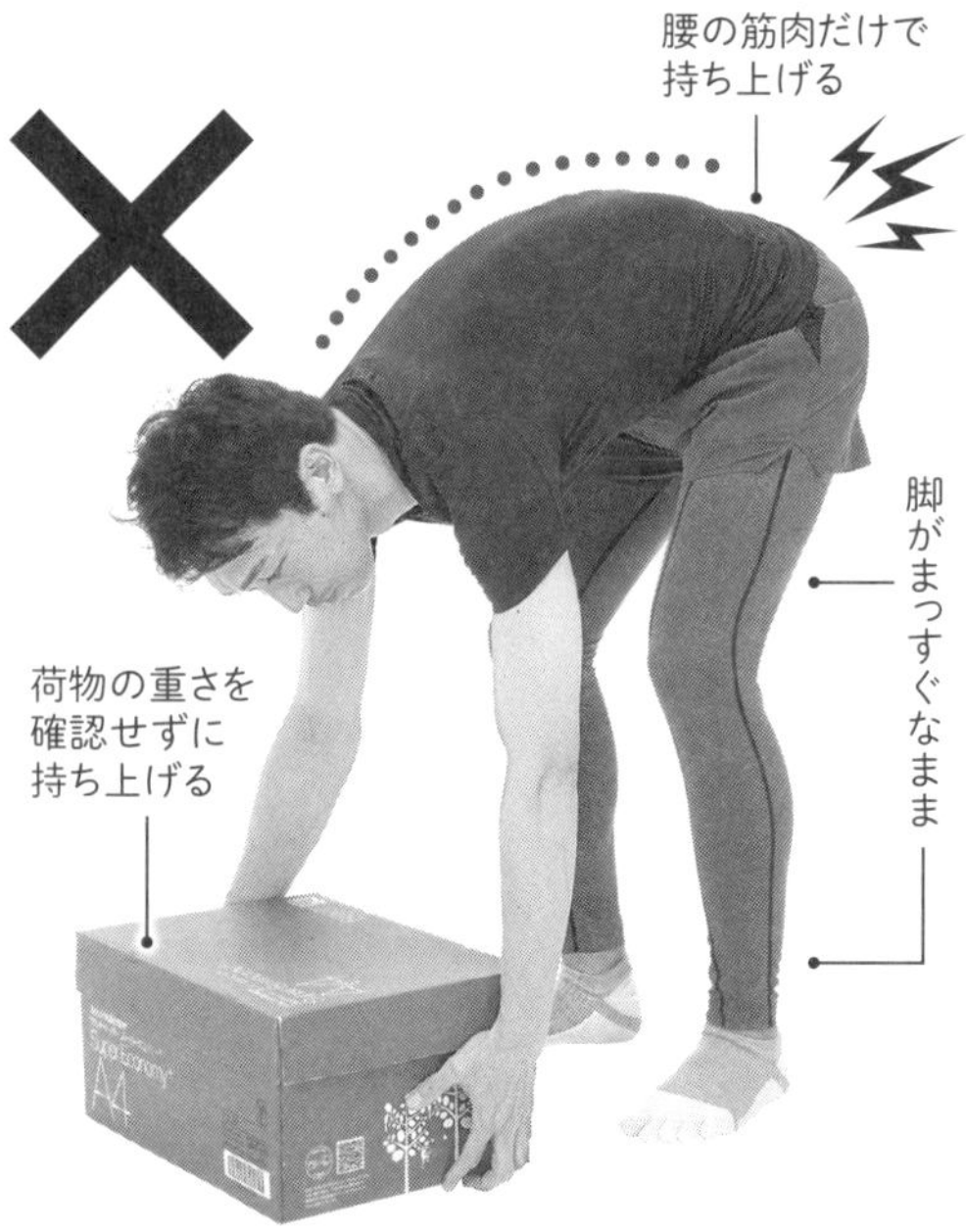
腰の筋肉だけで持ち上げる
脚がまっすぐなまま
荷物の重さを確認せずに持ち上げる

背骨は人間の体を支える中心です。背骨は24個の椎骨《ついこう》(頸椎《けいつい》7個、胸椎《きょうつい》12個、腰椎《ようつい》5個)からなり、それぞれの椎骨の間にあるのがクッションの役目をする椎間板です。

椎間板はいわゆる軟骨で、骨より軟らかい組織です。この椎間板があるため、背骨は曲げ伸ばしができます。そして背骨を曲げ伸ばしする時、最も負荷がかかるのが、一番下にある腰椎。つまり腰椎は、背骨のウィークポイントと言えます。

腰痛が起きる時の代表的なものに、ぎっく

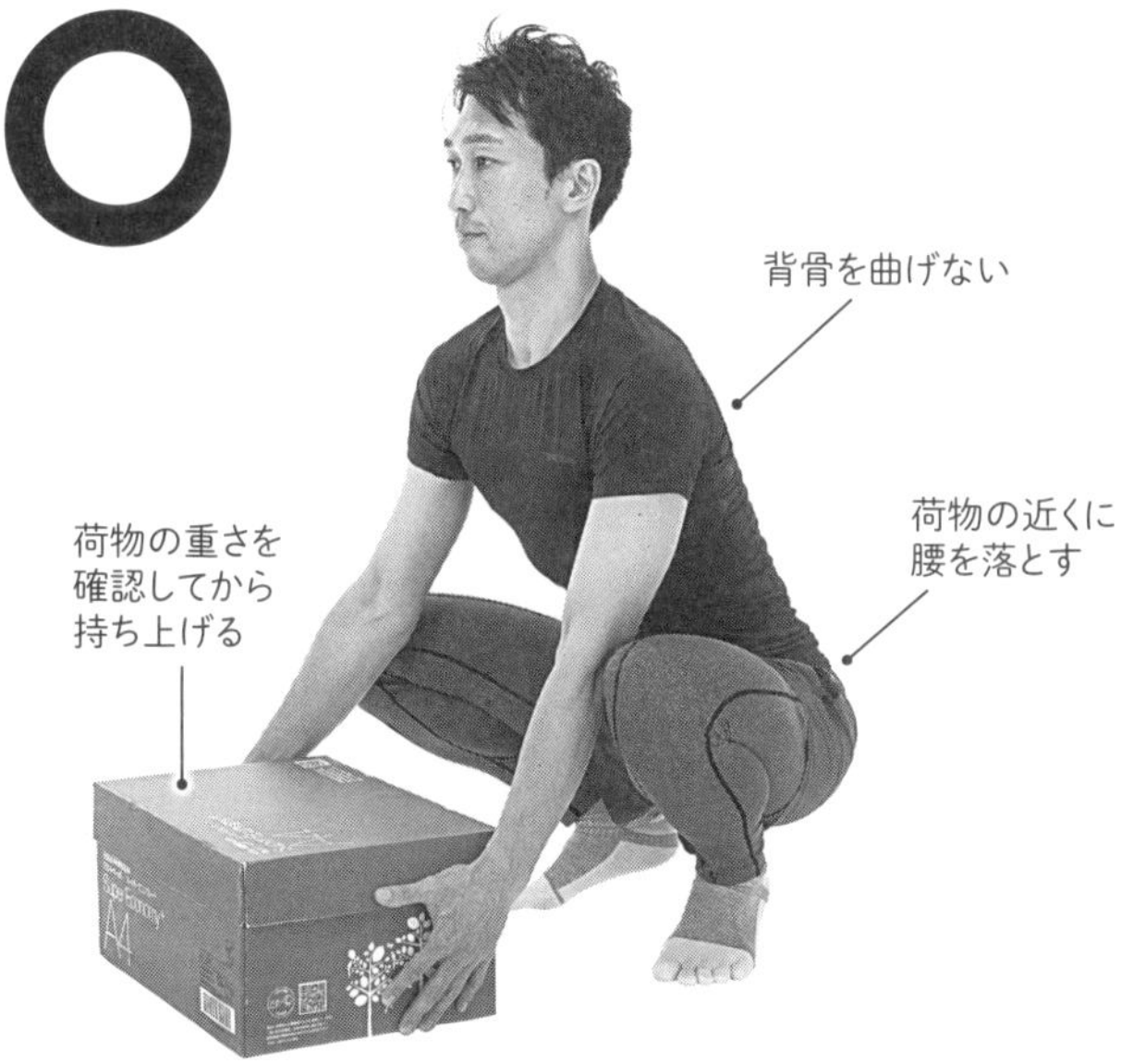
○
背骨を曲げない
荷物の近くに
腰を落とす
荷物の重さを
確認してから
持ち上げる

り腰があります（ぎっくり腰は正式には急性腰痛と言います）。

予防策としては、荷物を持ち上げる時、それが重いかどうか、まず認識しましょう。重い荷物なら、そう意識するだけで、かなりぎっくり腰になりにくくなります。

持ち上げる時は、腰の筋肉だけで持ち上げないようにしてください。背骨を床に対して垂直にして、荷物の近くに腰を落とし、ひざ、足首、股関節、腰を曲げ、背筋をまっすぐなまま持ち上げます。そうすることで、腰椎にかかる力は分散し、ぎっくり腰になる確率は格段に低くなります。

カバン、荷物を持つ

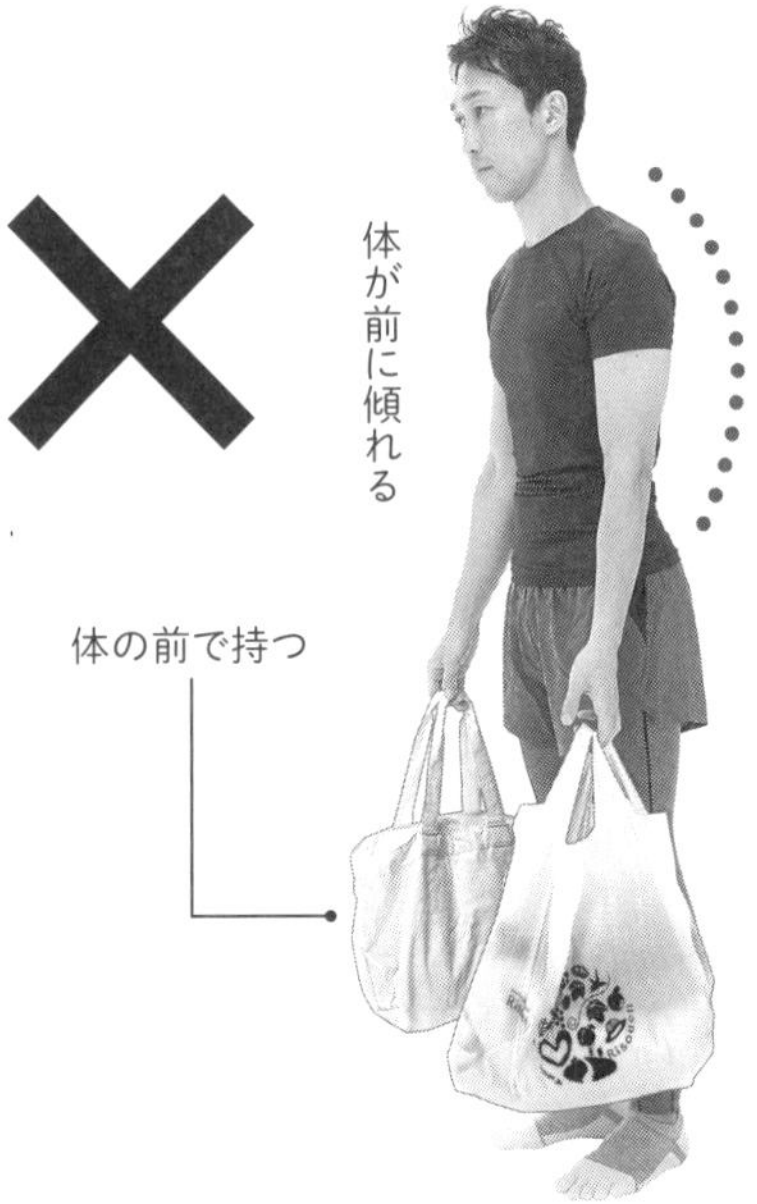

買い物をした時は、1つではなく、2つの袋に均等に分けて、両手で持ちましょう。その場合、前かがみにならないように、荷物を背骨より後ろで持つようにしてください。

バッグで一番腰にいいのは、リュックサックです。負荷が左右均等にかかるため、背骨をまっすぐに保てるからです。前かがみになると、それだけ余計な負荷が腰にかかります。リュックは姿勢をよくするのに適した学習ツールですが、ただ背負うだけではいけません。肩ひもはできるだけ短くして、なるべく高い

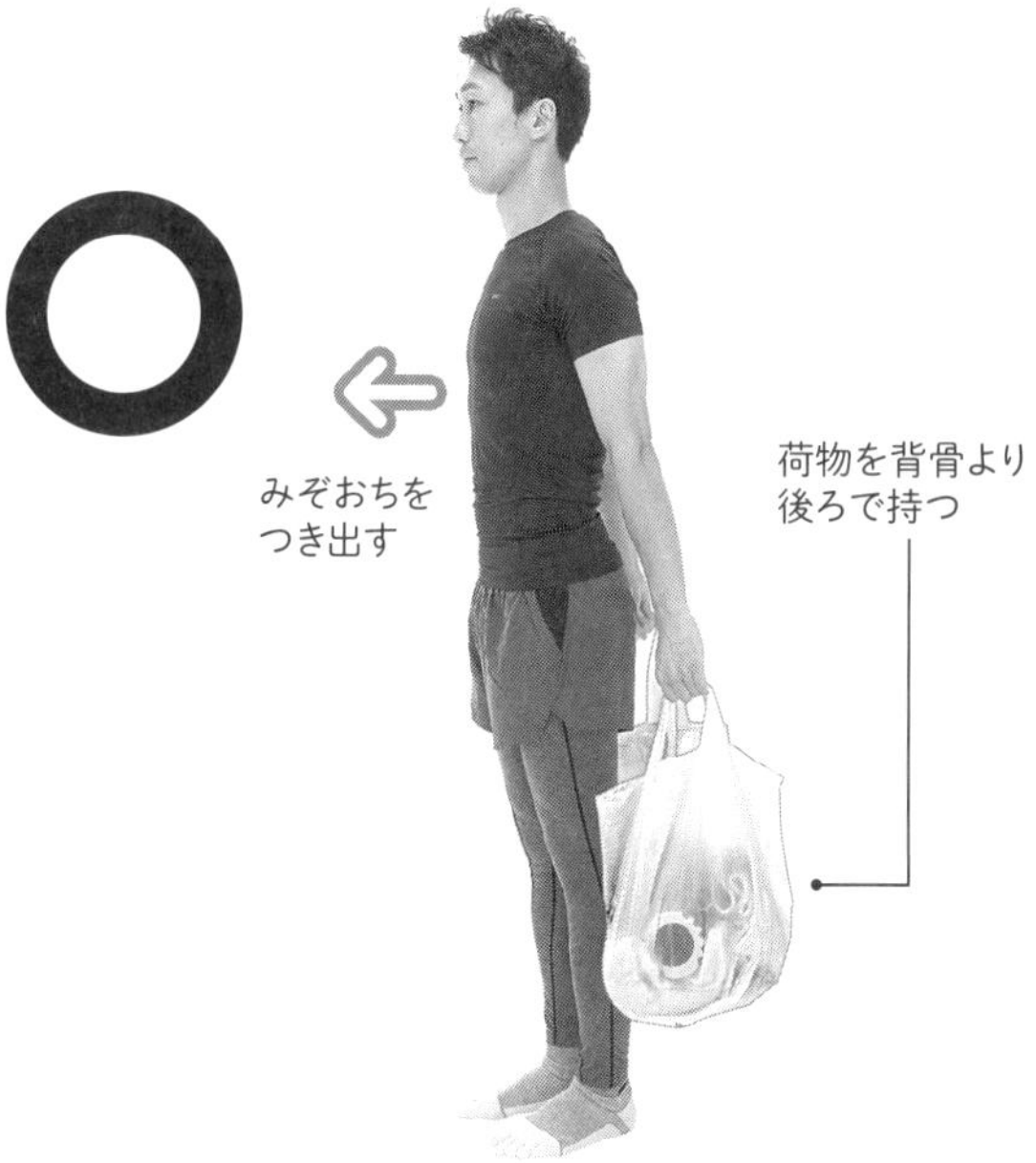

位置で、体に密着させてください。

バッグは、ショルダーバッグが腰によくありません。左右のどちらかに大きな負担をかけ、背骨が曲がった状態を作ってしまうからです。またショルダーバッグは、人によって必ずかける肩が決まっているので、どんどん姿勢が悪くなってしまいます。

荷物も重いものを片手で持つのはやめましょう。これも重心が偏り、そのほうの腰に大きな負担がかかります。片方の手で荷物を持ち、もう片方の手で子供と手をつないでいるお母さんを、よく見かけます。その場合は時々、子供と荷物の位置を交代すればいいと思います。

リュックの持ち方

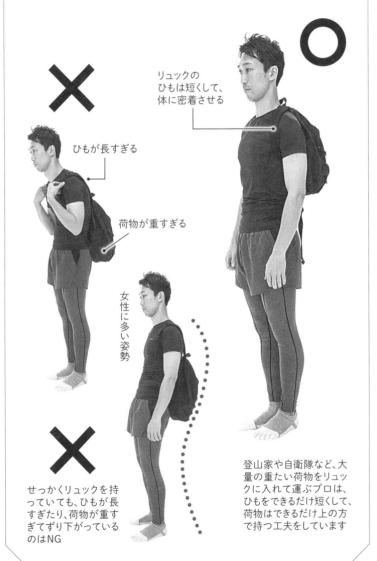

×

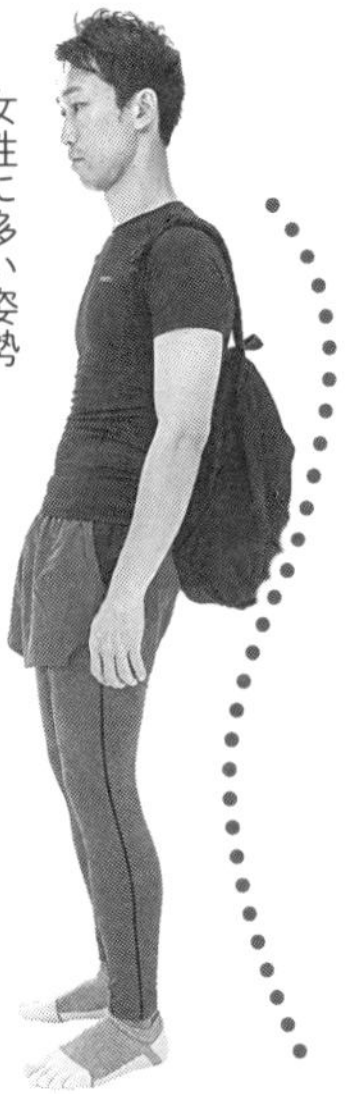

×

せっかくリュックを持っていても、ひもが長すぎたり、荷物が重すぎてずり下がっているのはNG

○

登山家や自衛隊など、大量の重たい荷物をリュックに入れて運ぶプロは、ひもをできるだけ短くして、荷物はできるだけ上の方で持つ工夫をしています

キャリーケースの持ち方

○

背筋を伸ばす

キャリーケースは
C.A.のように
体の真後ろに持つ

荷物が重たい時には
キャリーケースに
収納して運搬するのが
おすすめ

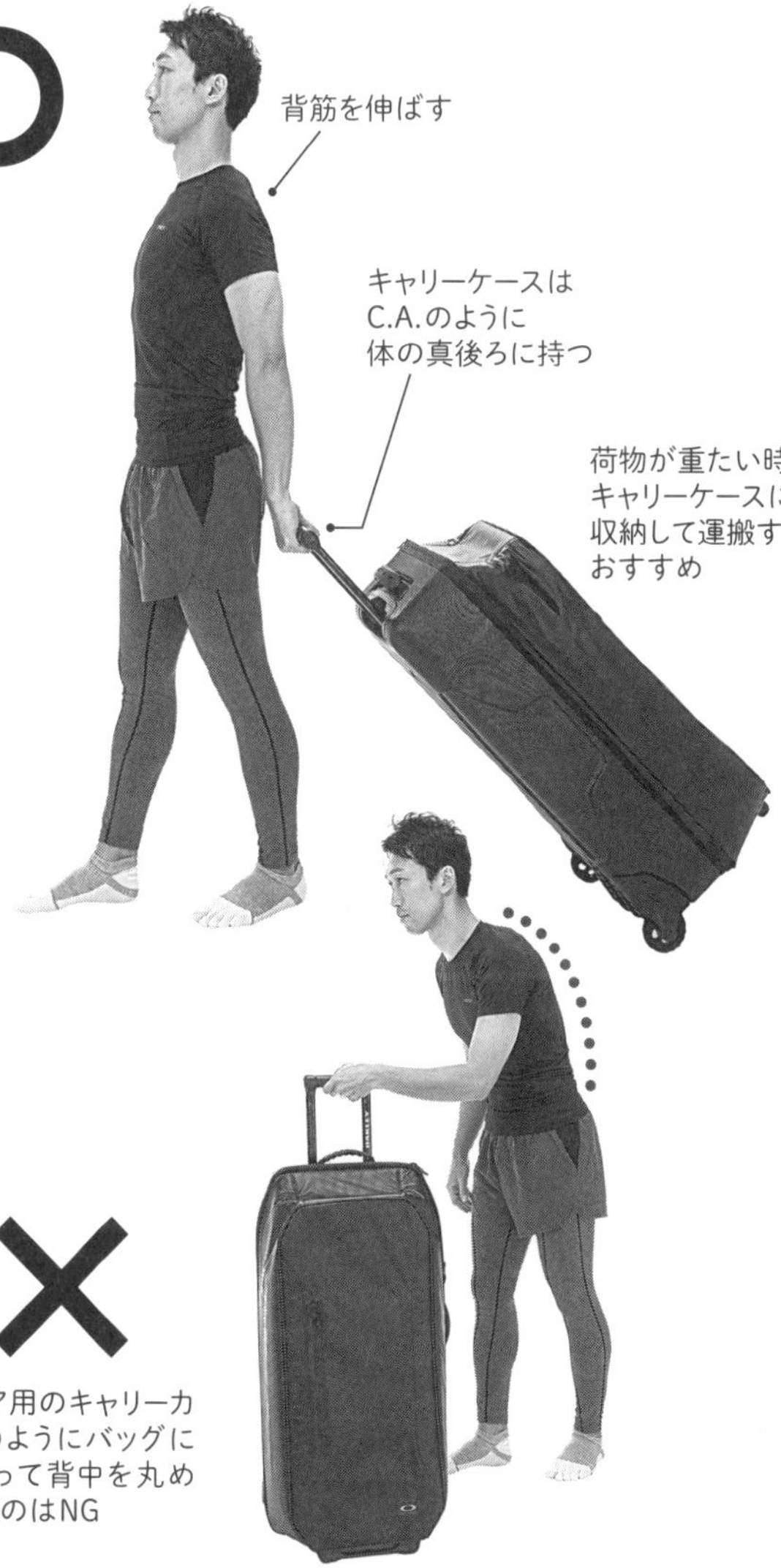

×

シニア用のキャリーカートのようにバッグにすがって背中を丸めて歩くのはNG

携帯電話を見る

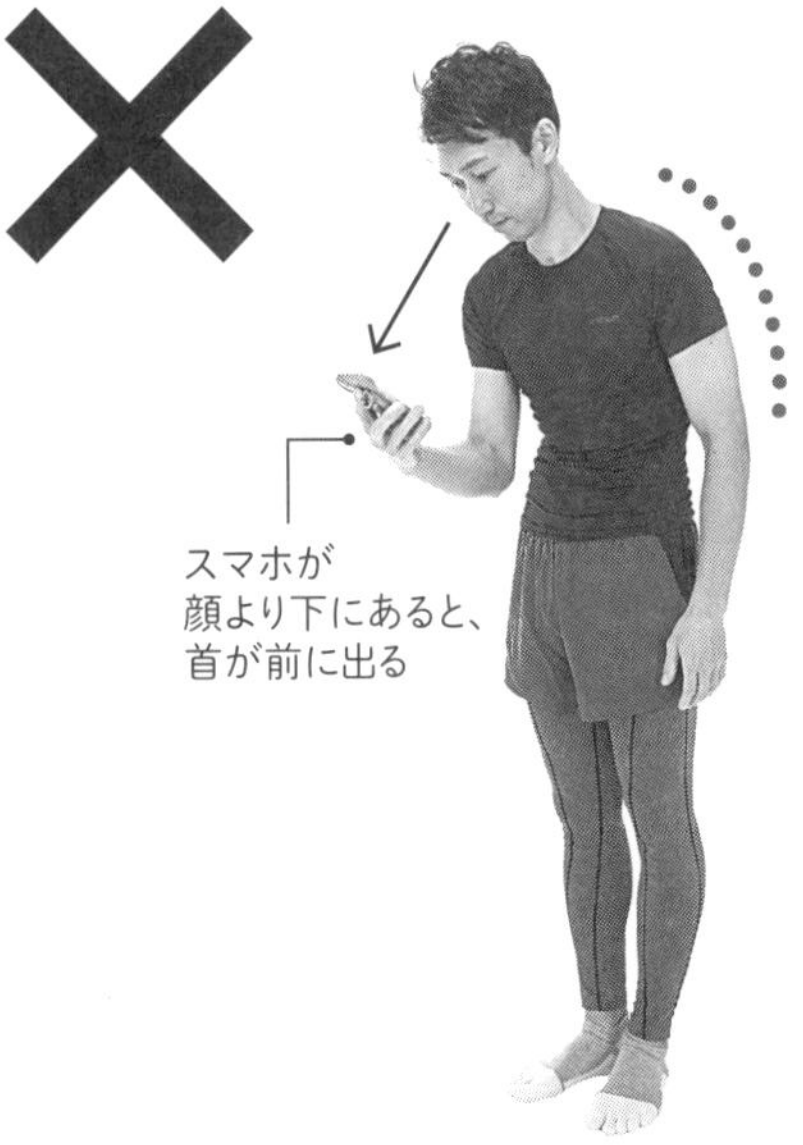

スマホはつい長時間見てしまうものです。電車の中などで見ると、たいていみんな前かがみになっていますが、これが腰に悪いのはいうまでもありません。

前かがみを避けるには、スマホを目の高さにしながら、スマホを持つ腕の脇に、反対側のこぶしを差し込みます。このこぶしと腕が、前かがみを止める役割をして、自ずとよい姿勢を保てます。現代人はスマホをしょっちゅう見るので、こぶしを脇の下に入れるのを、習慣にするといいと思います。そうすれば、

○

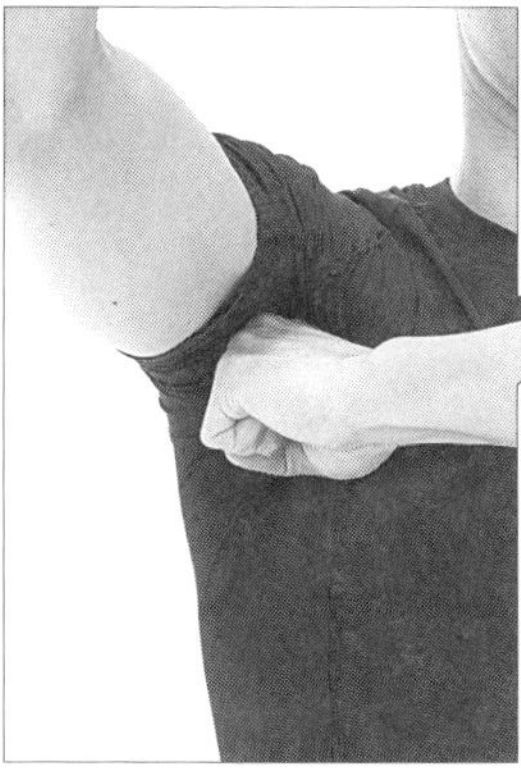

こぶしは親指を体に当てる

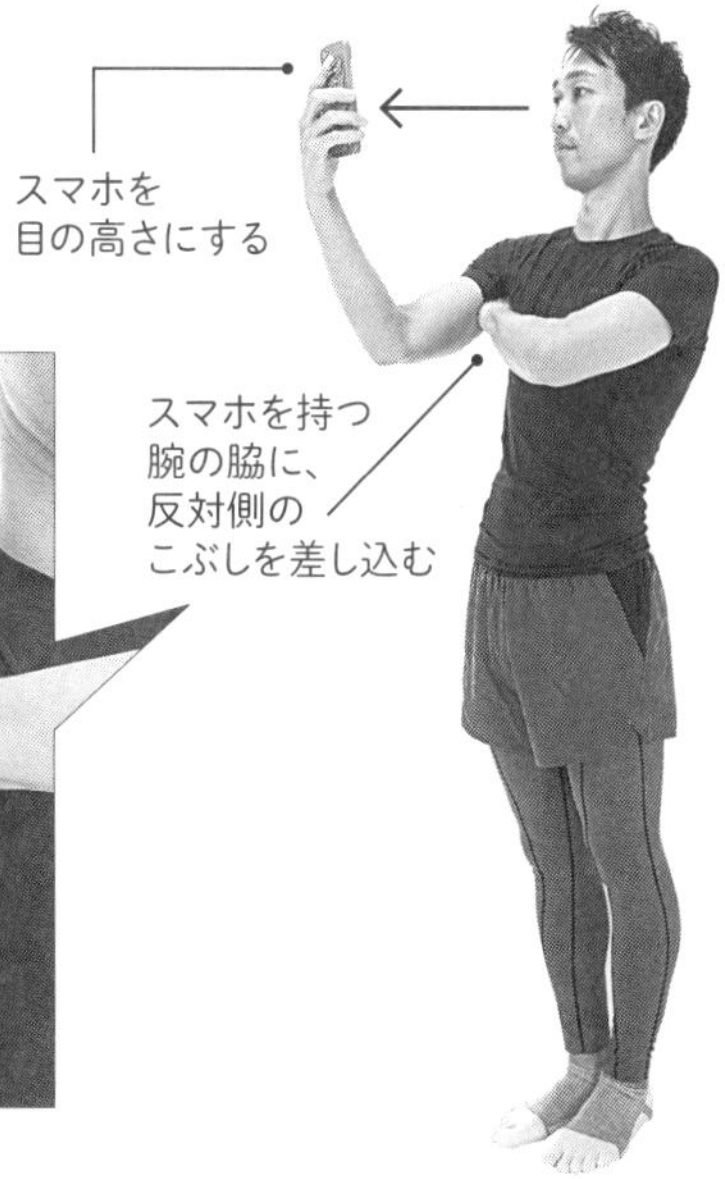
スマホを
目の高さにする
スマホを持つ
腕の脇に、
反対側の
こぶしを差し込む

そのたび気にしなくても、常によい姿勢を取ることができます。

電車で座っている人が、スマホを見る時、たいていスマホをひざ元に置き、前かがみになっています。これは本を読む人もそうですが、腰によくありません。スマホをなるべく目の高さにするよう心がけ、メールなどを打つ場合は、リュックなどの荷物をひざに置き、その上にひじを付くなどすればいいと思います。そうすればひじを固定できるので、比較的ラクにメールを打つことができます。仰向けに寝転んで打つ時は、スマホが顔の真上に来るようにしましょう。スマホが顔より下にあると、首が前に出るので、よくありません。

車の運転

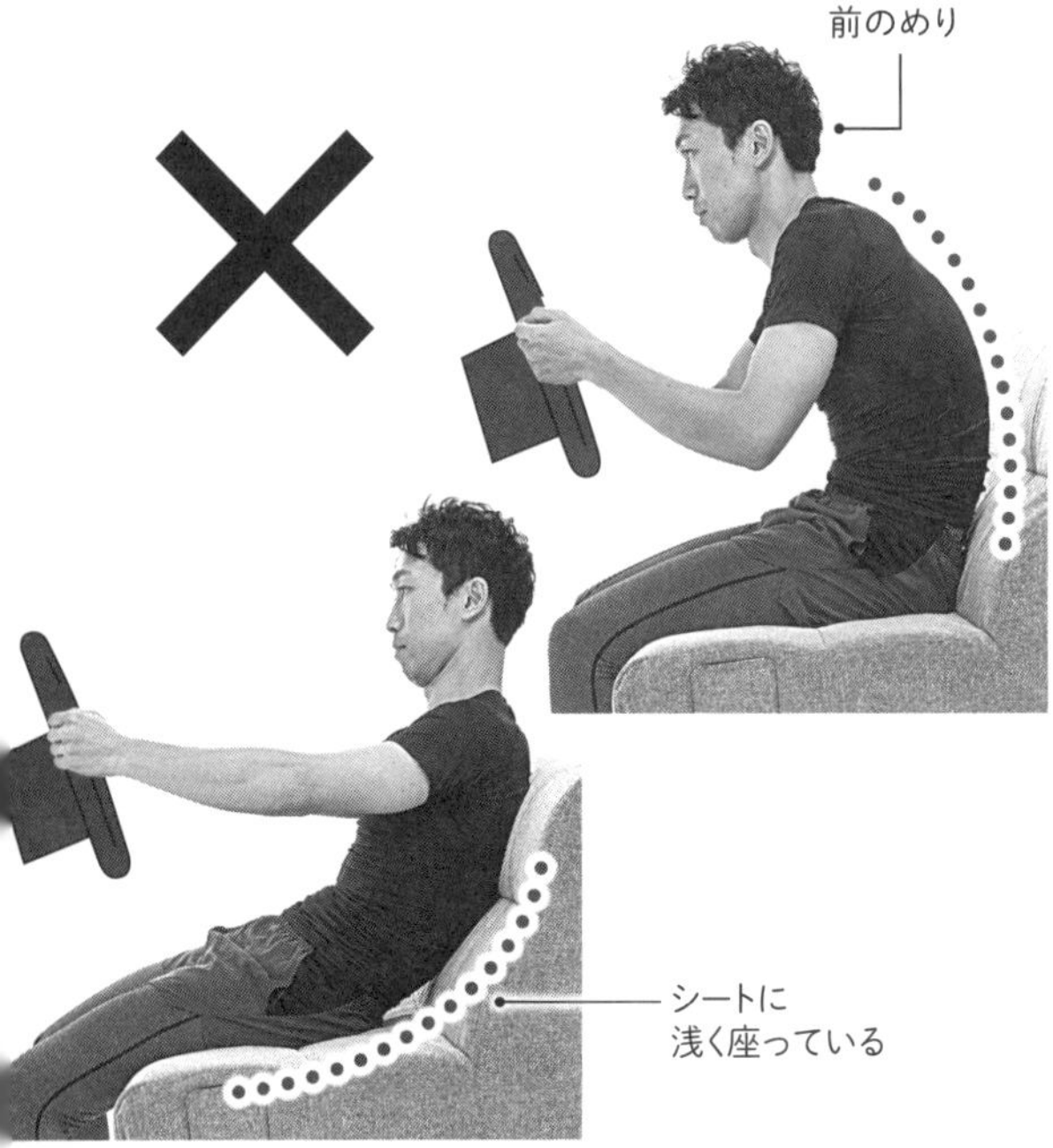
×
前のめり
シートに
浅く座っている

車を運転する場合、シートは背の部分が高いものがいいと思います。その方が、背骨を真っ直ぐに保てるからです。浅く座れるタイプのシートは姿勢が悪くなりがちです。その場合、ランバーシートと言って、腰椎を支える用具をシートに置き、よい姿勢を保つようにするのもいいでしょう。それに対して、四駆やトラックなどの背の高いシートは、腰にあまり悪い影響はありません。

また少しでも寒い時は、シートヒーターを入れることが大事です。冷えは腰痛の大敵で

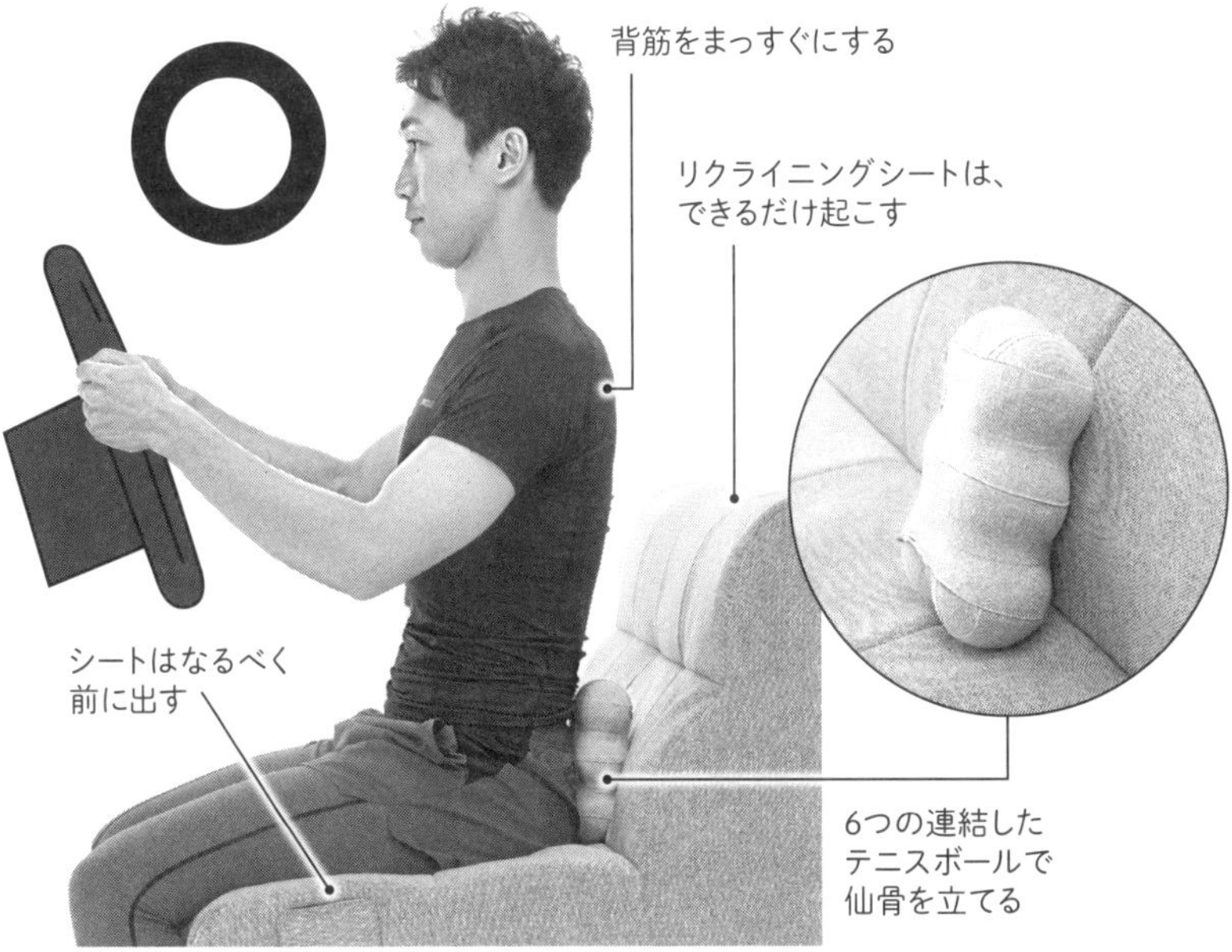

す。温めることで、関節内の血流がよくなります。

前のめりの姿勢にならないよう、シートはなるべく前に出しましょう。リクライニングシートは、できるだけ起こしてください。車の運転は、どうしても長時間同じ姿勢を続けることになるため、時々休憩し、腰のストレッチをするのがお勧めです。左右どちらかに偏った姿勢で運転している方もかなりいます。それがよくないのは、言うまでもありません。まずは背骨をまっすぐにする姿勢を心がけること。6つの連結したテニスボールを腰にあてて座ると、仙骨を立てることができるのでお勧めです。

電車内（立つ）

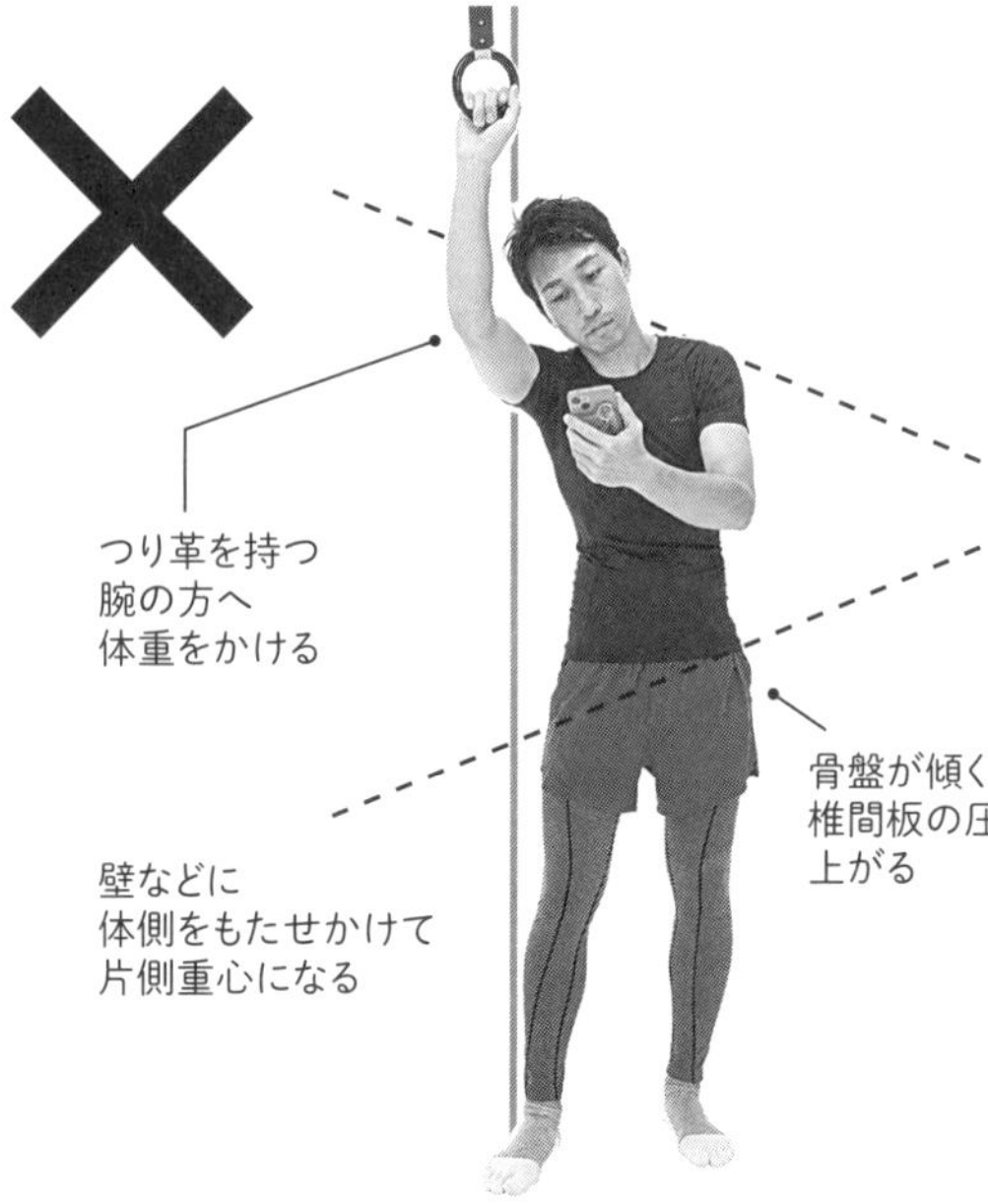
つり革を持つ
腕の方へ
体重をかける
骨盤が傾くと
椎間板の圧が
上がる
壁などに
体側をもたせかけて
片側重心になる

電車内でドアの近くに立つ時は、体を進行方向に向けましょう。それが一番バランスがとりやすく、よい姿勢を保てます。

シートの仕切り板や、車両最後尾の壁に寄りかかり、背骨を真っすぐにするのも体が安定し、正しい姿勢を保ちやすい。

何かに体をもたれかけるとラクですが、例えば左右どちらかの体側をドアにもたせかけるのは、背骨のいびつな姿勢を続けることになり、腰によくありません。また電車の進行方向に体が向いていないことでも、バランス

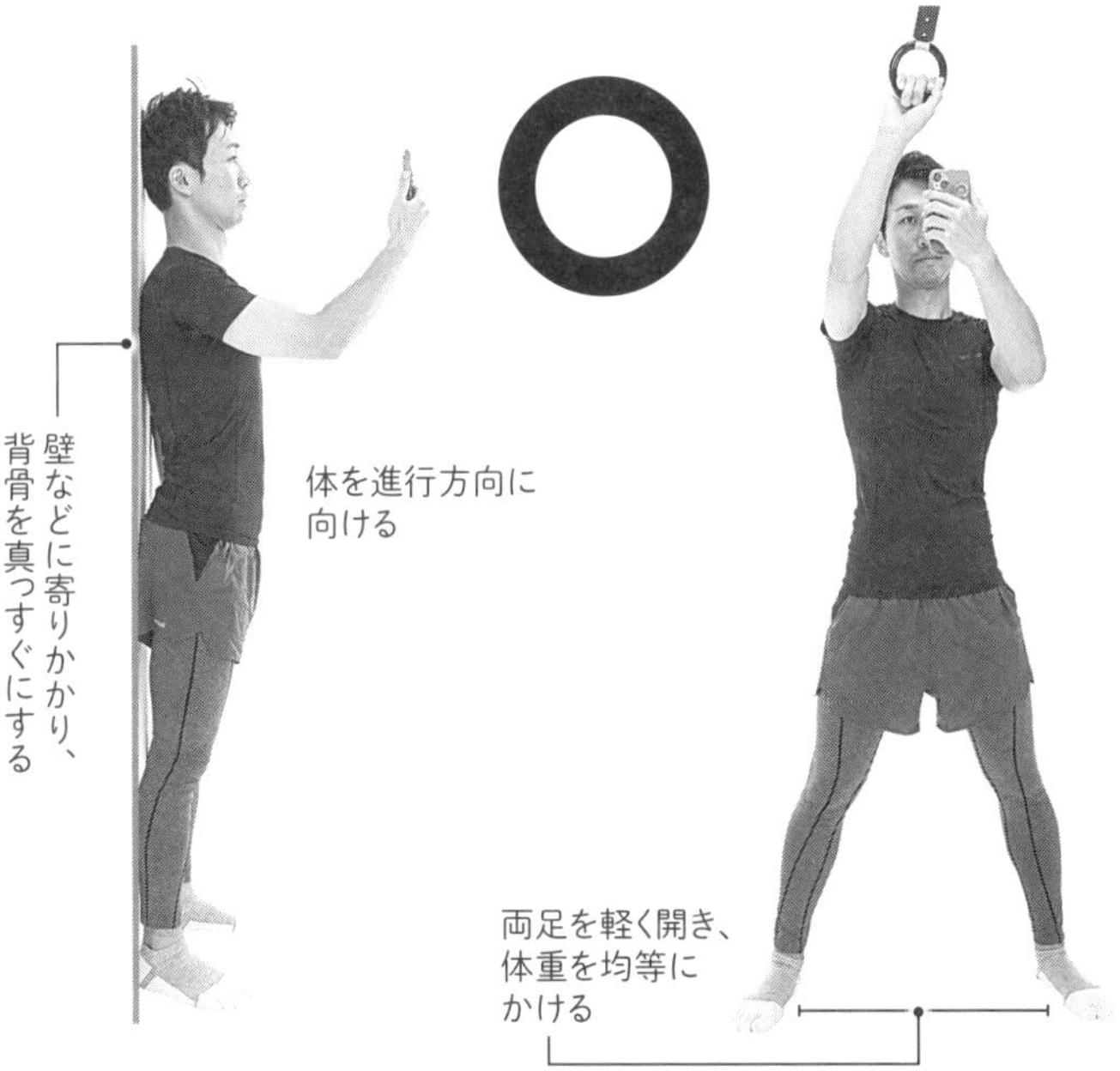
壁などに寄りかかり、
背骨を真っすぐにする
体を進行方向に
向ける
両足を軽く開き、
体重を均等に
かける

の悪い姿勢になりやすいはずです。

つり革を持って立つ時は、つかまった腕の方へ体重をかけている人をよく見かけますが、これもよくありません。スマホなどを見ながらその姿勢を長時間続けると、背骨に大きな負担がかかってしまいます。両足を肩幅程度に軽く開き、体重を均等にかけるようにしましょう。いずれのケースも、前かがみになったり、左右どちらかにバランスが偏ったりしないようにすることが大事です。

カバンを持つ場合は、体の重心軸と同じく、荷物の重心も中心にくるように心掛けます。電車の中でも、よい姿勢を保つよう心がけましょう。

日常生活編

電車内（座る）

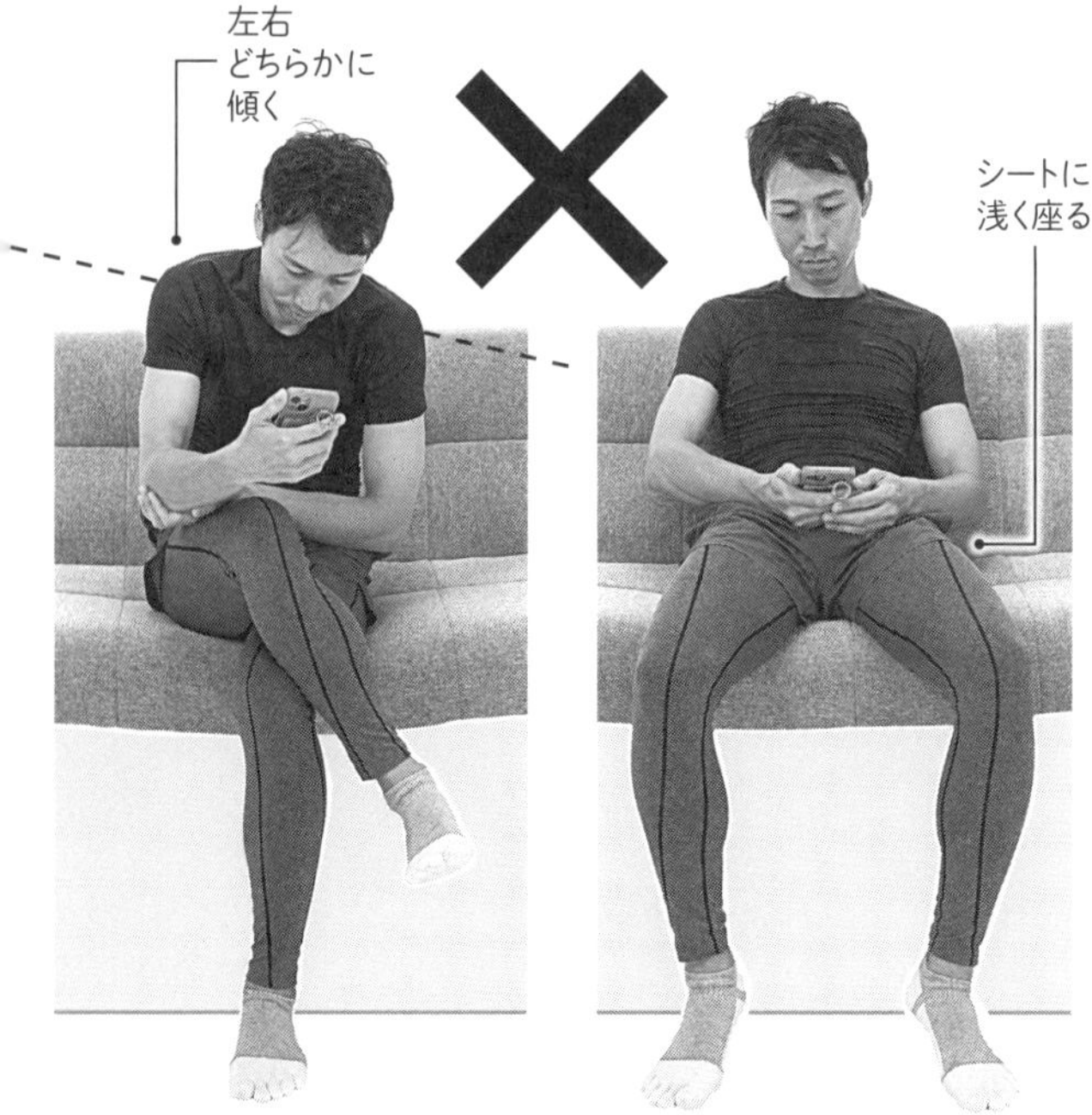

電車内で座るときは立ち姿勢と同様、頭部から背骨、骨盤にかけてまっすぐ負荷がかかっていることを意識。

座席は端から2つ目がベストです。なぜなら、窓枠の端がちょうどあり、そこに首と背《せ》筋《すじ》を当てることで自然とよい姿勢が保てるからです。居眠りするにしても、窓枠が姿勢を保ってくれるため、前かがみにならずにすみます。ただその場合でも、首を後ろに反らし、あごが上がった状態になるとよくありません。これは浅めに座るとなりがちの姿勢です。浅

○

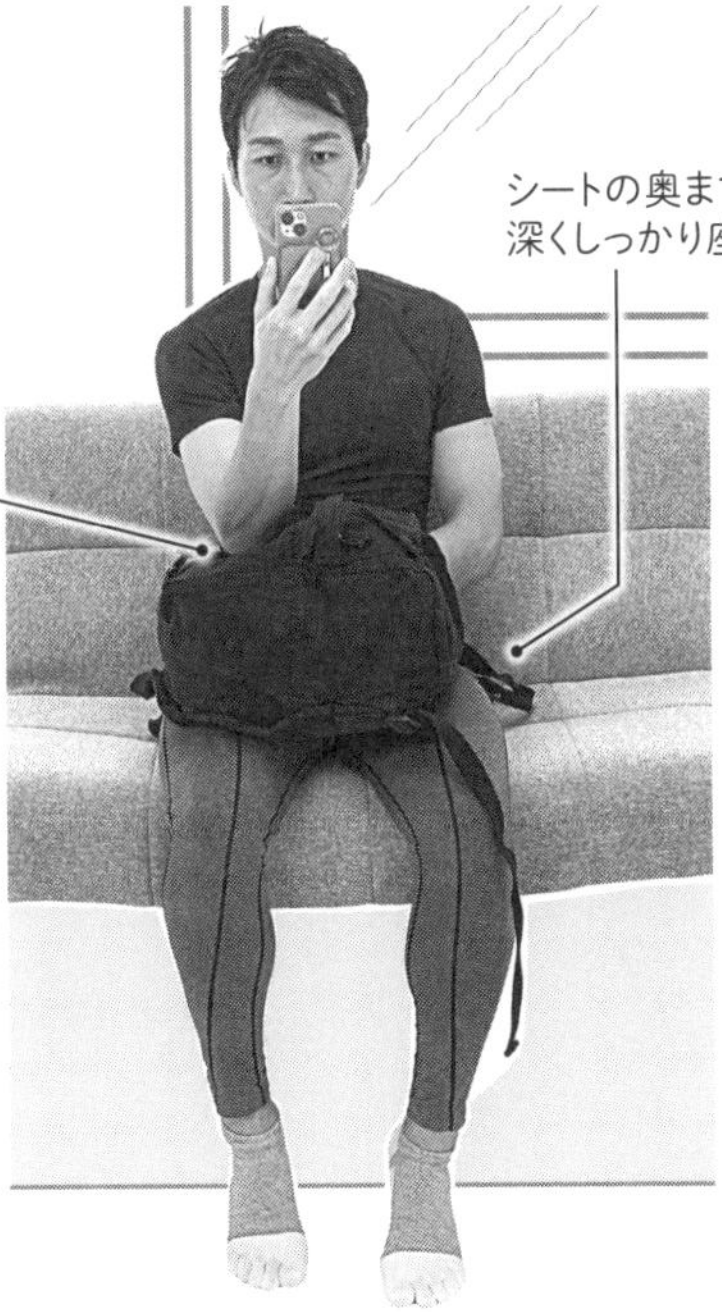
シートの奥まで
深くしっかり座る
リュックの上に
ひじをつき、
目の高さまで
スマホを上げる

めに座ると頭が前に行き、骨盤が倒れるので要注意。窓枠に首と背骨を当てつつ、腰かける深さは座席と腰の間を、拳1個分ほど間隔を空けておくとよいでしょう。

シートの端っこに座りたくなりますが、よくありません。居眠りなどをすると、どうしても片側に寄りかかってしまうからです。短時間ならいいですが、椎間板の圧が上がります。また、スマホを見る際は、ひざにリュックを置いて、その上にひじをつき、目の高さまでスマホを上げると良いでしょう。両足の幅は肩幅程度がベター。カバンが重たい場合は、開いた両足の間に挟むとよいでしょう。

日常生活編

パソコンを使う

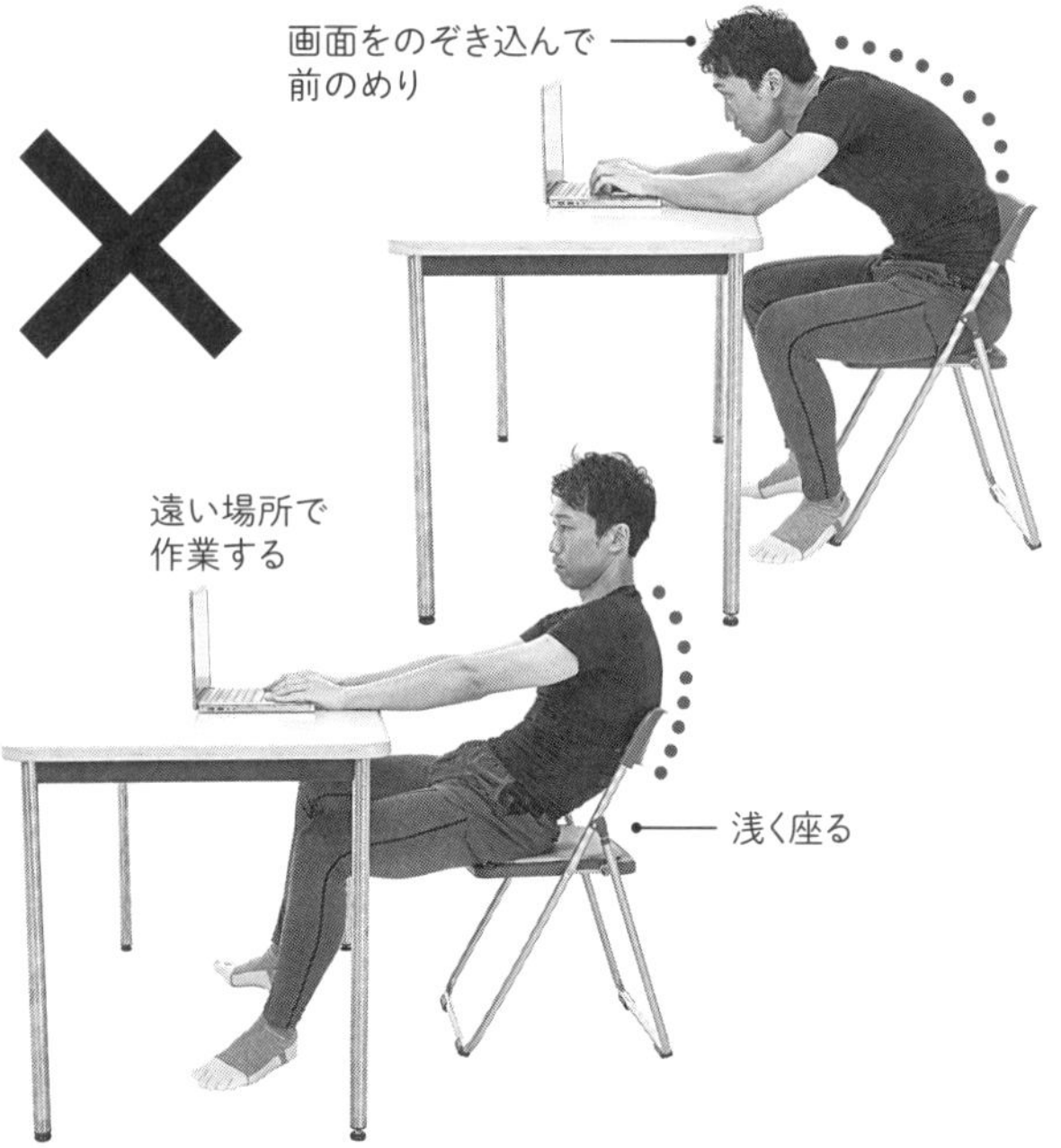
画面をのぞき込んで
前のめり
遠い場所で
作業する
浅く座る

普通に座っているだけで立っている時より40％も腰の負担は増加し、パソコン操作をする時のような、前かがみで腰を丸めるような座り方は、85％も腰の負担が増加します。

椅子に座るときは少し前傾姿勢になり、お尻を椅子の一番奥まで入れ、背中を背もたれにあたらないようにまっすぐ伸ばします。そうすると坐骨が座面に当たり、自然と骨盤が立った座り方になります。ひざや足首が90度になるように。モニターはなるべく目と同じ高さに設置し、顔を近づけずに胸を張り、見

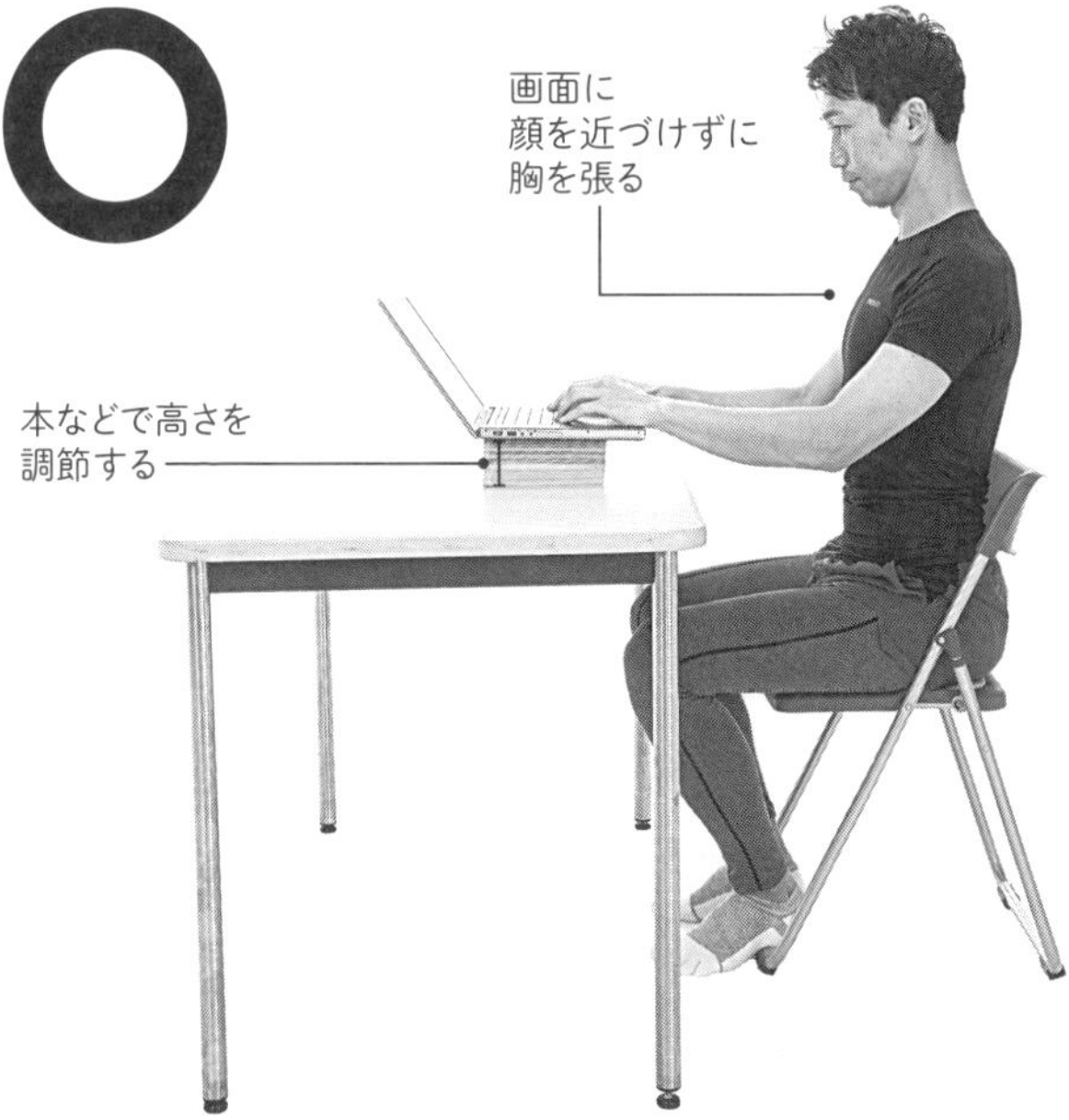
画面に
顔を近づけずに
胸を張る
本などで高さを
調節する

るようにしてください。同じ姿勢を長時間取り続けることは、何より腰に悪いので、30分に一度は休憩を取るようにしましょう。

ノートパソコンはデスクトップ型に比べると、腰への負担が大きいと私は考えます。デスクトップ型より低い位置に置かざるをえないため、どうしても前かがみになるからです。これを避けるため、ノートパソコンは雑誌や空き箱など厚みがあるものの上に置き、なるべく目の高さに近くして操作するのがいいでしょう。また、マウスは、ひじを引いた状態で操作するようにしましょう。パソコンの作業は没頭しやすく、知らぬ間に長時間が過ぎていることがあります。

長時間の会議

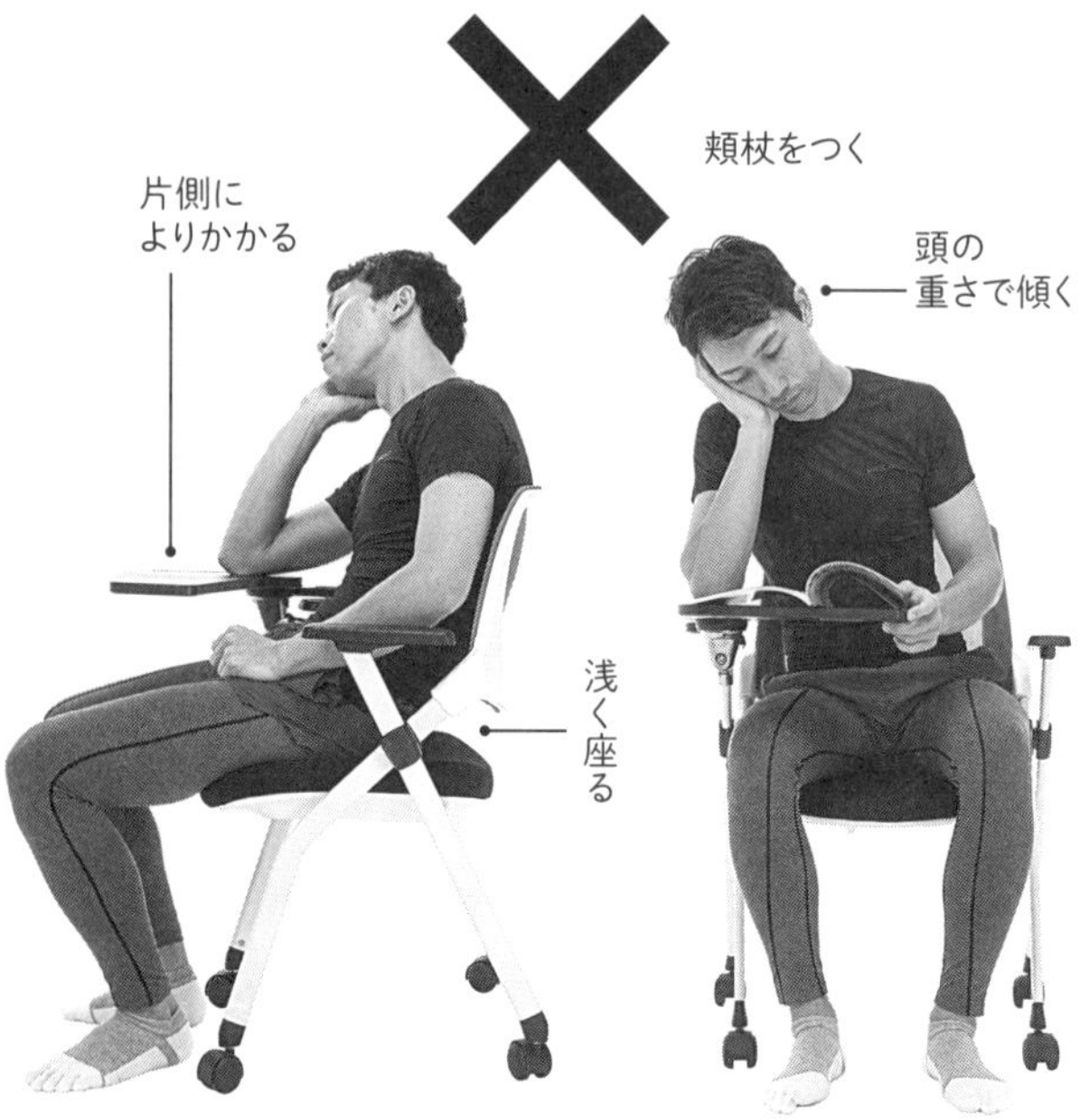
片側に
よりかかる
頬杖をつく
頭の
重さで傾く
浅く座る

会議中、同じ姿勢を長い時間続けるのが、腰に悪いのは言うまでもありません。何といっても、血流が悪くなるからです。かといって、あまり大きく体を動かすことができない場合がほとんどでしょう。

対策として時々、肩の力を抜いて、両肩を持ち上げ、力を抜いてストンと落としたり、肩の前回しと後ろ回しを行います。その他、首を前後、左右に動かすのも効果的です。また、机の下でつま先を上下させるなどして足首を中心に動かすのもいいでしょう。末端の血流

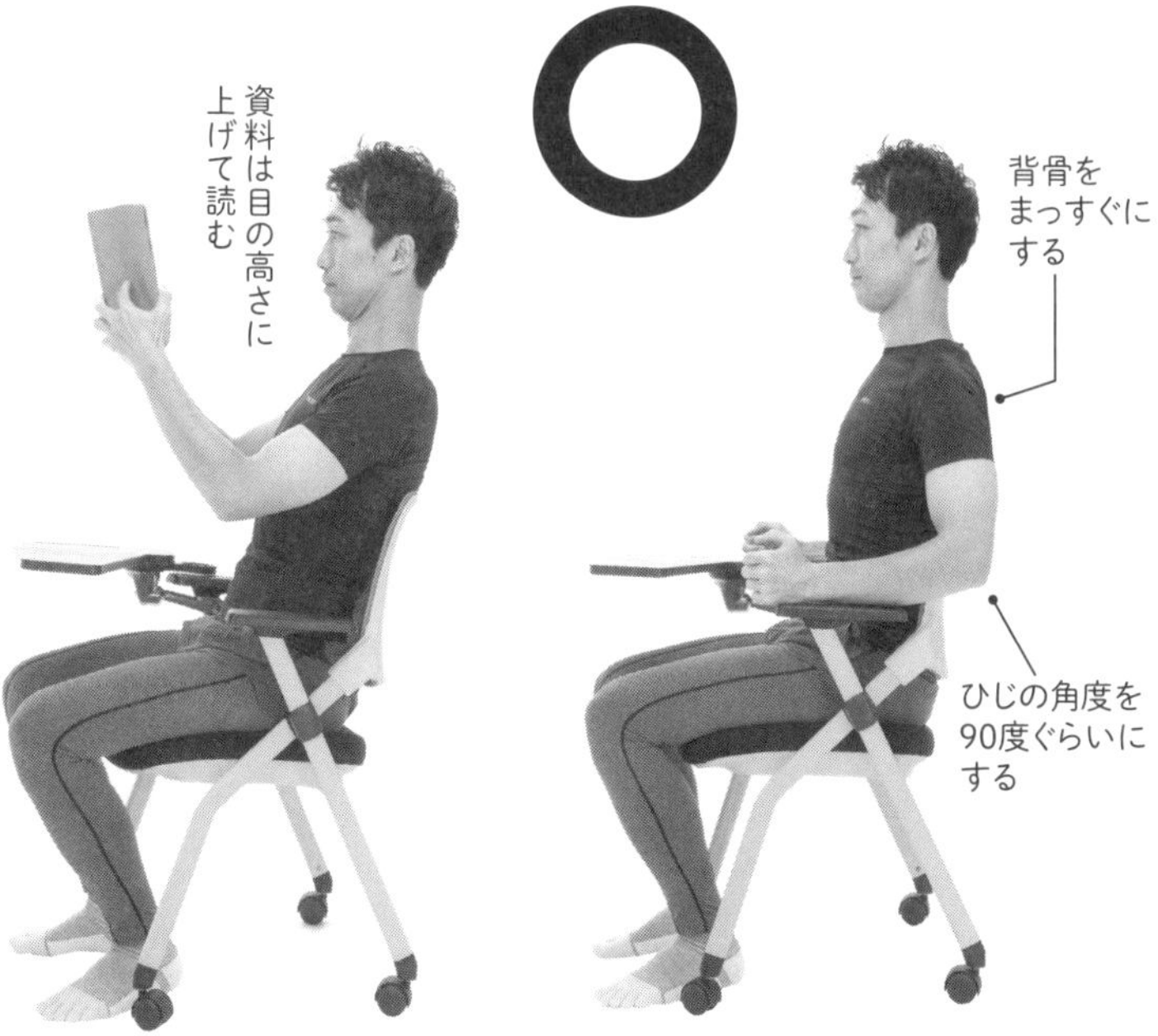
○
資料は目の高さに上げて読む
背骨をまっすぐにする
ひじの角度を90度ぐらいにする

がよくなれば、全身の血行が改善されます。

疲れて来たからといって、前のめりで机にかぶさり、頬杖をつくような姿勢を取ってはいけません。その時はラクに感じるかもしれませんが、結局その悪い姿勢で椎間板に圧がかかってしまいます。

堅苦しい場で、体を動かしにくい場合は、時折みぞおちを突き出すようにしましょう。これなら動きが目立たずに、姿勢を変えることができます。ひじ掛けがある場合は、両腕で支えながら胸椎を伸ばすように体を後ろに反らせれば、より効果的です。骨盤が後ろに行くと猫背になり、前に行くと反り腰になるので、骨盤を立てる意識は忘れずに。

痛みを取るカイロの貼り方

腰痛持ちにとって、冷えは大敵です。外出先で冷えを避けるために、ぜひ使い捨てカイロを活用してください。複数の個所に貼ればより効果的です。優先してほしいのは、仙腸関節、股関節の後ろ側、ひざの外側の3ヵ所です。それ以外では、お尻上部の斜め上（中殿筋）、太ももの外側の横（坐骨神経）がいいでしょう。首痛の場合は、首横の付け根や、頸椎《けいつい》の6番（C6：頸椎の中で一番出っ張っているところ）を中心に貼ればいいと思います（P.26参照）。ここも血流をよくすることと

△ 冷やす湿布を貼る

冷湿布は慢性的な痛みには避けたほうがよい

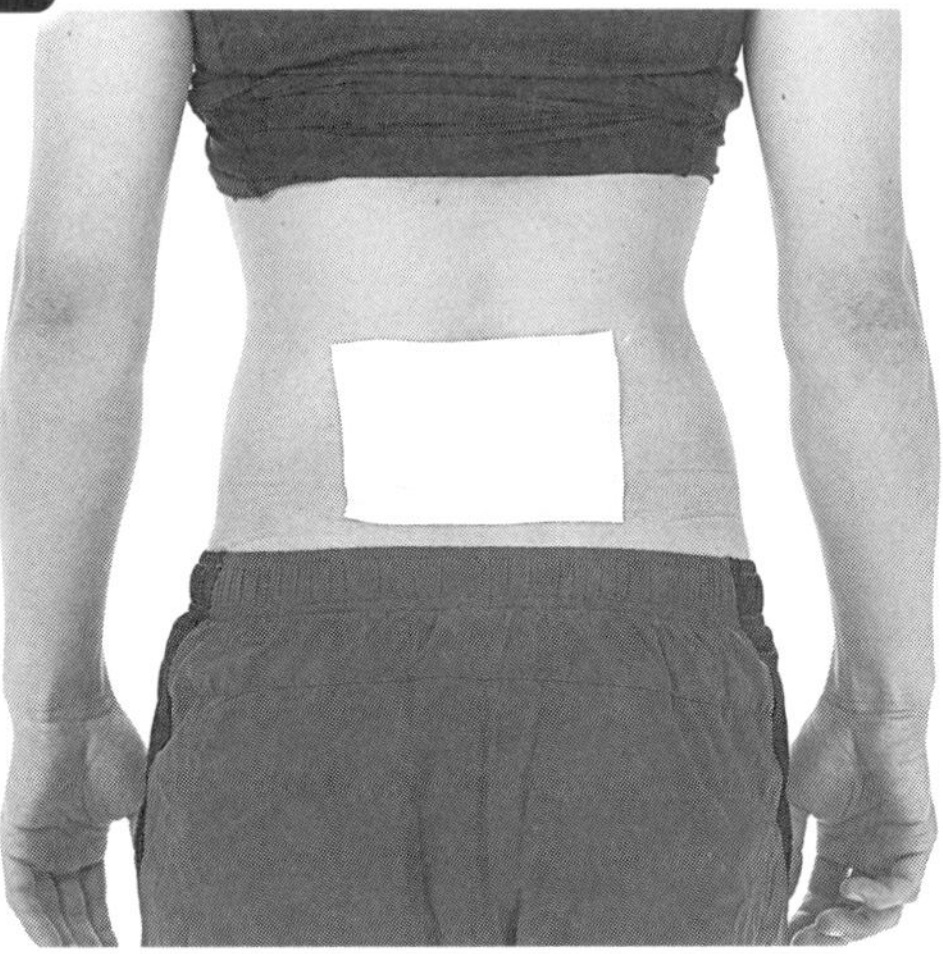

郵便はがき

料金受取人払郵便

小石川局承認

1158

差出有効期間
2026年6月27
日まで

切手をはらずに
お出しください

112-8731

東京都文京区音羽二丁目
十二番二十一号

講談社エディトリアル　行

ご住所	□□□-□□□□		
(フリガナ) お名前		男・女	歳
ご職業	1. 会社員　2. 会社役員　3. 公務員　4. 商工自営　5. 飲食業　6. 農林漁業　7. 教職員 8. 学生　9. 自由業　10. 主婦　11. その他（　）		

お買い上げの書店名　　市　区　町　　書店

このアンケートのお答えを、小社の広告などに使用させていただく場合がありますが、よろしいでしょうか？　いずれかに○をおつけください。

【　可　　不可　　匿名なら可　】

＊ご記入いただいた個人情報は、上記の目的以外には使用いたしません。

TY 000015-2405

愛読者カード

今後の出版企画の参考にいたしたく、ご記入のうえご投函くださいますようお願いいたします。

本のタイトルをお書きください。

a 本書をどこでお知りになりましたか。

1．新聞広告（朝、読、毎、日経、産経、他）　2．書店で実物を見て
3．雑誌（雑誌名　）　4．人にすすめられて
5．書評（媒体名　）　6．Web
7．その他（　）

b 本書をご購入いただいた動機をお聞かせください。

c 本書についてのご意見・ご感想をお聞かせください。

d 今後の書籍の出版で、どのような企画をお望みでしょうか。興味のあるテーマや著者についてお聞かせください。

ご協力ありがとうございました。

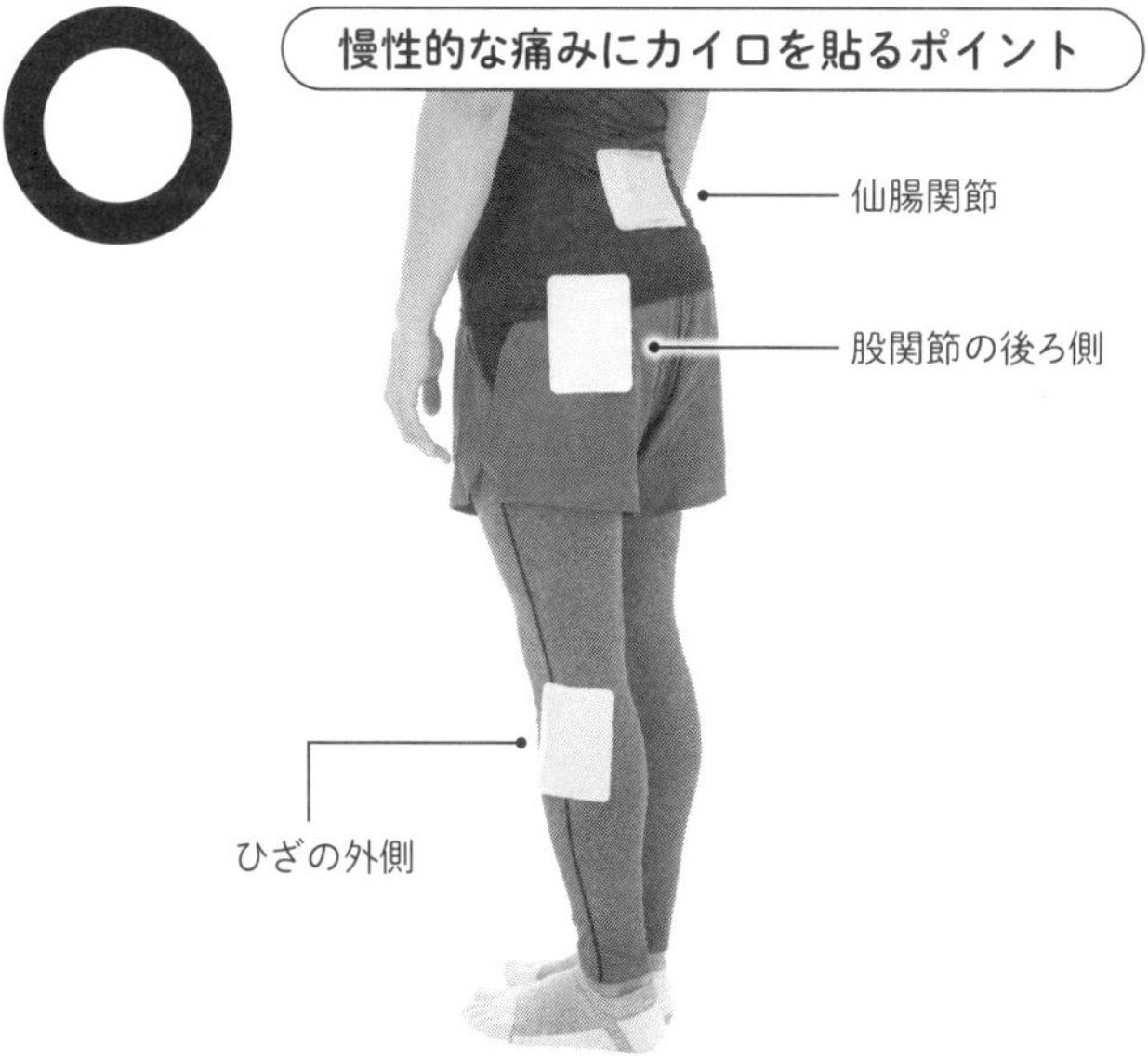
慢性的な痛みにカイロを貼るポイント
仙腸関節
股関節の後ろ側
ひざの外側

で、改善が期待できます。カイロを貼る時は、低温やけどに注意してください。

カイロの代わりに温湿布を使う人がいますが、お勧めできません。温湿布は普通の湿布に唐辛子成分が塗ってあるもので、使い始めてから15分ほどでほぼ冷めてしまいます。温めたいのは、椎骨の中にある血管や神経です。それは筋肉の奥にあるので、それでは熱が届きにくい。冷湿布はどこかにぶつけた時や腫れている時など、外傷性がある場合に使いましょう。それ以外は、カイロの方がいいと思います。現代人は夏場でもエアコンなど、常に冷えにさらされています。女性はスカートよりパンツにした方がいいでしょう。

背骨の柔軟性を上げる

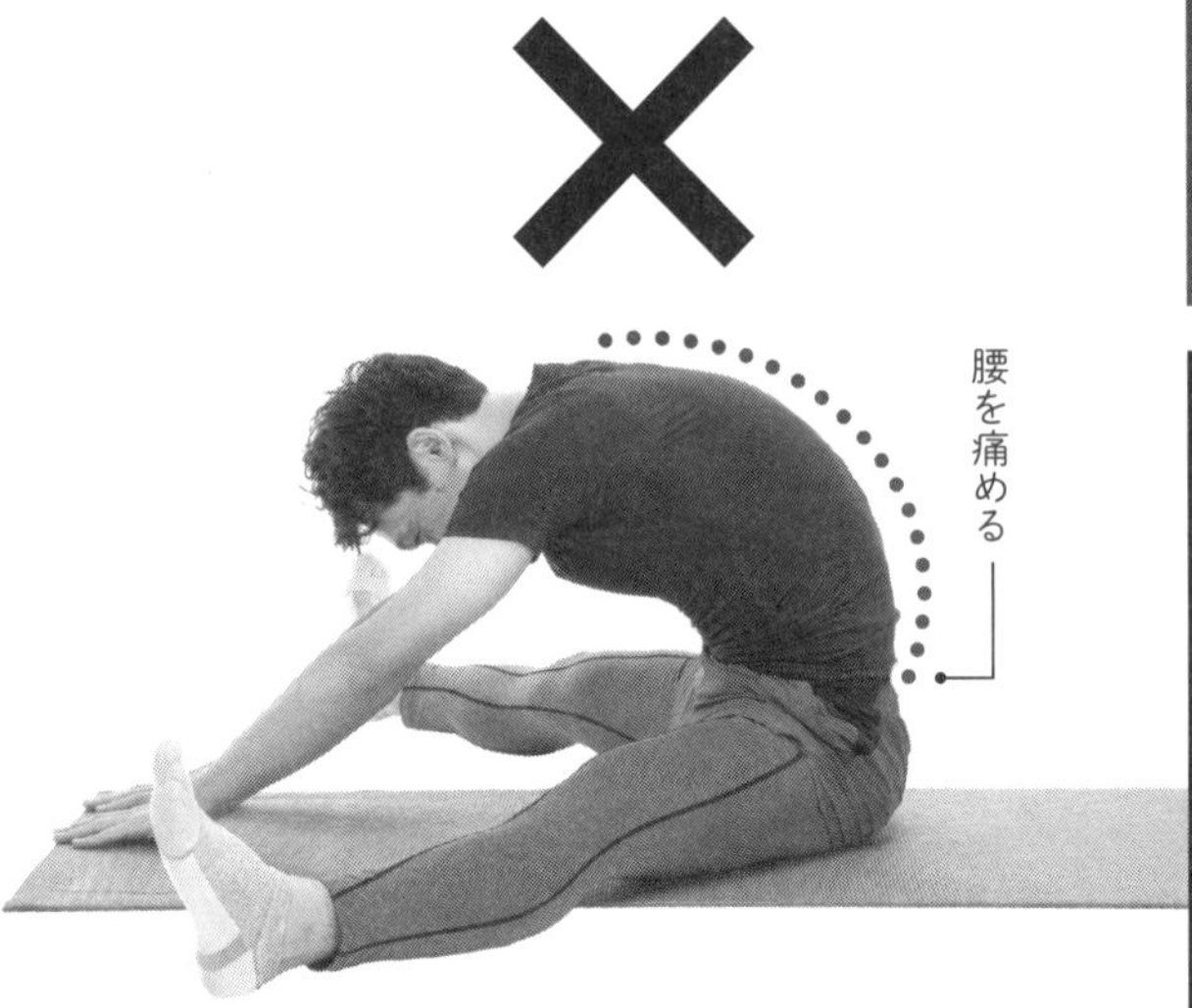

よく体操などで、180度近く開脚して、上体をべったり床につけられるようになることを勧めるものがありますが、私は違和感を覚えます。体には、すべて正常な可動域があります。その範囲でスムースに動けばいいと思います。極端に体を柔らかくしても、あまり意味があるとは思えません。それどころか、無理に体を柔らかくしようとして、逆に腰などを痛めてしまった方も、いらっしゃいます。

体の動きは、学校の成績で言えば、オール3で十分だと思います。5を取ろうとして頑

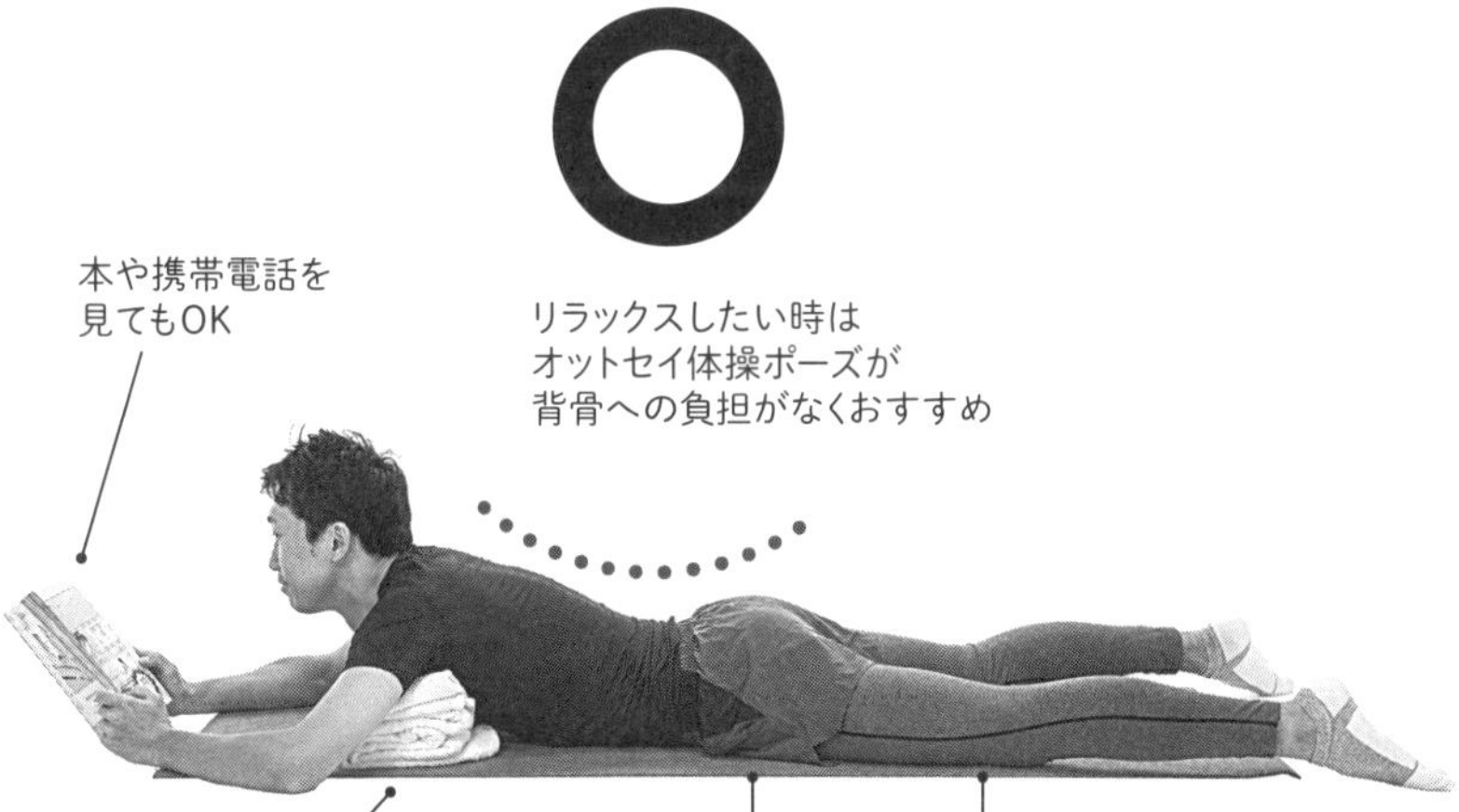
○
本や携帯電話を
見てもOK
リラックスしたい時は
オットセイ体操ポーズが
背骨への負担がなくおすすめ
クッションをはさむ
股関節がのびる
ひざがのびる

やり投げの北口榛花選手がパリオリンピックの休憩中に関節の可動域を下げないために採用していた姿勢としてもおなじみ。

張る必要はありません。

背骨の柔軟性を高めるためには、本書のオットセイ体操（P.140）やねこ体操（P.150〜）をしていただければと思います。

最近は女性専用のフィットネスクラブも流行っているようですが、少し見たところ、筋肉志向なのが気になります。私は筋肉を鍛えるのではなく、関節を意識して柔らかくすることを意識してほしいと思います。関節が動けば筋肉も動きます。

60歳ぐらいになると、筋肉より関節が先に固まります。筋肉が落ちるのは、70歳ぐらいです。このことからも、みなさんには筋肉より関節を優先していただきたい。

素朴な疑問

サプリメントの効果

Q サプリメントは効きますか？

A ビタミンDには炎症を抑える効果がある

腰痛治療の基本は、ストレッチと姿勢を直すことですが、それを補うものとしてサプリメントの使用は、多少はいいと私は考えます。例えばビタミンDには炎症を抑える作用があるので、関節痛にはある程度効果があると思います。ただ骨を強くしようと、カルシウムのサプリを飲んでいる方がよくいらっしゃいますが、これは逆に、骨折の可能性を高めるというデータもあります。またカルシウムの摂りすぎは腎臓や尿路の結石にもなるので、注意が必要です。

3章

腰痛タイプA、Bを克服した厳選動作

治った人が実践した厳選ストレッチ

本当に必要なケア

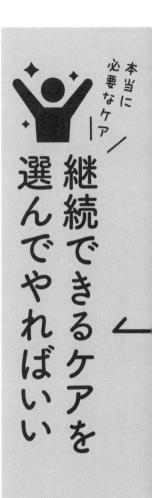

継続できるケアを選んでやればいい

自分に合ったストレッチをすれば、必ず治る

ここからは、治った人が実際に行っていたストレッチを、より詳しく見て行こうと思います。

2章で、Tさん（P.38〜）とYさん（P.52〜）という、手術を宣告された重い腰痛が治った例を紹介しました。私はお2人にいろんな指導をしましたが、お2人が実際に行ったストレッチは、ごく限られたものです。

これは実行したストレッチの種類は少なくても、それを集中して行えば、腰痛が治ることを示しています。

広く浅く行うよりも、自分に合ったものを選び、それに集中して継続して行う方が、より大きな効果が得られるのだと思います。

指導のうち1つしかしなくても、十分な効果

Tさんは、運動を続けながら治したいという意向の強い方でした。私が千葉ロッテマリーンズのメディカル・アドバイザーを務めていた時、選手が少しでも体に違和感を覚えると、激しい運動はすべて中止するよう提言し、聞き入れていただいていましたが、経営者のTさんは自分のペースで勧める治療が合う方だったので、運動を禁止するのではなく、力加減をするよう指導しました。また、毎朝30分、胸腰椎を開くストレッチは熱心に取り組まれました。

Yさんは子供の頃からピアノを習っていたこともあり、Tさんとは反対に、運動をせずに治したいという気持ちが強く感じられました。私はYさんに、ウォーキングや背泳ぎを勧めましたが、された形跡はありません。しかし、湯船につかってのオットセイ体操は、非常に熱心に取り組まれたようです。自分に合ったストレッチを選んで継続的に行えば、それだけで十分効果があるのです。

改善例

腰痛タイプA

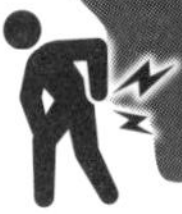

前かがみになると痛い50代・男性・Tさん

胸椎を開くことから着手し毎朝のストレッチで痛み克服

ストレッチは気持ちよさが目的ではない

Tさん（P.38～）の腰痛は、2章で紹介した前かがみになると痛いAタイプ。

このタイプは腰椎の前側がつぶれ、椎間板から中身の髄核が外にはみ出し、腰などに激しい痛みやしびれを感じるようになります。

Tさんは毎朝30分、ストレッチに取り組まれました。忙しくてもやった方がラクになる。正しい姿勢がとりやすくなると実感され、運動のトレーニングのような感覚で、かなり積極的にストレッチをされたのだと思います。

朝の30分ストレッチの内訳は、まずストレッチポールを使って10分➡テニスボールストレッチを腰・背中の下部・背中の中部・背中の上部で計5分➡最後に自身の一番つらい首で15分です。

痛いぐらいのストレッチに取り組み、3ヵ月でほぼ完治

ストレッチポールは、頭から腰までの長さがあるタイプを使用し、ポールの上に仰向けになり、曲がった背中を寝て矯正していくものです（P.124～）。これによって肩甲骨が開かれ、前傾した重心を治して、姿勢を改善し、圧迫骨折予防効果もあります。

テニスボールストレッチは、尾骨の少し上にテニスボールを2個置き、その上に寝る仙腸関節ストレッチ（P.142～）、背中の下部に置く胸腰椎ストレッチ（P.146～）、背中の上部に置く肩甲骨ストレッチ（P.148～）、首の後ろに置くストレッチを、特に念入りにされたようです。

Tさんは私が指導した当初は、痛がっていました。でも関節ストレッチはリラクゼーションではなく治療だから、痛いぐらいのほうが、効果がある、と説明してご理解いただきました。そして運動をしながらにもかかわらず、毎朝ストレッチをされ、3ヵ月でほぼ完治しました。

改善例
腰痛タイプB

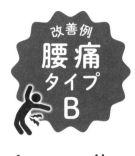

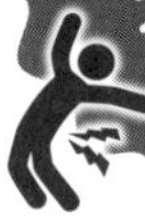

体を後ろに反らしたときに痛い　50代・女性・Yさん

入浴中のオットセイ体操で痛みが消えた

日に日に痛みがなくなる実感に後押しされた

Yさん（P.52～）の腰痛は、2章で紹介したBタイプ。体を後ろに反らすと痛いタイプ。これは普通、腰椎の後ろ側にひびが入り、突起がずれるすべり症のケースが多く、Yさんも病院ではすべり症と診察されたとのことでしたが、私は椎間板ヘルニアを疑いました。

Yさんは子供の頃から運動の経験があまりなく、私が運動の指導をしても、運動が好きではないため、されませんでした。しかし、オットセイ体操（P.136～141）だけは、湯船につかりながら非常に熱心にされました。最初は1回しかできませんでしたが、次第に回数を増やし、3ヵ月ほど経つと、

50回もできるようになったと言います。

正しい姿勢で歩くことの大切さを理解して完治

Yさんが取り組まれたオットセイ体操は、特に椎間板ヘルニアに効果があります。ヘルニアの症状の強い人は、どうしても前方に体を丸めがちで、腰椎も前側に強い圧がかかっています。体を反らすことでそれを直し、固まった腰椎の連動性を取り戻す必要があります。

Yさんは、椎間板ヘルニアには、なぜオットセイ体操が有効かということを理解した上で、熱心に体操に取り組まれました。Yさんは運動をされませんが、正しい姿勢でしっかり歩くことが腰痛に効くことを理解され、バッグをリュックサックに変えてよく歩かれました。そこには何としても痛みを消し、再び杖なしで歩きたいという強い熱意が感じられました。体操をするうちに、痛みが取れて行く実感も、Yさんを後押ししたのだと思います。

体操への理論的な理解、何としても治したいという熱意、次第に腰がラクになる実感。この3つがYさんを完治に導いたのです。

全ての腰痛におすすめ

姿勢リセット

目安
1日 3回
1〜3分

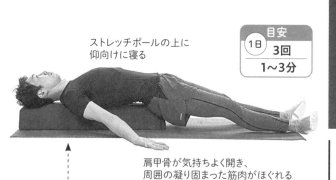

ストレッチポールの上に仰向けに寝る

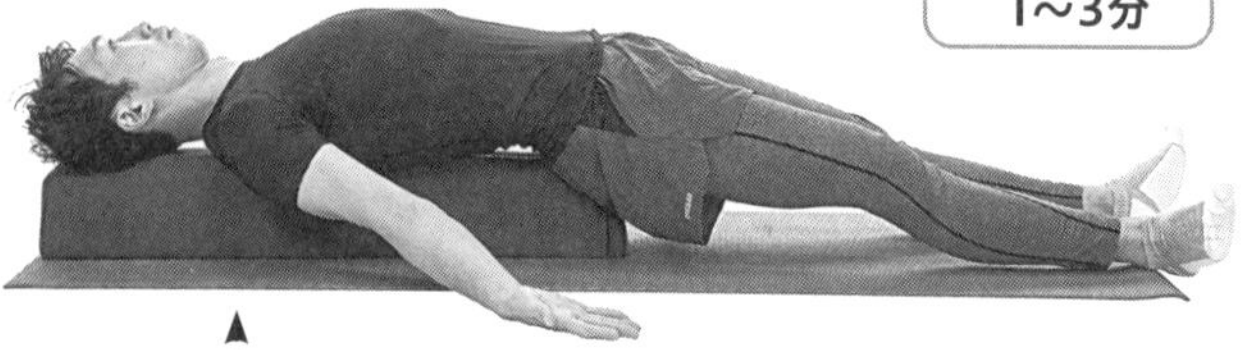

肩甲骨が気持ちよく開き、周囲の凝り固まった筋肉がほぐれる

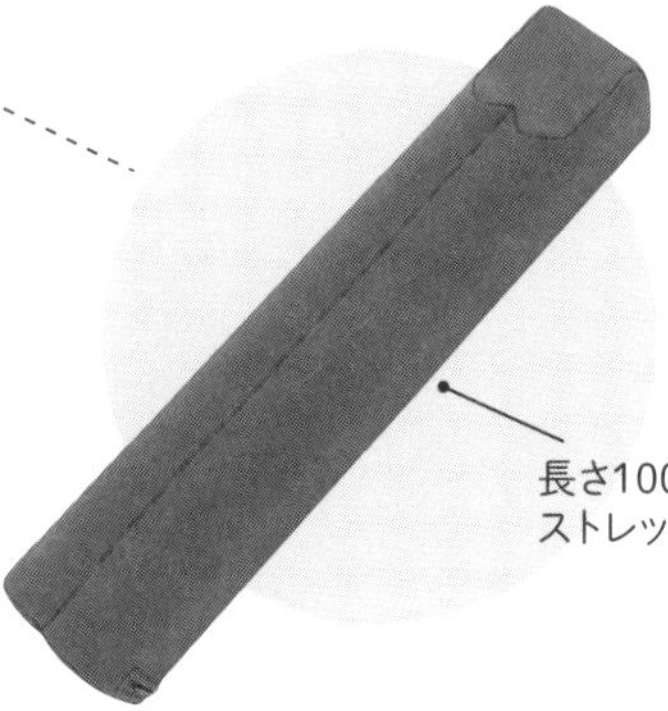

長さ100cmほどのストレッチポール

適応
A タイプ
B タイプ

Tさん（P.38〜）の腰痛改善に効果のあったストレッチポールについて、もう少しお話ししたいと思います。まず長さ100㎝ほどのポールの上に、後頭部、胸椎、仙骨をつけて仰向けに寝ます。この状態で体重が中心から外に流れ、筋肉の脱力を促します。すると肩甲骨が気持ちよく開き、周囲の凝り固まった筋肉がほぐれます。筋肉がほぐれることで、正しい姿勢がとりやすくなります。

　前かがみになると痛いタイプのTさんは、姿勢の重心が前にあり、それがさまざまな不

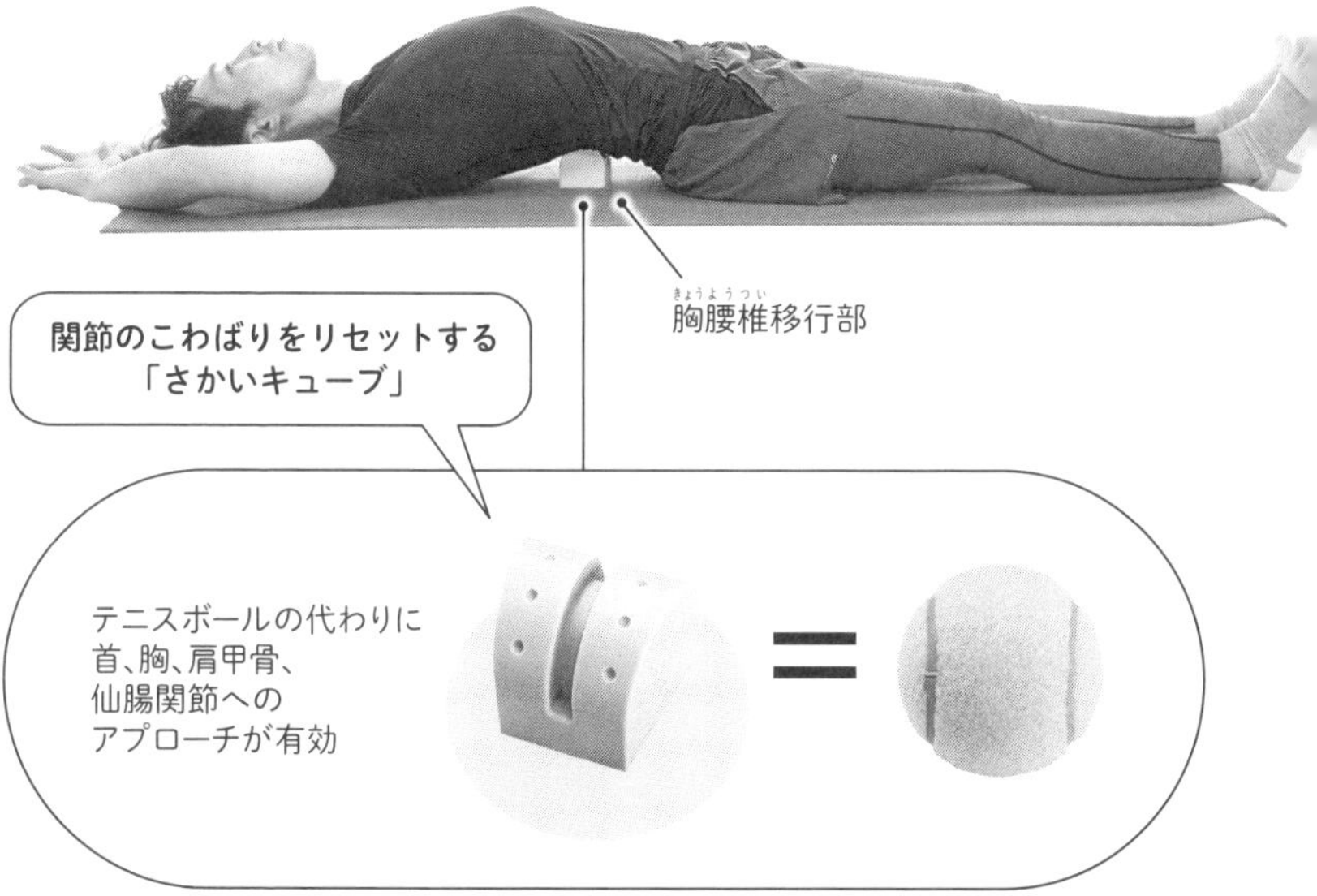
胸腰椎《きょうようつい》移行部
関節のこわばりをリセットする「さかいキューブ」
テニスボールの代わりに首、胸、肩甲骨、仙腸関節へのアプローチが有効
=

調のもとになっていました。ストレッチポールで、重心を後ろに引き戻すことにより、不調の改善につながったと思います。

Tさんには首痛もありましたが、頸椎のこわばりを取ることは、首痛を改善するだけではありません。頸椎のこわばりは、頭痛、めまい、吐き気、耳鳴りなど、さまざまな体調不良を引き起こします。また、背中から腰の筋肉のリラクゼーション効果により、腰痛予防になります。骨盤の中にある仙腸関節は、骨格の中心にあるため、こわばると、首、腰、ひざなど、さまざまな部位の不調のもとになるので、適切なセルフケアを行うことが大事です。

全ての腰痛におすすめ

タオル胸椎《きょうつい》ストレッチ

適応

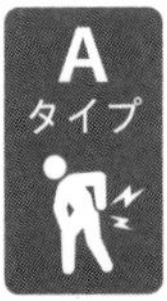
A
タイプ

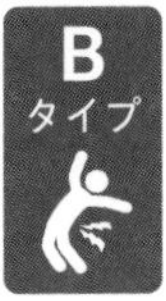
B
タイプ

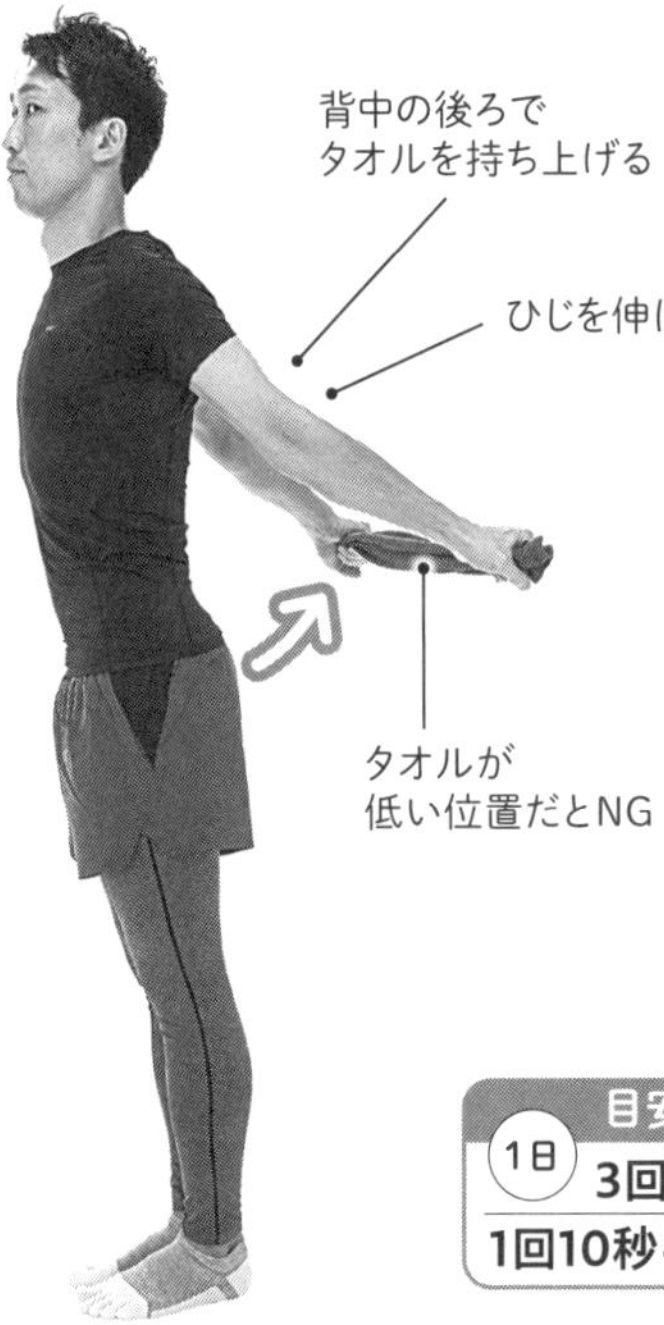
背中の後ろで
タオルを持ち上げる
ひじを伸ばす
タオルが
低い位置だとNG

目安
1日 3回
1回10秒キープ

胸椎《きょうつい》は、頸椎と腰椎の間の背骨の一部で、12個あります。胸椎が固まると、上体を回したり、反らせたりすることが難しくなります。タオル胸椎ストレッチは、そういう動きをしやすくすることで、肩こりや首痛を解消します。まず、背中の後ろで斜めにタオルを持ち上げ、その手のほうへ上体を、限界までグイッと回します。その状態で10秒間キープ。次にタオルを反対に持ち上げ、その手のほうへ同様に上体を回し、10秒間キープ。最後は背中の後ろでタオルを両腕に水平に持ち、そのま

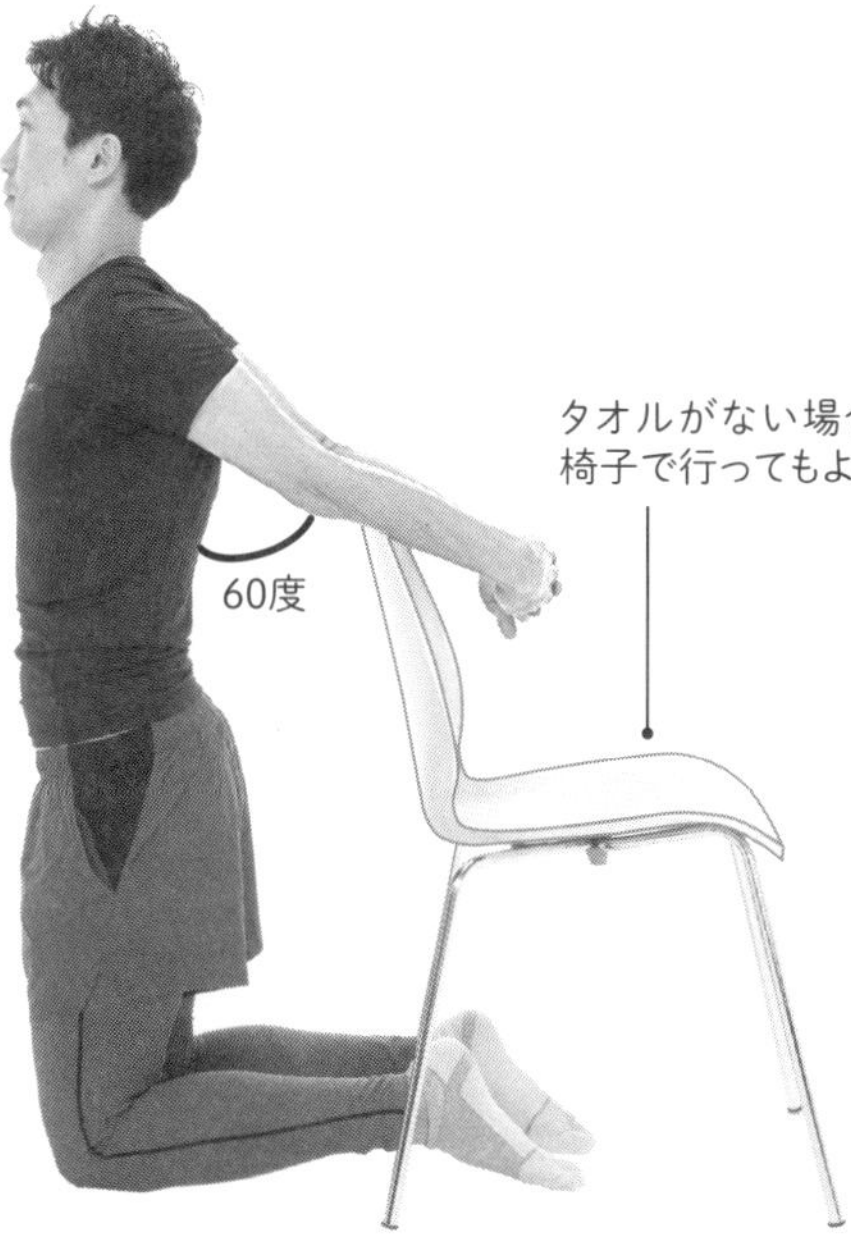
タオルがない場合は、

ま限界までグイッと持ち上げ、10秒間キープ。

タオル胸椎ストレッチは、胸椎の動きを意識しながら行うのがポイントです。力を入れるので、つい息を止めそうになりますが、普段通り呼吸しながら行ってください。そのほうが、より可動域が広がります。

胸椎は、頸椎や腰椎と違い、首痛や肩こり、そして腰痛とは直接結びつきませんが、私の治療経験から言って、胸椎の動きをよくすると、首や肩、腰の不調がとても順調に治ります。実際胸椎は12個あり、背骨24個の半分を占めます。胸椎の動きをよくすると、不調が治るだけでなく、体の動きがスムースになるメリットもあります。

全ての腰痛におすすめ

胸椎《きょうつい》ストレッチ歩き

適応

A タイプ

B タイプ

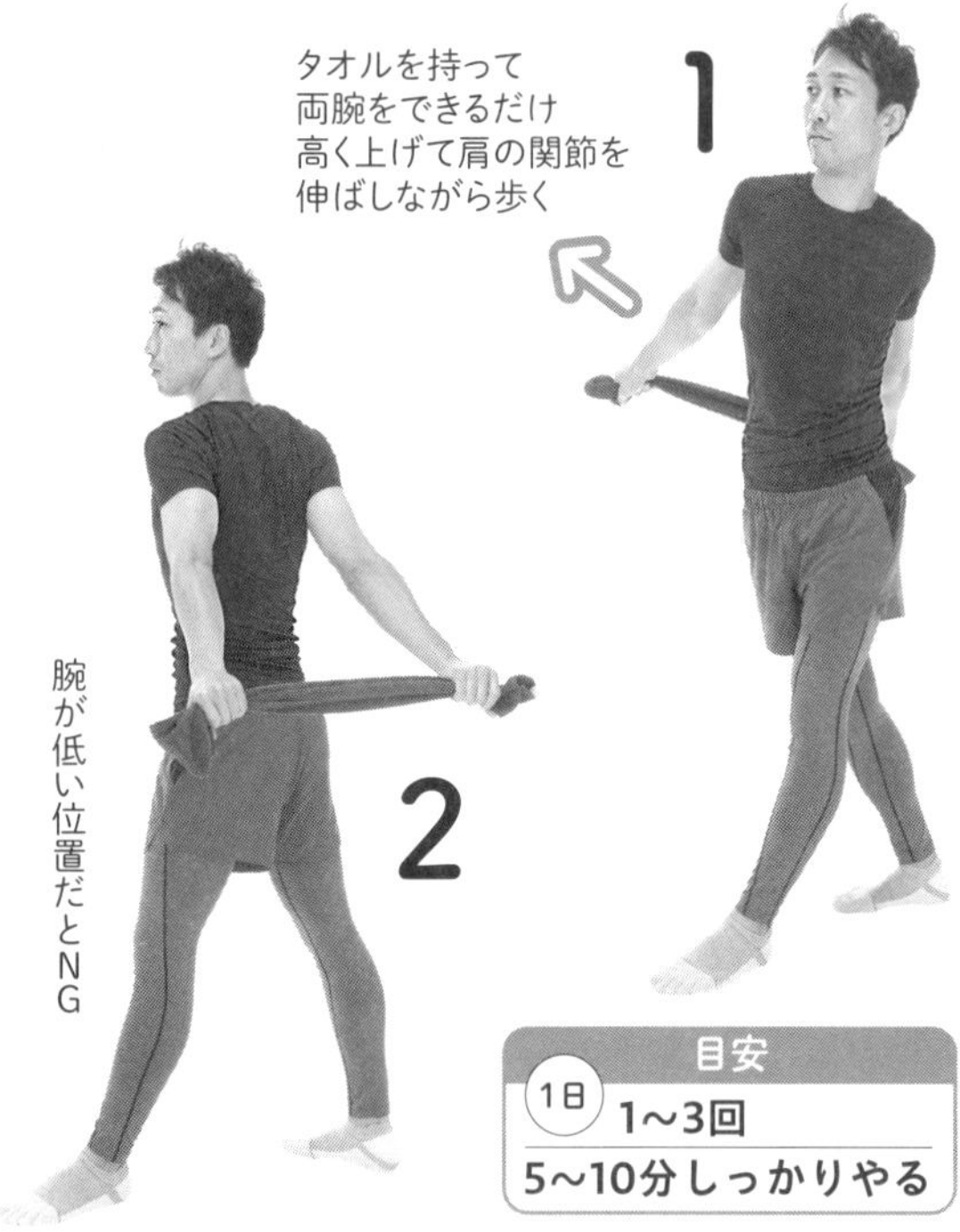
1
タオルを持って
両腕をできるだけ
高く上げて肩の関節を
伸ばしながら歩く
2
腕が低い位置だとNG

目安

1日 1〜3回

5〜10分しっかりやる

この歩き方は、肩こりのひどい方におすすめです。

両腕を上げて肩の関節を伸ばしながら歩くと、足を踏み出すたび、その動きが伸ばした関節に伝わり、関節のこわばりとまわりの筋肉の張りをほぐせます。そして肩の重だるさや痛みを解消します。関節や筋肉のこわばりを取るには、体を温めるほうが、効果があります。関節でも筋肉でもこわばると、そこの血流が悪くなっていて、それが痛みやだるさにつながっているからです。歩くと体温が上

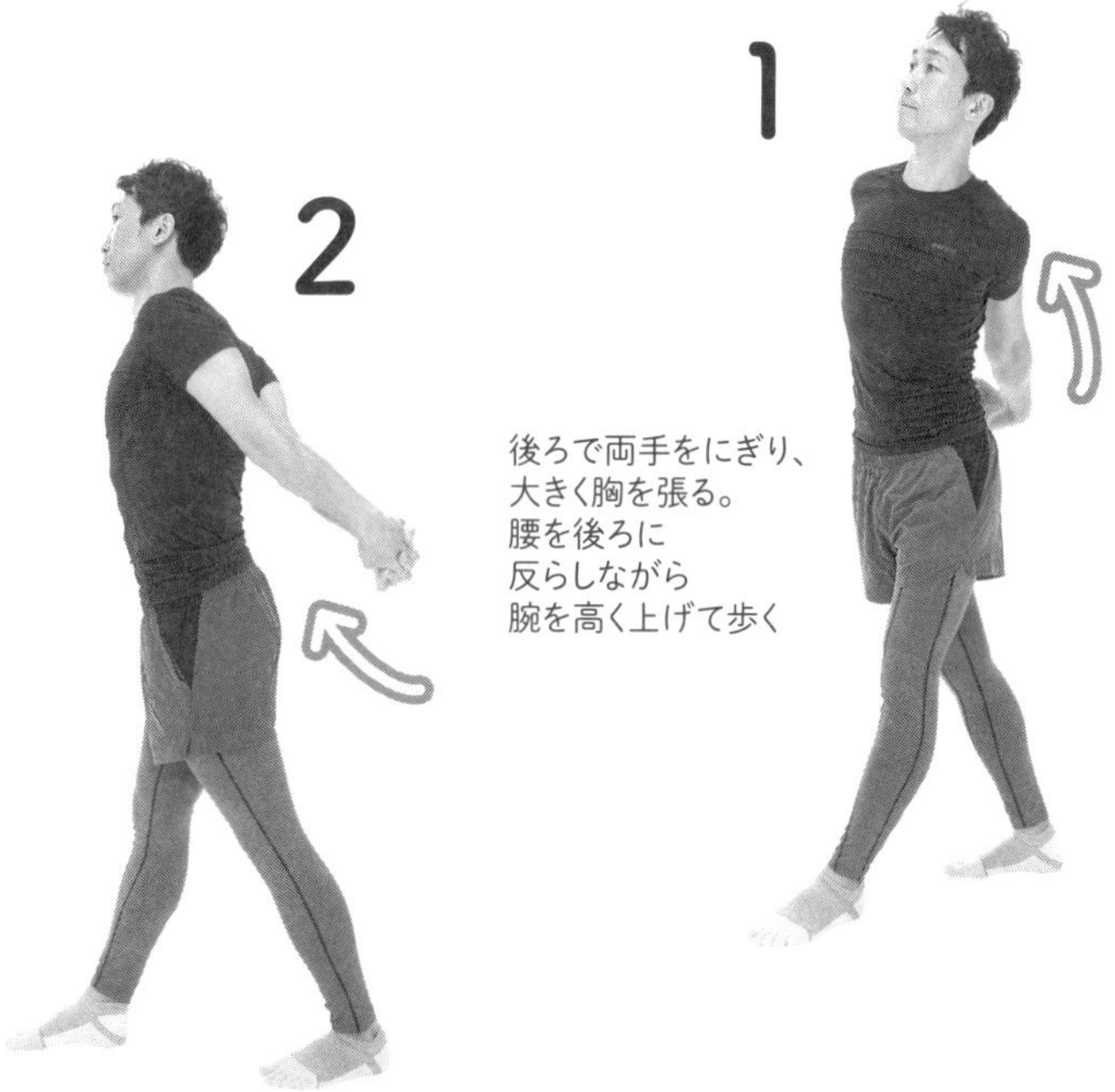
1
2
後ろで両手をにぎり、
大きく胸を張る。
腰を後ろに
反らしながら
腕を高く上げて歩く

がるので、その点でも歩きながらのストレッチは、より大きな効果が期待できます。

肩こりのひどい人は、後ろに組んだ両手を引き上げるストレッチを行いながら歩くのもいいでしょう。これは大きく胸を張り、腰を後ろに反るストレッチです。そうすれば自ずと重心は後方に移ります。腰痛の人は、たいてい歩く姿勢が前かがみで、そこに腰痛の原因があるため、このストレッチは、歩く姿勢の矯正にもなります。両腕を上げるストレッチも、後ろに組んだストレッチも、歩く途中で数分に一度、5〜10秒くらい行います。これらのストレッチを取りまぜながら歩けば、相当ひどい肩こりも解消されると思います。

全ての腰痛におすすめ

座って胸椎《きょうつい》ストレッチ

目安
1日 1〜3回
1回10秒キープ

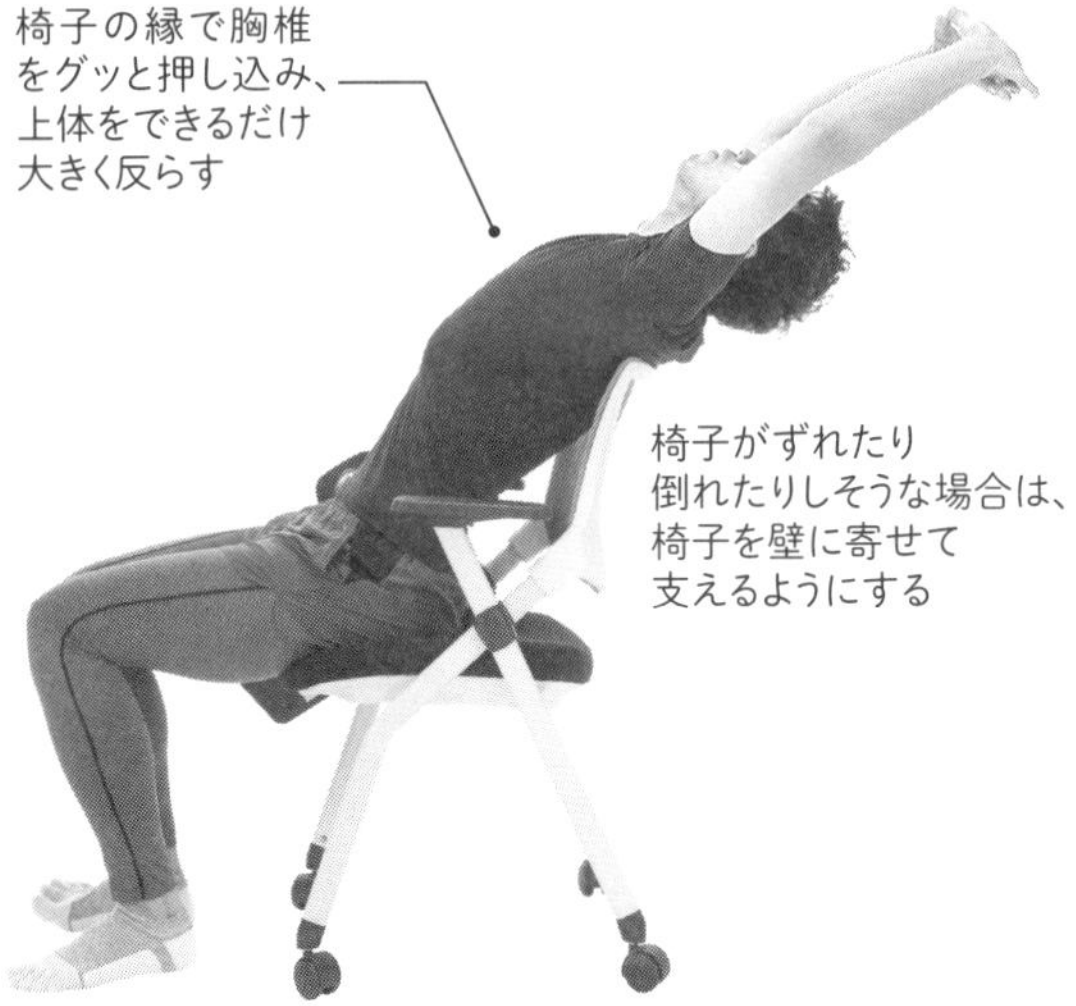
椅子の縁で胸椎をグッと押し込み、上体をできるだけ大きく反らす
椅子がずれたり倒れたりしそうな場合は、椅子を壁に寄せて支えるようにする

適応
Aタイプ
Bタイプ

ストレートネックや猫背の方は、体を後ろに反らしにくい特徴があります。それは胸椎が前方に曲がったまま、凝り固まっているからです。

座って胸椎ストレッチは、胸椎のこわばりを取ることで可動域を広げ、首痛や肩こりを解消することができます。まず椅子の前に座り、椅子の座面の縁に、肩甲骨の中央部があたるようにします。そして椅子の縁で胸椎をグッと押し込みながら、上体をできるだけ大きく反らします。その体勢を10秒キープ。は

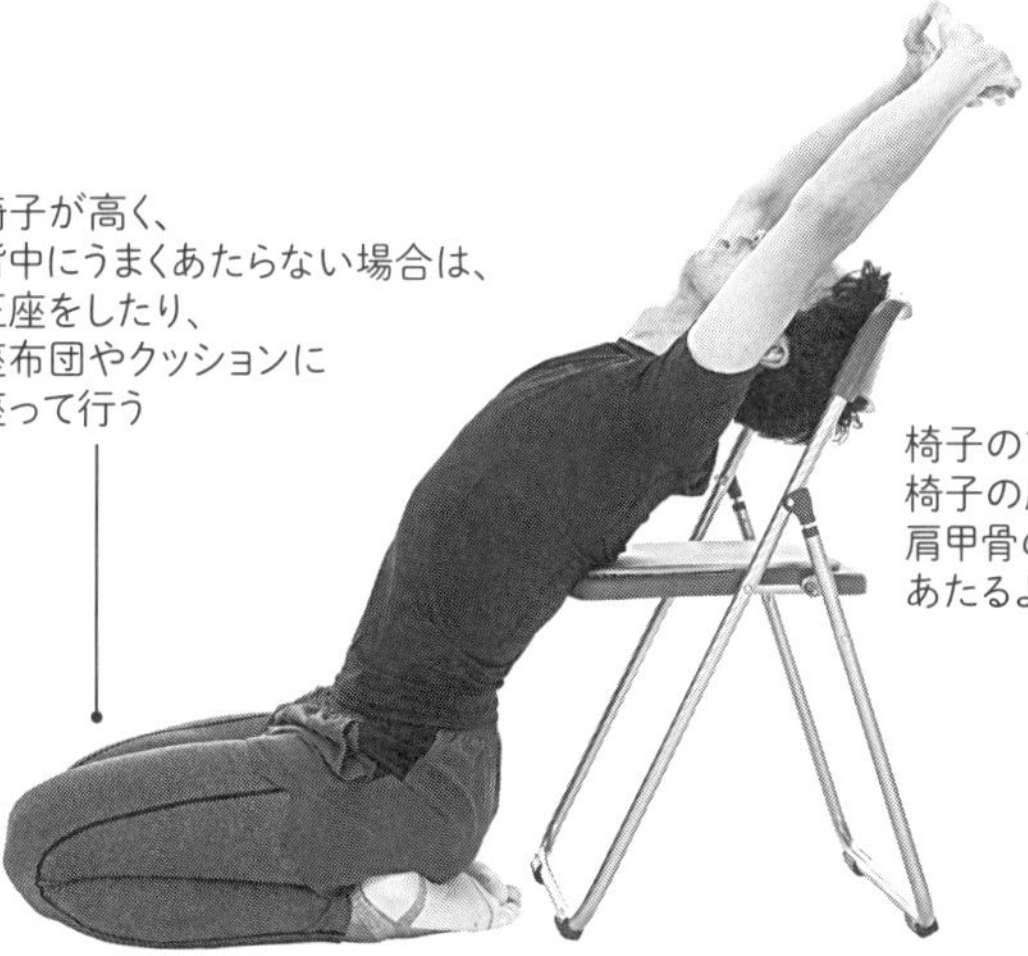
椅子が高く、
背中にうまくあたらない場合は、
正座をしたり、
座布団やクッションに
座って行う
椅子の前に座り、
椅子の座面の縁に、
肩甲骨の中央部が
あたるようにする

じめは1回でいいですが、慣れてきたら2、3回繰り返しましょう。

このストレッチは、初めだけでも背骨の固さが取れます。それだけ効果が表れやすいストレッチだということです。そして毎日行えば、だんだん大きく反らせられるようになります。椅子が高く、背中にうまくあたらない場合は、座布団やクッションに座って行いましょう。逆に椅子が低い場合は、膝を伸ばし、お尻を直接床につけてもかまいません。椅子がずれたり倒れたりしそうな場合は、椅子を壁に寄せて支えるようにすればいいと思います。関節は正直です。日々ストレッチを繰り返せば、必ず首痛や肩こりはなくなります。

全ての腰痛におすすめ

ひねって歩く

適応
Aタイプ
Bタイプ

目安
1日 **20分以上**
※歩くときは常に意識

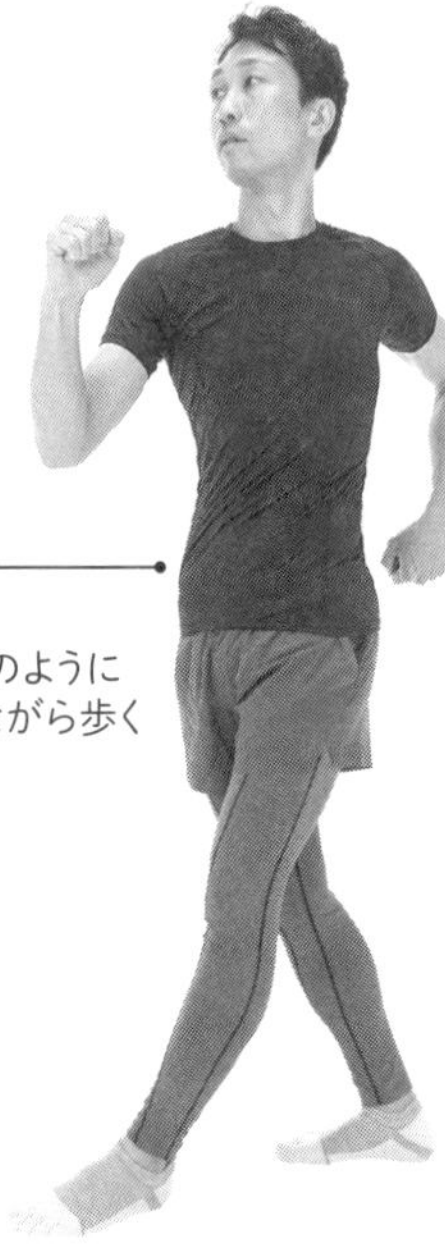

腰痛のある方に、ぜひ実践していただきたい歩き方は、競歩の選手のように腰をひねりながら歩くこと。なぜ腰をひねることがいいのかと言えば、そうすることで仙腸関節が動かせるからです。骨盤の仙骨の左右にある仙腸関節には、上体の重みを受け止めるクッションのような役割があります。重みは、仙腸関節と腰椎で分け合いながら負担していますが、仙腸関節が固まるとクッション機能が失われ、重みの多くが腰椎にかかってしまい、腰痛が起こりやすくなります。腰をひねるこ

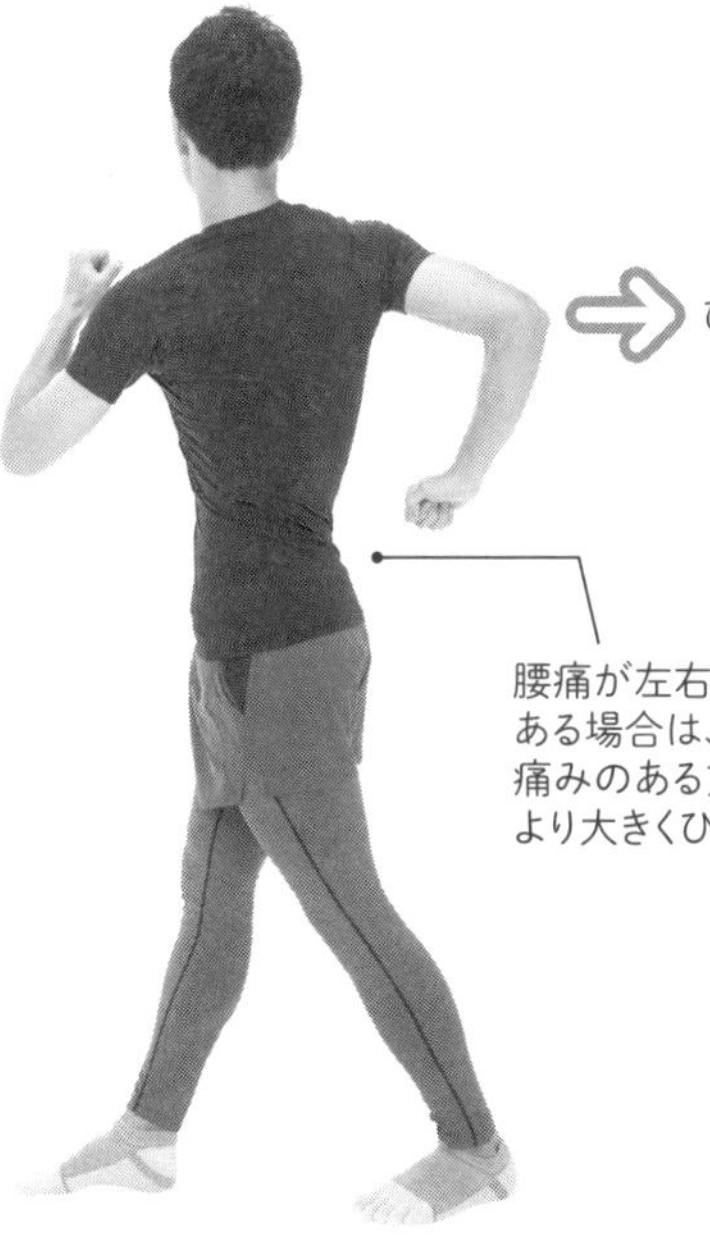
ひじを引く
腰痛が左右どちらかにある場合は、痛みのある方をより大きくひねる

とで、クッション機能を取り戻しましょう。

腰をひねって歩くことは、腰痛の予防にもなります。もともと仙腸関節は微妙に動いていますが、ひねって歩くと可動域が大きくなり、それだけクッション機能が増すからです。つまり、それだけ腰椎にかかる負担が減り、腰痛になりにくくなります。

また仙腸関節は、すべての関節の要ともいえる存在なので、ここを動きやすくすると、体全体の動きがスムーズになるメリットもあります。腰痛が左右どちらかにある場合、痛みのある方をより大きくひねりましょう。そうすることで関節の強張りが取れ、痛みが軽くなります。

上体ひねりストレッチ

適応

A タイプ

B タイプ

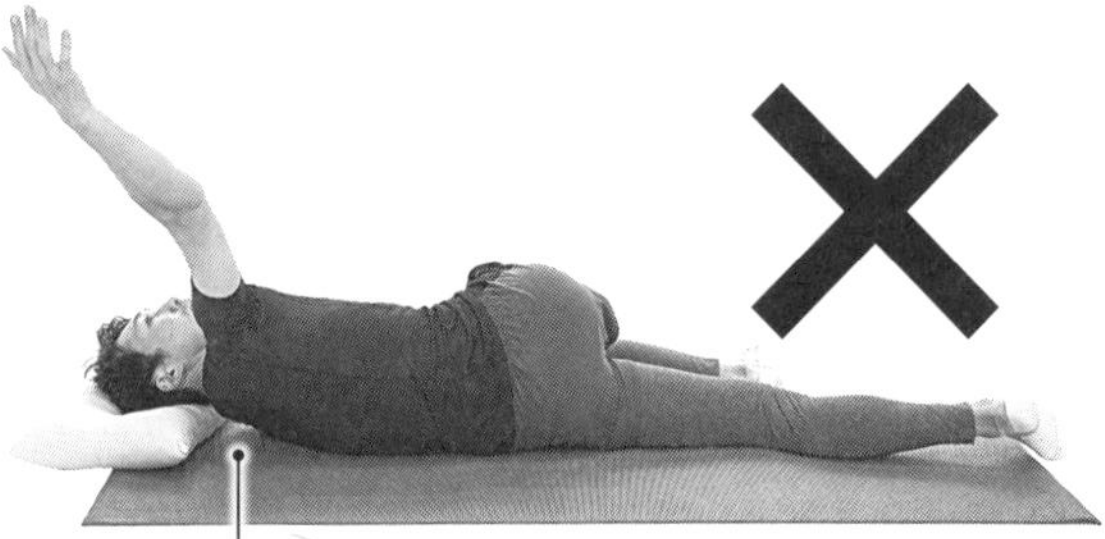
肩が浮く

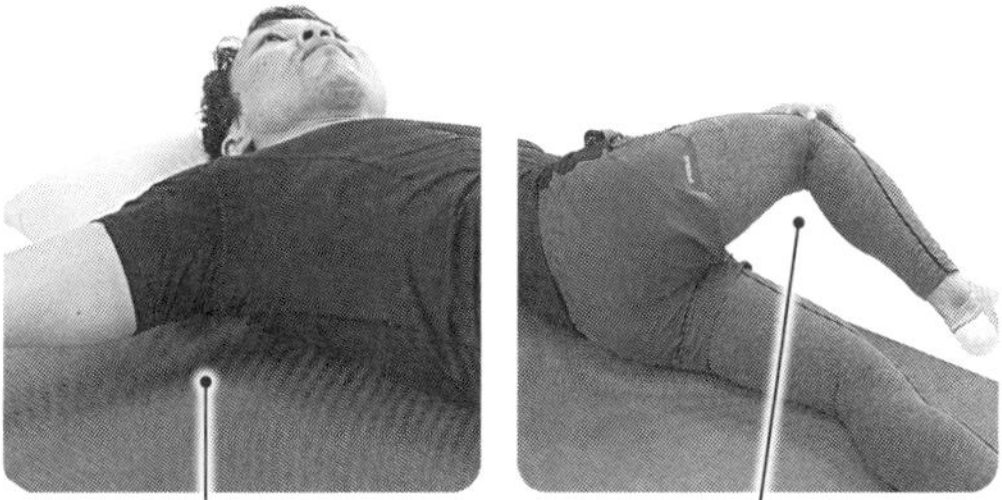
肩が浮く
ひざが浮く

上体ひねりストレッチは、狭くなった脊柱管や、腰の骨と骨の間を広げることで、痛みを和らげる効果があります。①痛みがあるほうの腰を上にして横向きに寝そべり、同じ側のひざを90度曲げ、そのひざを床につける（床につかない場合は、できるところまででOK）。そして、つけたひざを手で押さえる。②もう片方の手をまっすぐ横に伸ばし、曲げた脚とは逆側に上体をひねる。この姿勢を30秒キープ。1日に1〜3回を目安に行う。腰の骨を広げるイメージで行うと、効果的。一

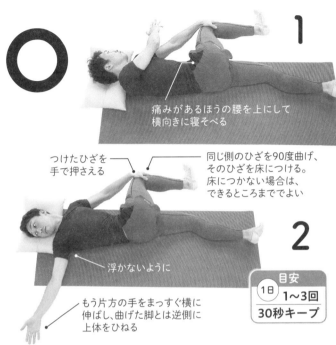

○

1

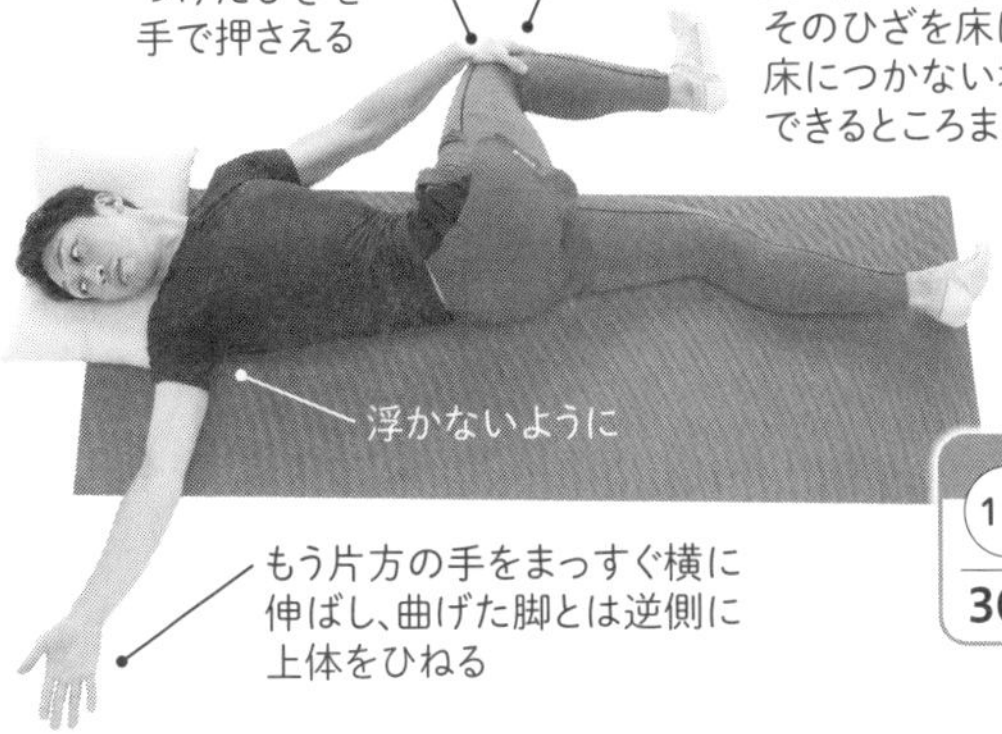

2

目安
1日 1〜3回
30秒キープ

足飛びに②まで行うのではなく、①から②へ移って行く動きが大事。

　上体ひねりストレッチが、腰の骨を広げるイメージで行うと、効果的なのは、イメージにより、実際の力として働くからです。脊柱管狭窄症は、その名からもわかるように、脊柱管という背骨の内側の管が狭くなり、その中を通っている神経が圧迫され、痛みを引き起こす病気です。狭くなるのは、腰の骨と骨の間も同じです。上体ひねりストレッチは、それを広げることで強張りを取り、椎骨を元の位置に戻して、痛みをなくします。このストレッチを毎日行えば、さまざまな体調不良のもとになる体のゆがみを矯正可能です。

全ての腰痛に
おすすめ

お風呂でオットセイ体操

適応

Aタイプ

Bタイプ

1 バスタブに腕を置き
顔を前に向ける

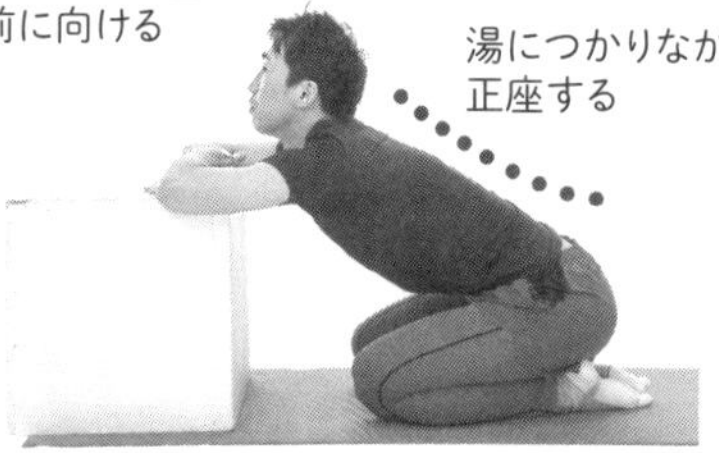

2 バスタブの縁に手を置いて、
腰と背中を反らし、
30秒間キープ

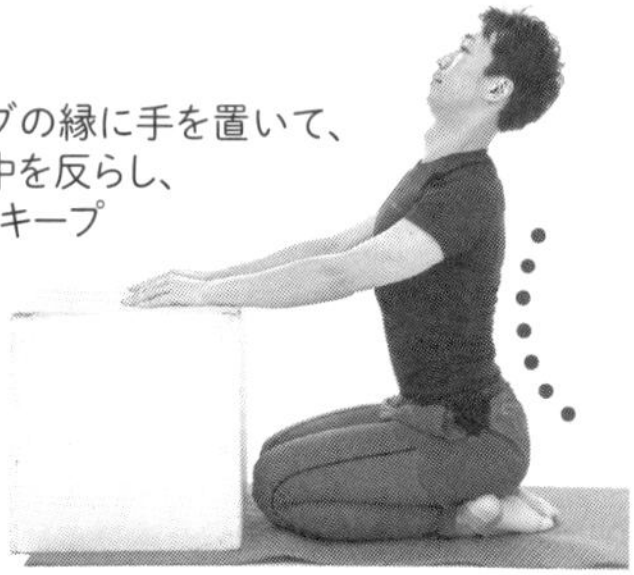

正座でオットセイ体操

お風呂でのオットセイ体操が、Yさん（P.52～）の腰痛改善に効果的でした。やり方は、湯につかりながら正座をして、顔を前に向け、バスタブの縁に両手を置いて、腰と背中を反らします。その姿勢を30秒間キープ。バスタブが大きい場合は、その姿勢から両脚を後ろに伸ばし、さらに30秒間キープ。足を伸ばせない場合は、もう一度正座の姿勢で1、2の動作を繰り返します。湯舟はすべりやすいので、注意が必要です。

そもそも腰痛の人にとって、冷えは大敵で

目安
1日 1回
30秒を3セット

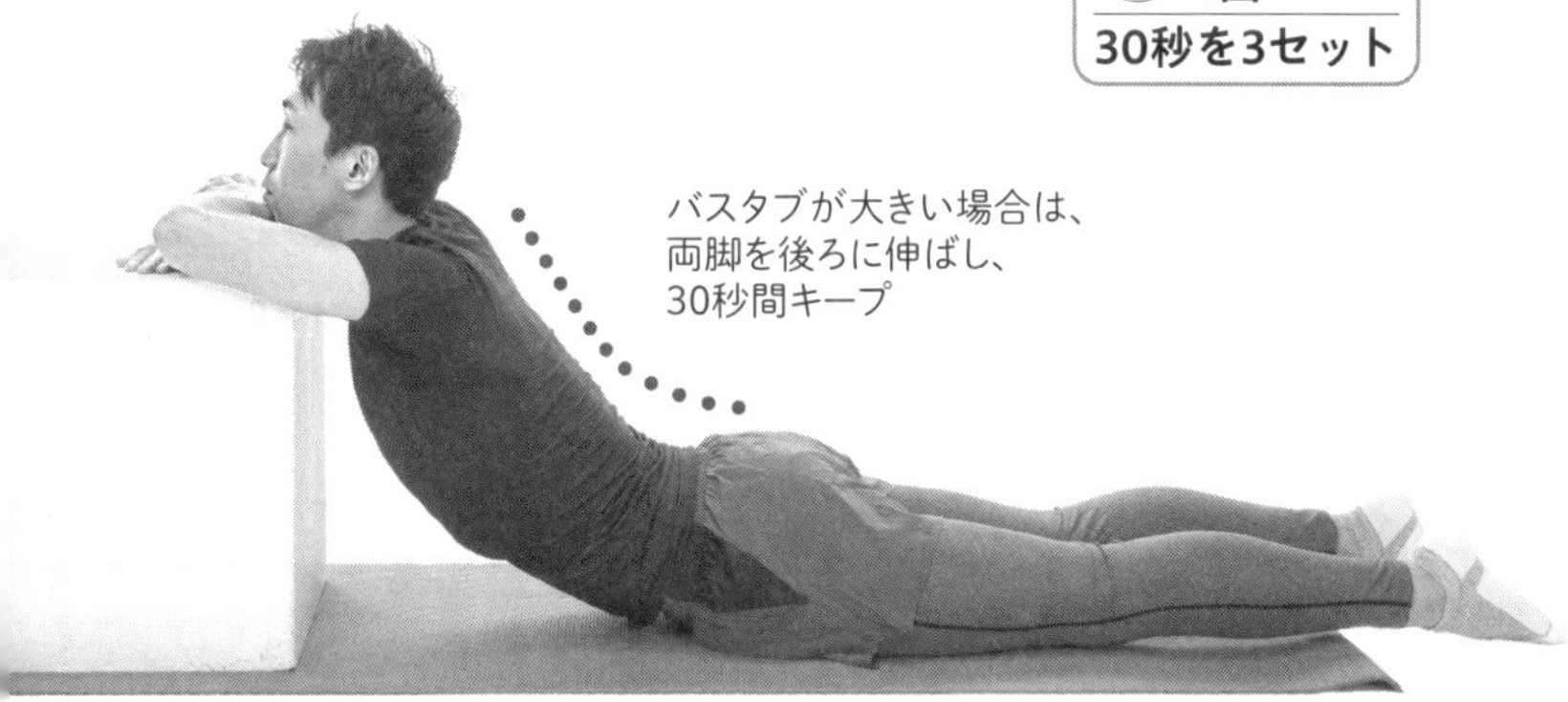

バスタブが大きい場合は、
両脚を後ろに伸ばし、
30秒間キープ

脚を伸ばしてオットセイ体操

す。寒いと体が縮こまるのは、誰でも経験がありますが、それは関節や筋肉も同じです。冷えると、関節や筋肉はこわばり、そこを走る血液や神経の流れが悪くなり、腰に痛みやしびれが出やすくなります。一方お風呂で温まると、腰の関節や筋肉のこわばりが緩むため、体操をすると、可動域が広がり、大きな効果が得られます。痛みやしびれがひどい時は、1日1回ではなく、2、3回入浴して体操すればいいでしょう。ただ湯冷めすると、逆効果なので、気を付けてください。

冷えれば冷えるほど腰回りの関節や筋肉などの組織が硬くなり血液や神経の流れも悪化して症状の悪化を招いてしまうからです。

全ての腰痛におすすめ

立ちオットセイ体操

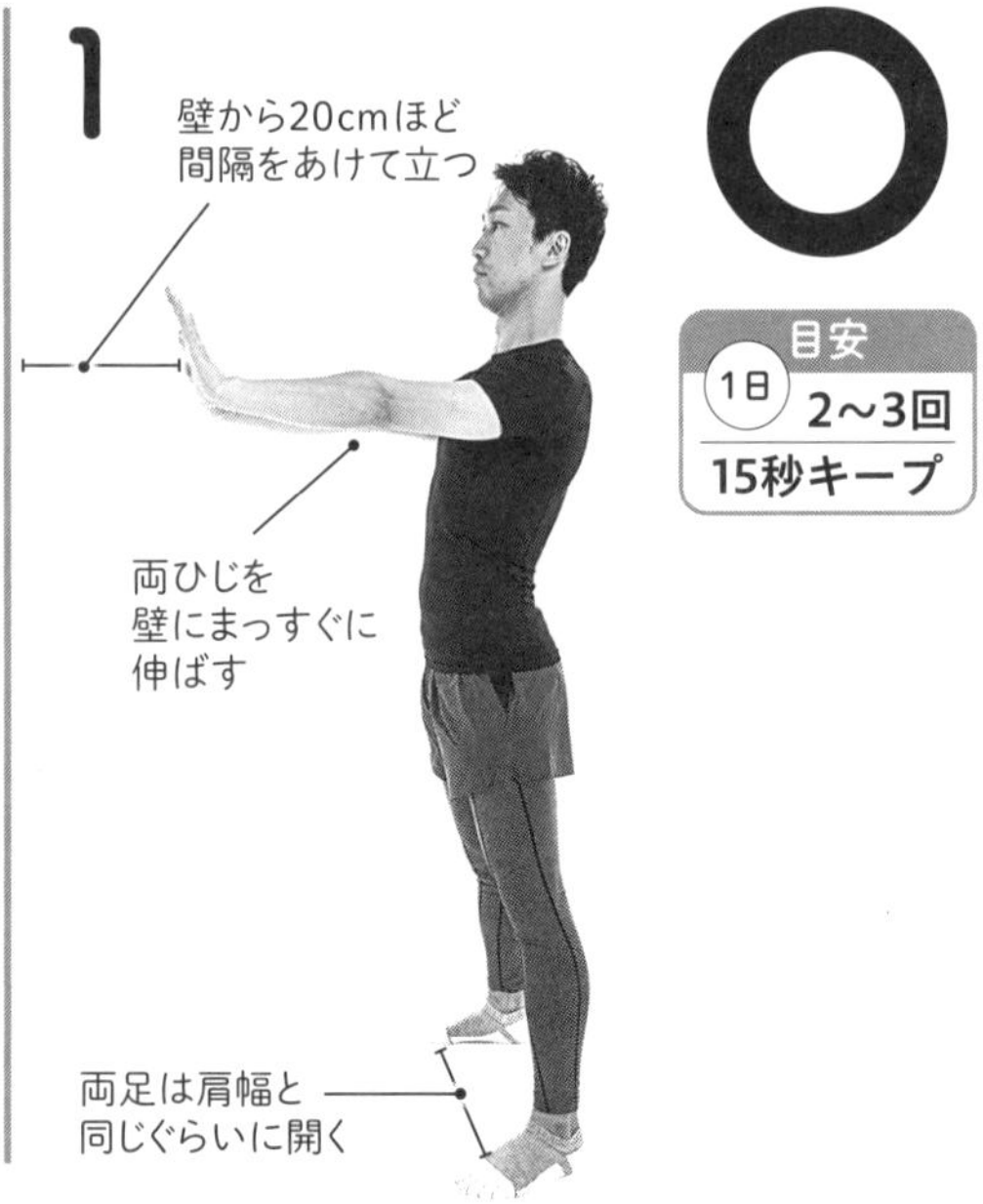
○
目安
1日 2〜3回
15秒キープ
1
壁から20cmほど
間隔をあけて立つ
両ひじを
壁にまっすぐに
伸ばす
両足は肩幅と
同じぐらいに開く

適応

A タイプ

B タイプ

前かがみになりやすい人の場合、背骨本来のカーブが失われて真っ直ぐになり、それが進むと、前方に傾いた不自然なカーブになってしまいます。立ちオットセイ体操は、背骨を矯正し、本来の自然なカーブを取り戻すための体操です。

壁と20cmほどの間隔をあけ、壁に向かって立ちます。両足は肩幅と同じぐらいに開きます。そして両ひじをまっすぐに伸ばして両方の手のひらを壁につけ、両足の位置がずれないよう気をつけながら、腰から背中を反らし

注意

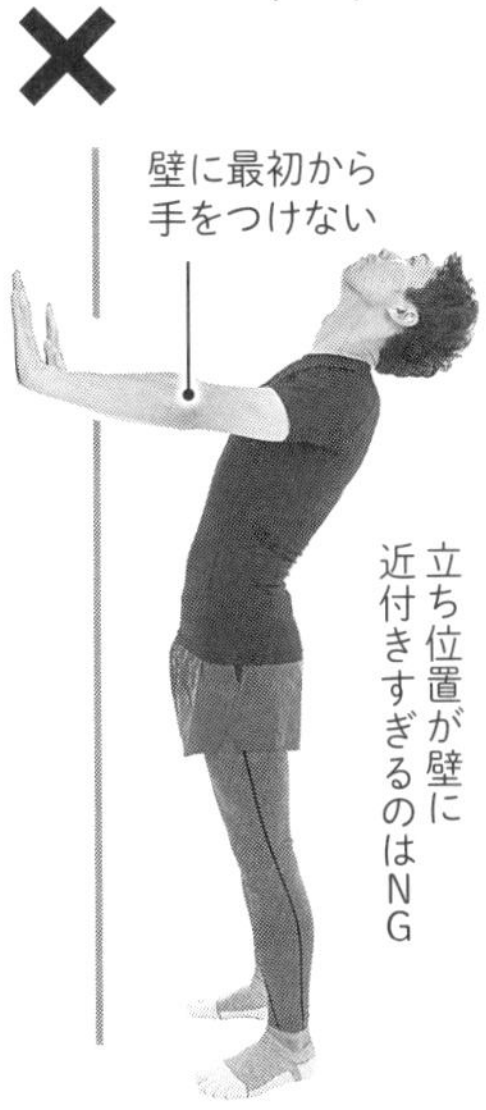
×
壁に最初から
手をつけない
立ち位置が壁に
近付きすぎるのはNG

2 上体を倒し
両てのひらを
壁につける

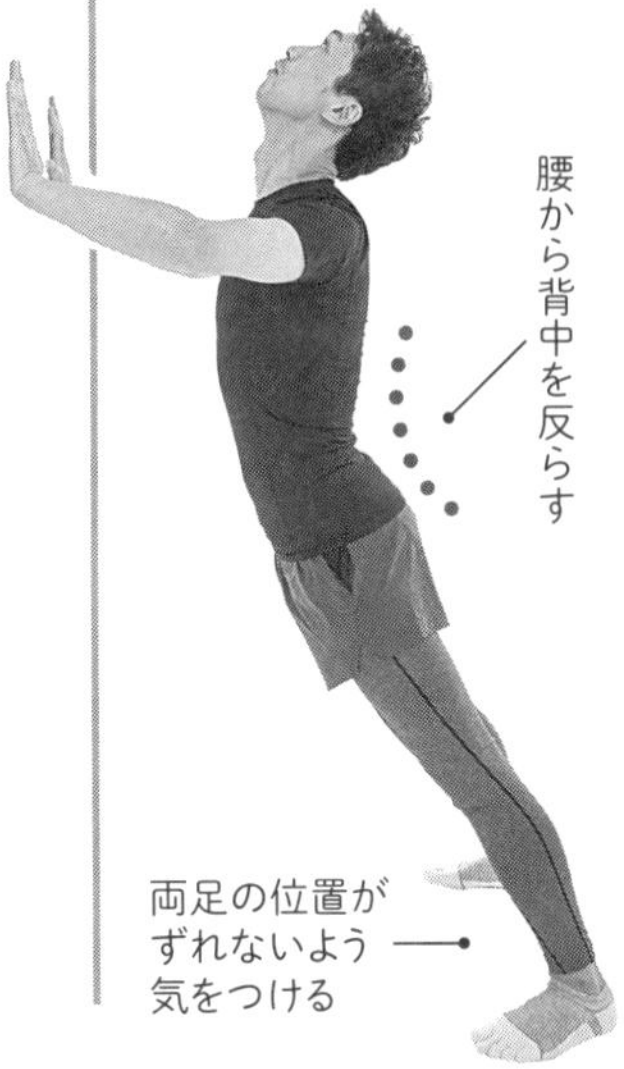
腰から背中を反らす
両足の位置が
ずれないよう
気をつける

ます。その状態を15秒間キープ。1日2、3回が目安です。

この体操で、前に傾いた腰椎を矯正すると、重心が後ろに戻り、腰椎の柔軟性を回復させ、背中や腰の痛さやだるさがなくなります。前かがみの姿勢が習慣になっていると、背骨の左右を縦に走る筋肉（脊柱起立筋）といっしょに、その筋肉の端がついている仙骨も引っ張られ続けます。すると、腰まわりの組織のバランスが崩れて筋肉がこわばり、痛みが生じます。上記の体操をこまめに行うと、脊柱起立筋の緊張が取れて、腰椎の柔軟性が戻ります。そして腰まわりの筋肉のこわばりも取れ、痛みが解消されます。

オットセイ体操

適応

Aタイプ

Bタイプ

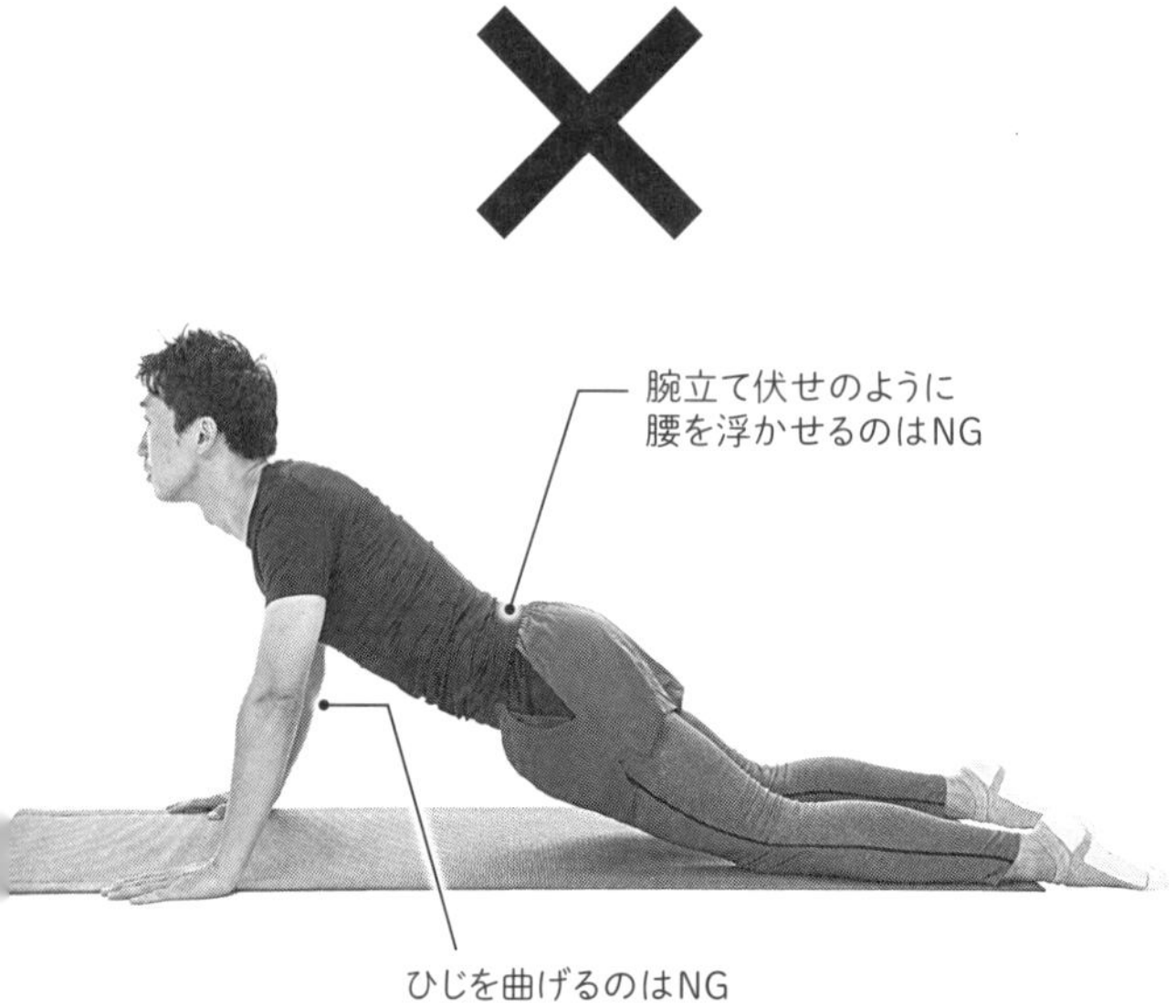
腕立て伏せのように
腰を浮かせるのはNG
ひじを曲げるのはNG

オットセイ体操を毎日行うと、背中から腰にかけての張りやだるさが取れ、すっきりします。日数をかけると、重度の腰痛もほとんどなくなります。腰の筋肉痛なら、1～2日でなくなるでしょう。

まずうつ伏せになり、両手を床につけます。手のひらを顔の横にくるようにし、ひじも床につけ、ゆっくり大きく息を吸います。そして息を吐きながらゆっくり腕を伸ばし、上体を起こします。おへそが床から離れるぐらいまで起こしましょう。その状態を1～3分間

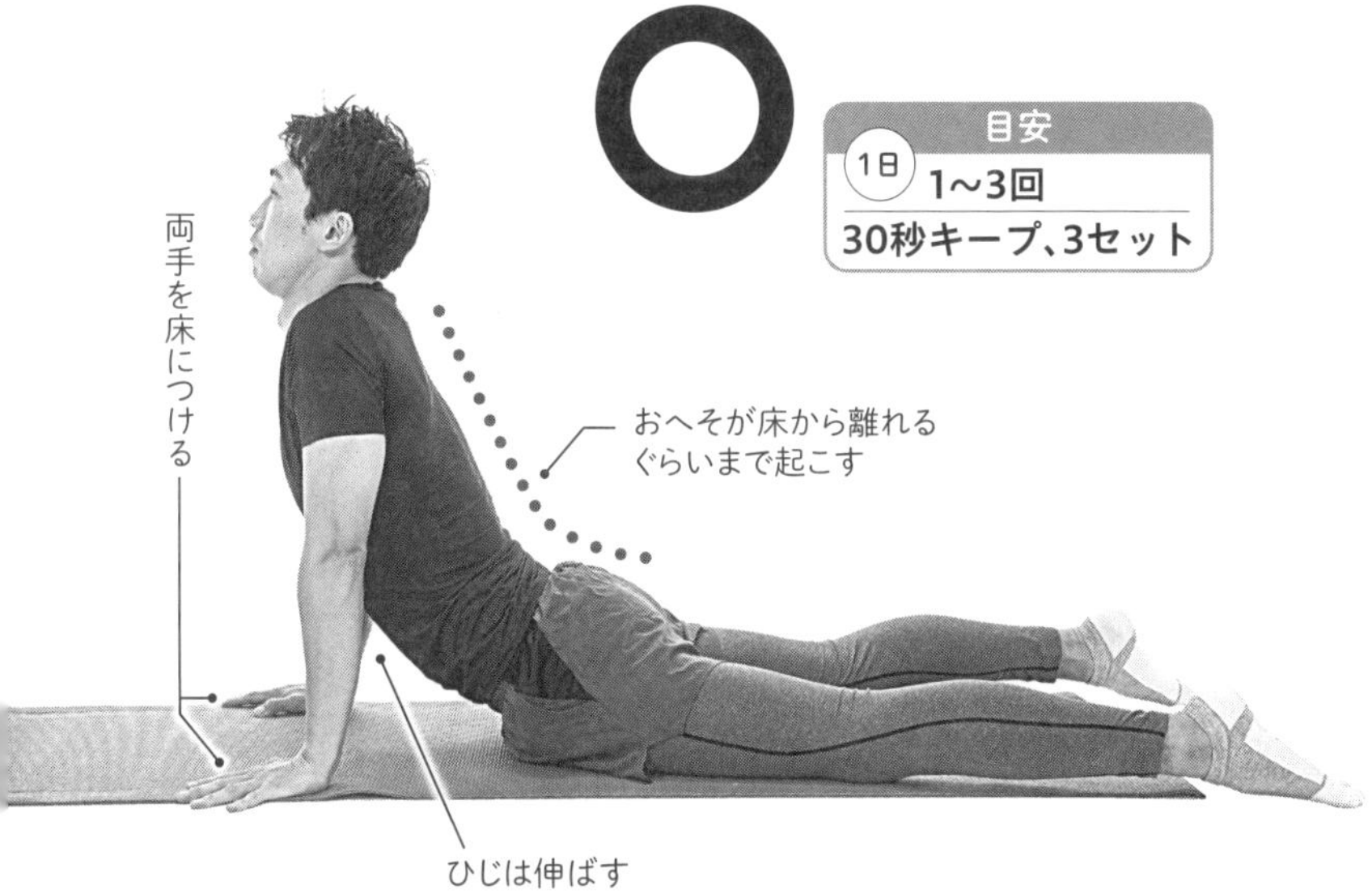
目安
1日 1〜3回
30秒キープ、3セット
両手を床につける
おへそが床から離れる
ぐらいまで起こす
ひじは伸ばす

キープ。1日1〜3回が目安。胸を張り、背筋を伸ばすよう心がけましょう。

本来背骨は、ゆるやかなS字状カーブを描いています。しかし普段の生活で前かがみの姿勢が多いと、背骨は直線状に、さらには前方へのカーブに変わっていきます。上体を後ろに反らせるこの体操は、前方に移った重心を後ろに戻すと同時に、腰椎のこわばりもゆるめます。その結果、前方にかたよっていた負荷が本来のようにバランスよく分散され、腰痛も軽くなります。さらに悪い姿勢でずれていた仙骨を元に戻すことで仙腸関節のこわばりが取れ、腰椎と連動するようになり、その点でも腰痛を癒す効果があります。

仙《せん》腸《ちょう》関《かん》節《せつ》ストレッチ

適応

A タイプ

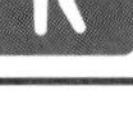

仙腸関節の位置を探す

1

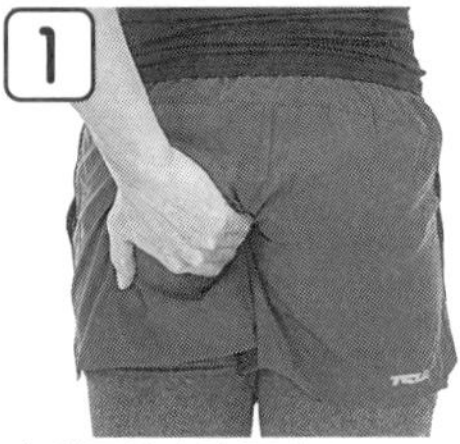

まず尾骨を確認する

2

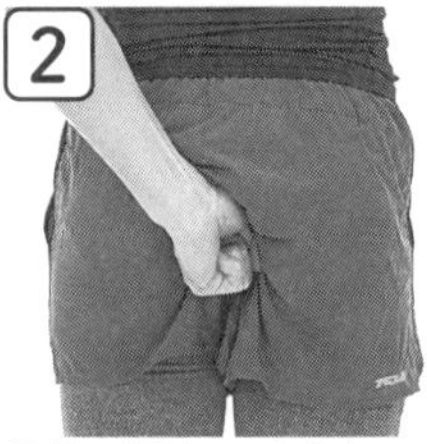

尾骨に握りこぶしをあてる

3

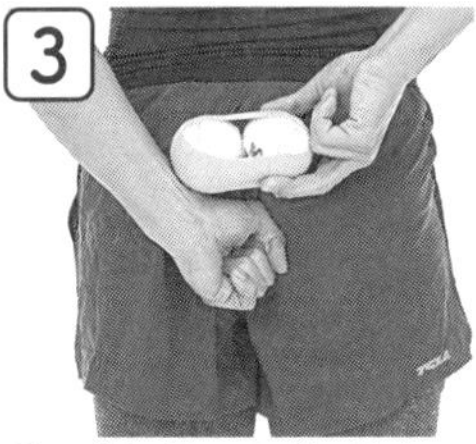

その上にテニスボールを2個つなげたものをのせる

4

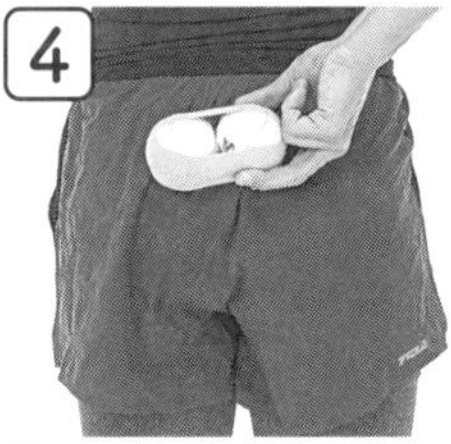

テニスボールはそのままで、握りこぶしを外す

腰痛解消の最大のポイントは、仙腸関節のこわばりを取ること。それにはこの仙腸関節ストレッチが最適です。仙腸関節はお尻の割れ目の上にある尾骨（出っ張り）を、左右からはさむような位置にあります（P.26参照）。

上の写真を参考に、1尾骨を確認⬇2尾骨に握りこぶしをあて⬇3その上にテニスボールを左右2個のせる⬇4テニスボールはそのままで、握りこぶしを外し、ボールがずれないよう注意しながら⬇5その上に仰向きに寝る。その状態を1〜3分キープ。1日に1〜

5

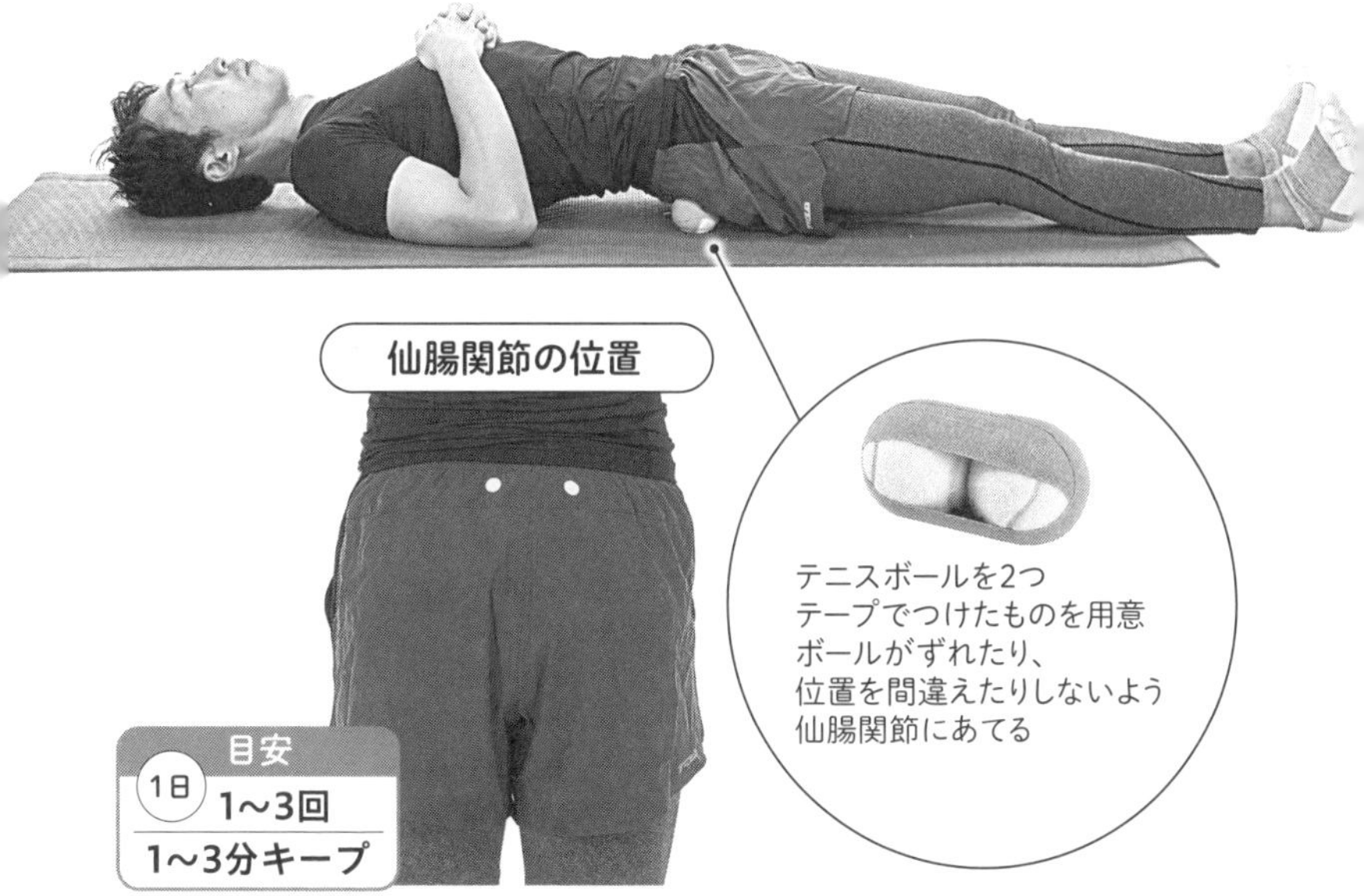
仙腸関節の位置
テニスボールを2つ
テープでつけたものを用意
ボールがずれたり、
位置を間違えたりしないよう
仙腸関節にあてる
目安
1日
1〜3回
1〜3分キープ

3回を目安にしましょう。

脊柱管狭窄症は、腰椎のL4、5番に起こりやすいという特徴があります（P.26参照）。テニスボールは左右に分けて置きますが、腰椎のL4、5番とかなり近いため、ボールの位置を間違えたり、正しい位置に置いても、何かのはずみでずれたりすると、そこにあたり、刺激してしまうことがあります。そうなると、とても痛いので注意しましょう。

仙腸関節ストレッチは、そこのこわばりを緩め、クッション機能を回復させることが目的です。

患部を直接刺激することが目的ではありません。その点は、注意が必要です。

腰痛タイプAにおすすめ

立ち仙《せん》腸《ちょう》関《かん》節《せつ》ストレッチ

目安
1日 2〜3回
1回10秒キープ

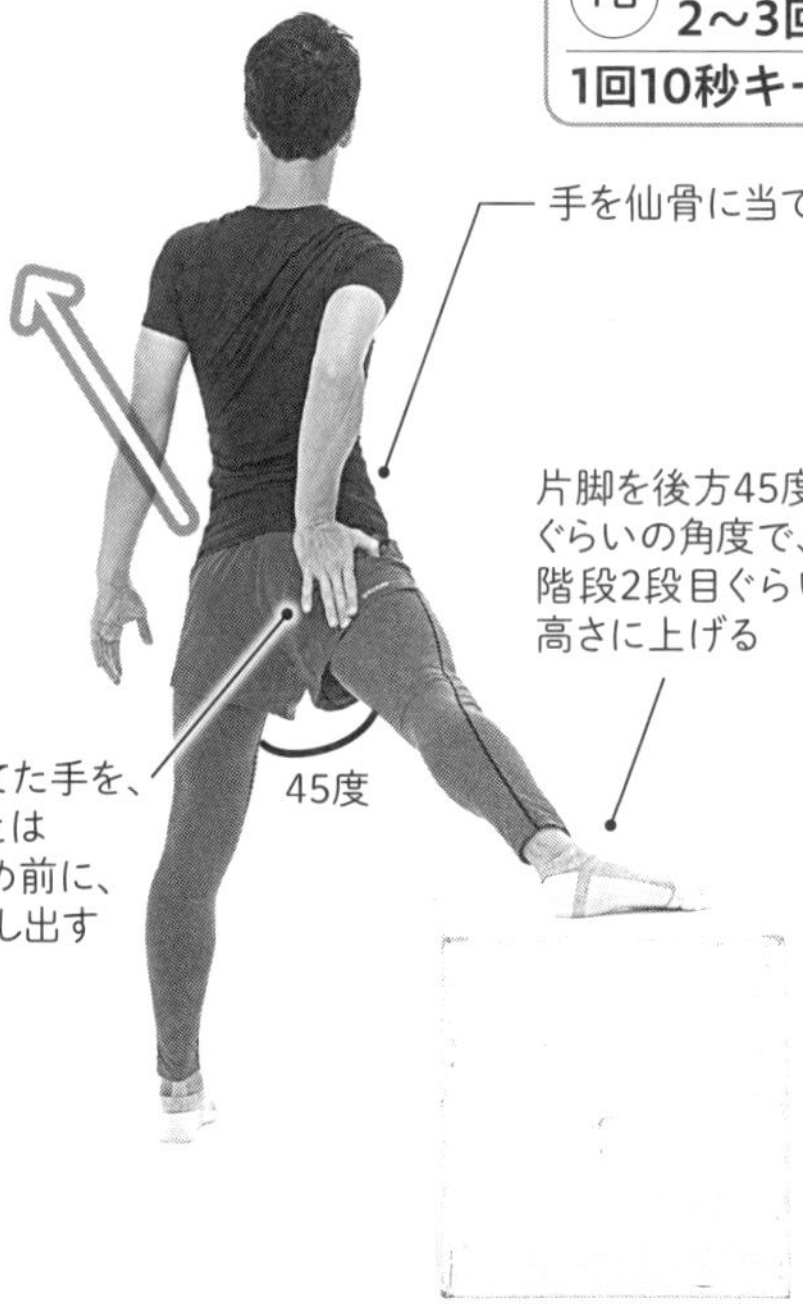

適応
Aタイプ

仙腸関節ストレッチはテニスボールを使わず、立ちながらすることもできます。

手を仙骨のところにあて、片脚を後方45度ぐらいの高さ、階段2段目ぐらいの高さに上げます。そして仙骨にあてた手を、上げた脚とは反対の斜め前に、グーッと押し出します。立っているのが不安定な場合は、もう片方の手で何かにつかまってもかまいません。その体勢を10秒キープ。1日2、3回が目安です。散歩の途中などでも腰が痛くなったら、このストレッチをやってみてください。すると痛

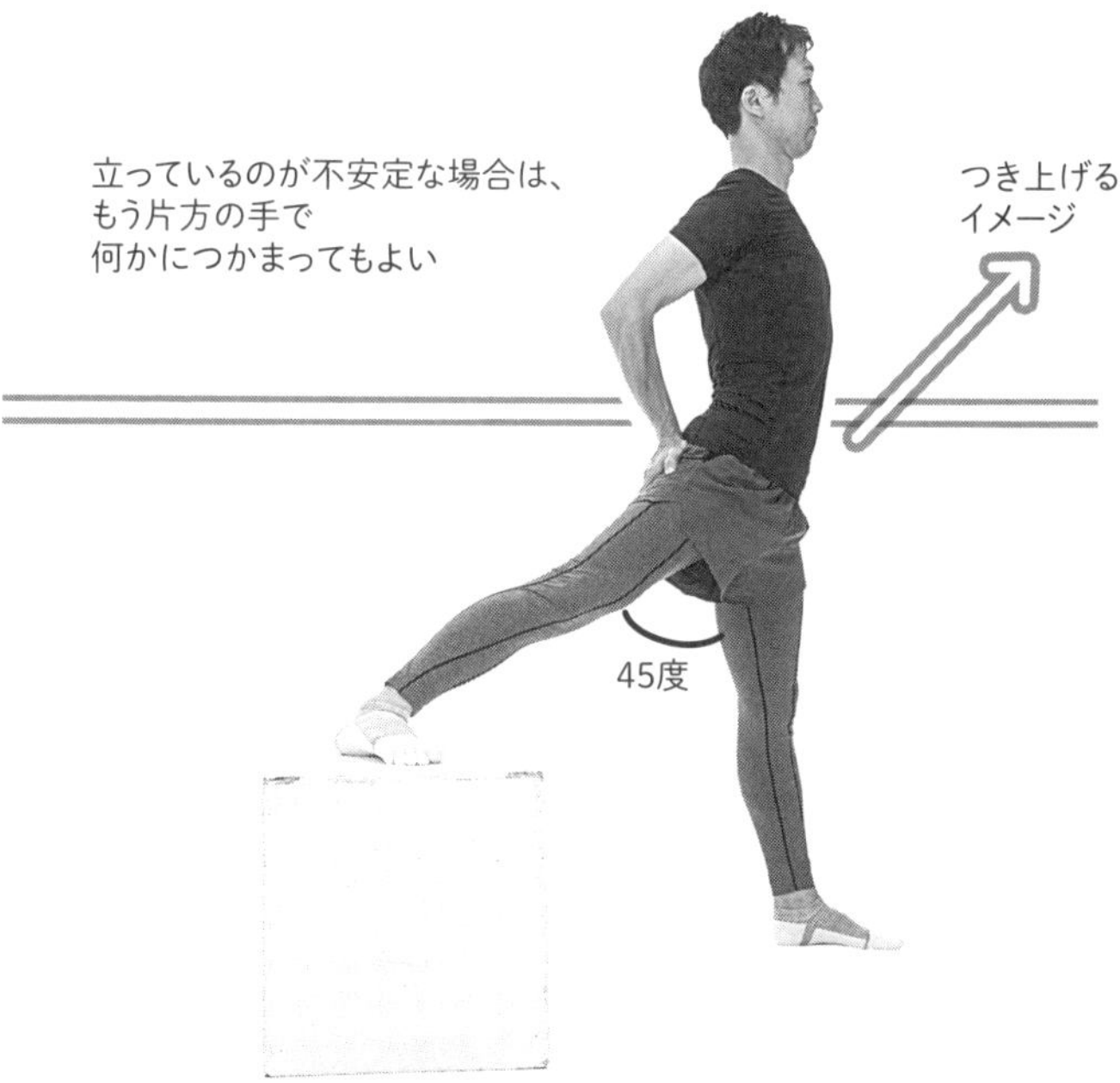
立っているのが不安定な場合は、
もう片方の手で
何かにつかまってもよい
つき上げる
イメージ
45度

みがパッと治まることも多いと思います。

私は腰に痛みを感じたら、まず仙腸関節のケアをするべきだと思います。日本人の約8割は、仙腸関節に不具合があると言われています。特に現代人はデスクワークが多いため、仙腸関節はこわばりやすいのです。あらゆる関節は、動くことでその役割を果たします。逆に動かないと、さまざまな不具合が生まれます。

仙腸関節は動きの少ない関節ですが、それでもこわばると、腰に痛みやしびれを生み出します。腰に痛みがあると、誰もが腰椎の不調を考えますが、それ以上に仙腸関節の不具合を考えてほしいと思います。

胸腰椎《きょうようつい》ストレッチ

適応
A
タイプ

胸腰椎の位置を探す

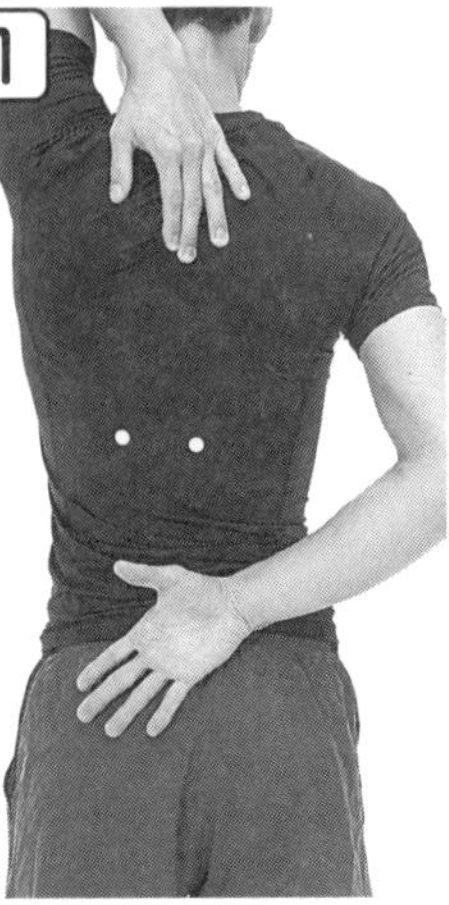

1 背中の肩甲骨と腰の中間の位置が胸腰椎

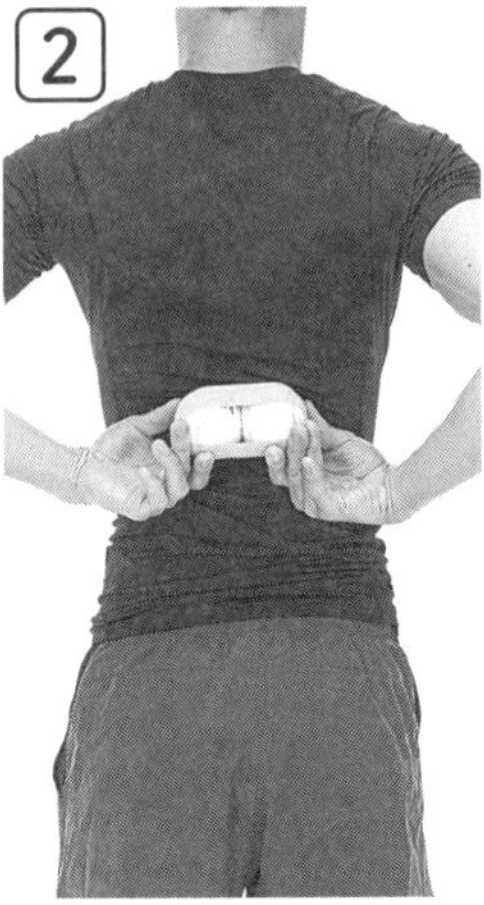

2 テニスボールを2個、背骨をはさむよう左右にセットする

胸腰椎ストレッチは、前かがみになると痛む腰椎に効果のあるストレッチです。背中の肩甲骨と腰の中間の位置に、テニスボールを2個、背骨をはさむよう左右にセットします。腰の曲がっている人は、ボールを当てる位置の骨が出っ張っていることがあり、その場合は分かりやすいと思います。そしてボールの位置がずれないよう、その上に仰向けに寝て、1〜3分間キープ。1日1〜3回が目安。腰を反らして、ボールがしっかりあたるようにすれば効果的です。ボールがない時は、きつく巻いたバ

目安
1日 1～3回
1～3分キープ

腰を反らして、
ボールがしっかり
当たるようにすれば効果的

腰の曲がっている人は、
ボールをあてる位置の骨が
出っ張っていることがあるのでわかりやすい

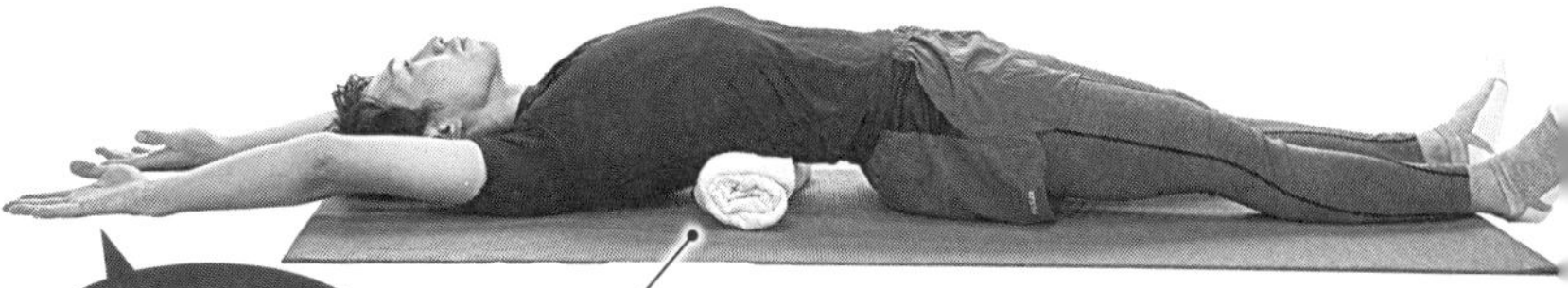

バンザイすると
よく伸びる

これらを胸腰椎にしっかりあててストレッチ

ひもなどで
きつく巻いた
バスタオル

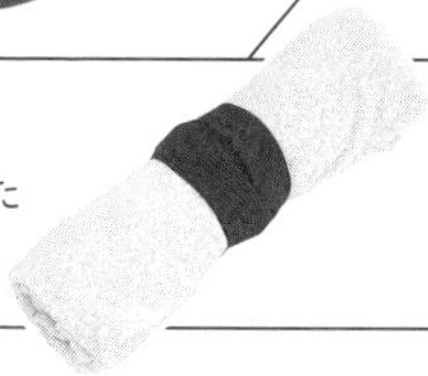

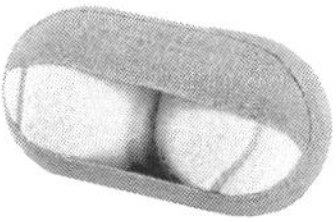

テニスボール
2つをテープで
つけたもの

スタオルをその位置に置くといいでしょう。

　テニスボールをあてる位置は、正式には「胸腰椎移行部」と言い、胸椎と腰椎の中間を指します（P.26参照）。腰椎は5つあり、そのうち一番上にある骨（L1）と、そのすぐに上にある胸椎の最下部（T12）の接続部分のことです。前かがみの悪い姿勢から来るダメージは、やがて腰椎だけでなく、そこからさらに胸椎にも及びます。すると腰から背中が直線状になるフラットバックになったり、背骨がより前に曲がったりし、腰痛はもっとひどくなります。ボールを当てる位置のこわばりを取ることで、背骨は本来のS字形に戻り、腰痛も軽くなります。

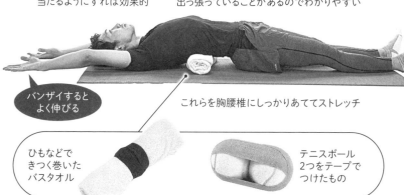

肩甲骨ストレッチ

適応

Aタイプ

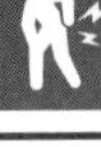

肩甲骨を探す

1

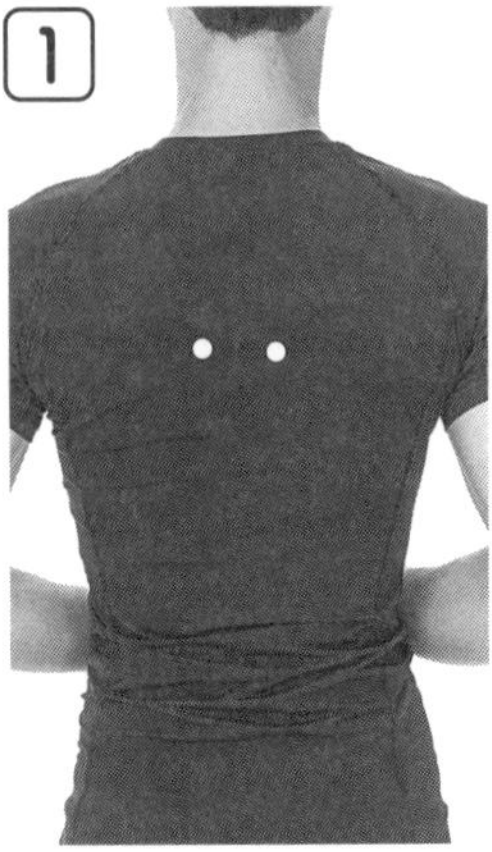

肩甲骨の位置はこのへん

2

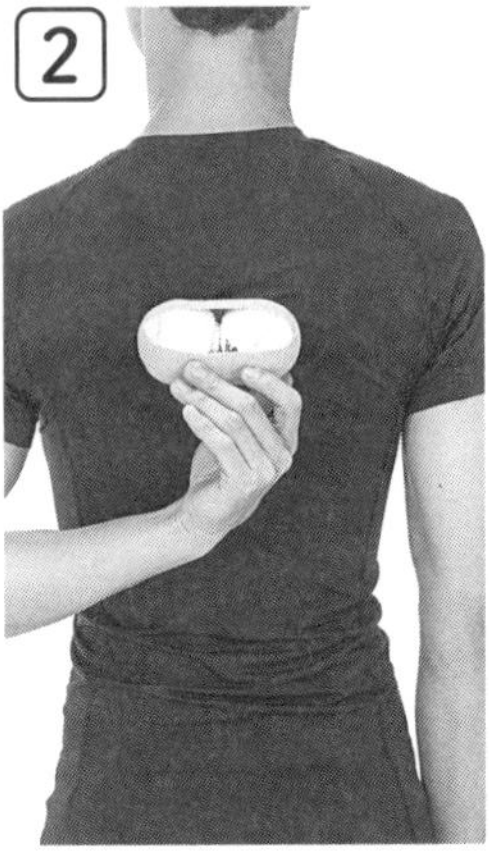

肩甲骨の位置に、テニスボールを2個、背骨をはさむようにセットする

肩甲骨ストレッチは、肩と首が前に出てしまう人に効果があります。スマホやパソコンを長時間使う人に適したストレッチです。

肩甲骨の位置に、テニスボールを2個、中央に寄せながら左右にセットします。テニスボールがずれないよう注意しながら、その上に仰向けに寝て、1〜3分間キープ。1日1〜3回が目安。胸を反らせるようにして、ボールがよりしっかりあたるようにすれば効果的です。テニスボールない場合は、きつく巻いたバスタオルや、フォームローラーをその

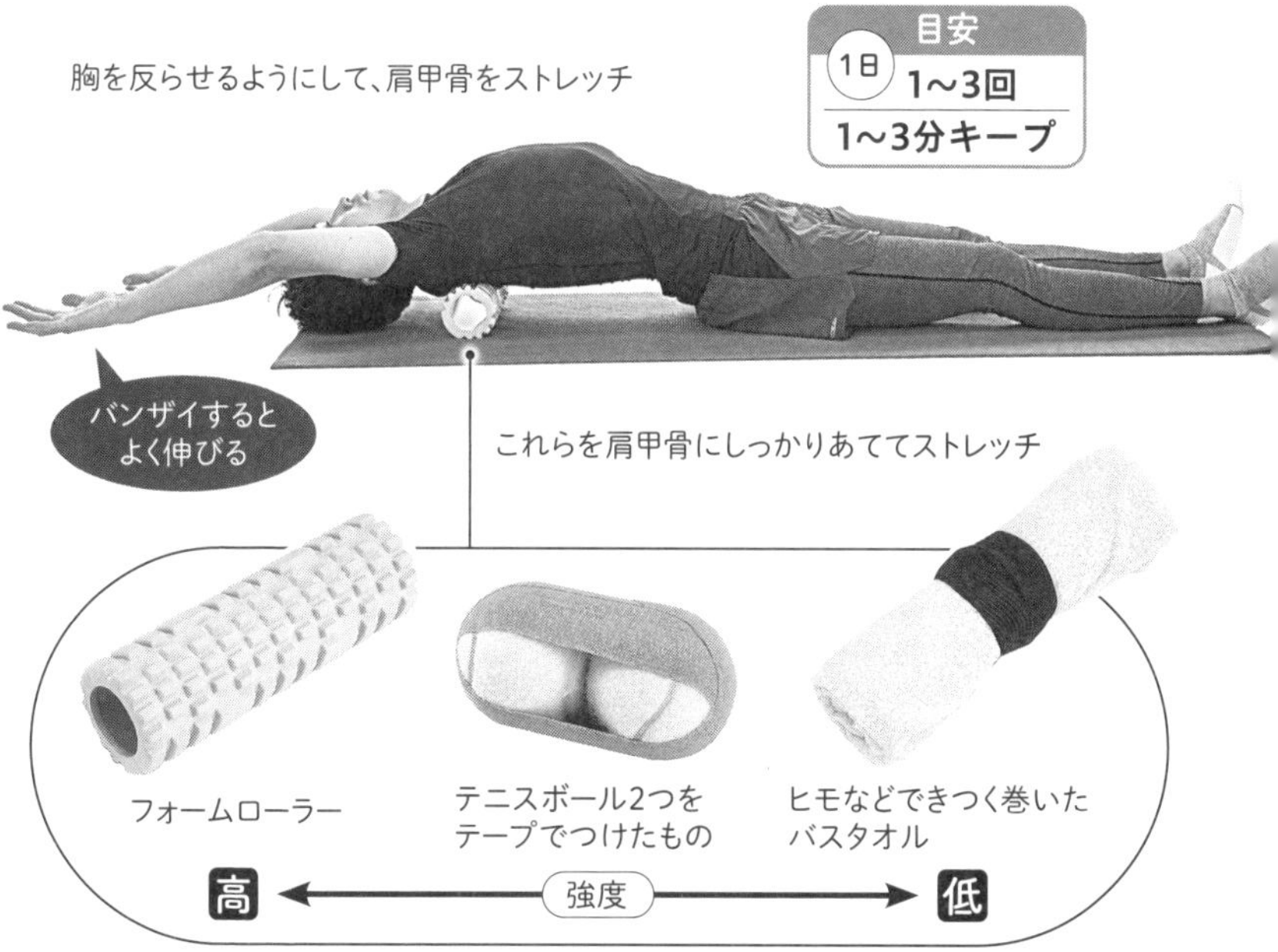
胸を反らせるようにして、肩甲骨をストレッチ
目安
1日
1～3回
1～3分キープ
バンザイすると
よく伸びる
これらを肩甲骨にしっかりあててストレッチ
フォームローラー
テニスボール2つを
テープでつけたもの
ヒモなどできつく巻いた
バスタオル
高
強度
低

位置に置いてもかまいません。

肩と首が前に出てしまう人は、背骨と頸椎が前に倒れ込むような形になっています。背骨は肩甲骨のあたりから前方に曲がっているので、その位置にテニスボールを置いて自重を加え、曲がっている部分を矯正します。

肩甲骨ストレッチは腰からは少し離れていますが、腰痛にも効果があります。肩甲骨のあたりの背骨が曲がっていると、その影響は腰にも表れます。その場合、下の方の腰椎（L4、5）が過度に後ろに反り、骨と骨の間が狭くなっています（P.26参照）。

背骨の曲がりが矯正されると、腰痛がなくなることも多いはずです。

腰痛タイプBにおすすめ

正座で猫ストレッチ

適応
Bタイプ

腰椎のダメージは、前側から次第に後ろ側へと広がり、悪化します。そのため腰椎の後ろ側のケアも必要です。猫ストレッチは、主に腰椎の後ろ側のダメージを修復するのに効果があります。

床の上に正座して、大きく息を吸ってから、両腕を前に伸ばし、上体も前に倒します。そして息を吐きながら、腰から上をできるだけ丸め、その状態を1〜3分間キープ。1日1〜3回が目安です。猫を飼ったことのある人ならわかると思いますが、猫はとても体が柔

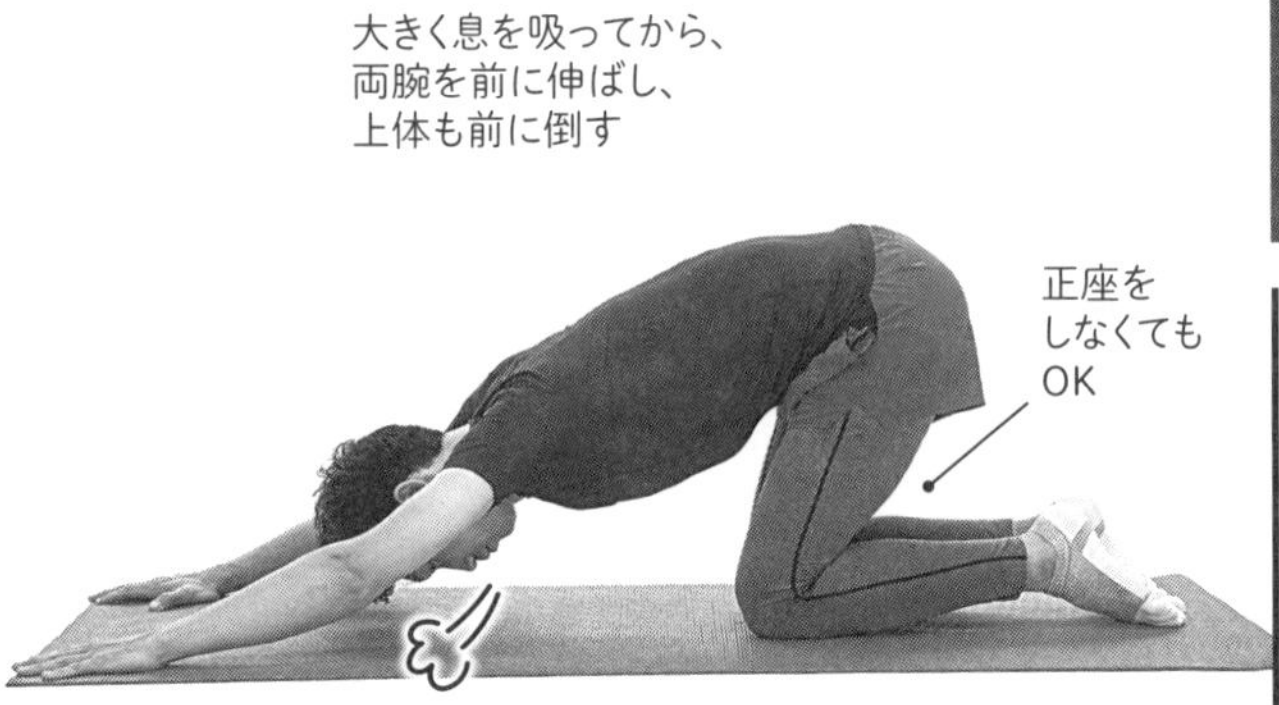

正座がつらい場合

目安
1日 1〜3回
1〜3分キープ

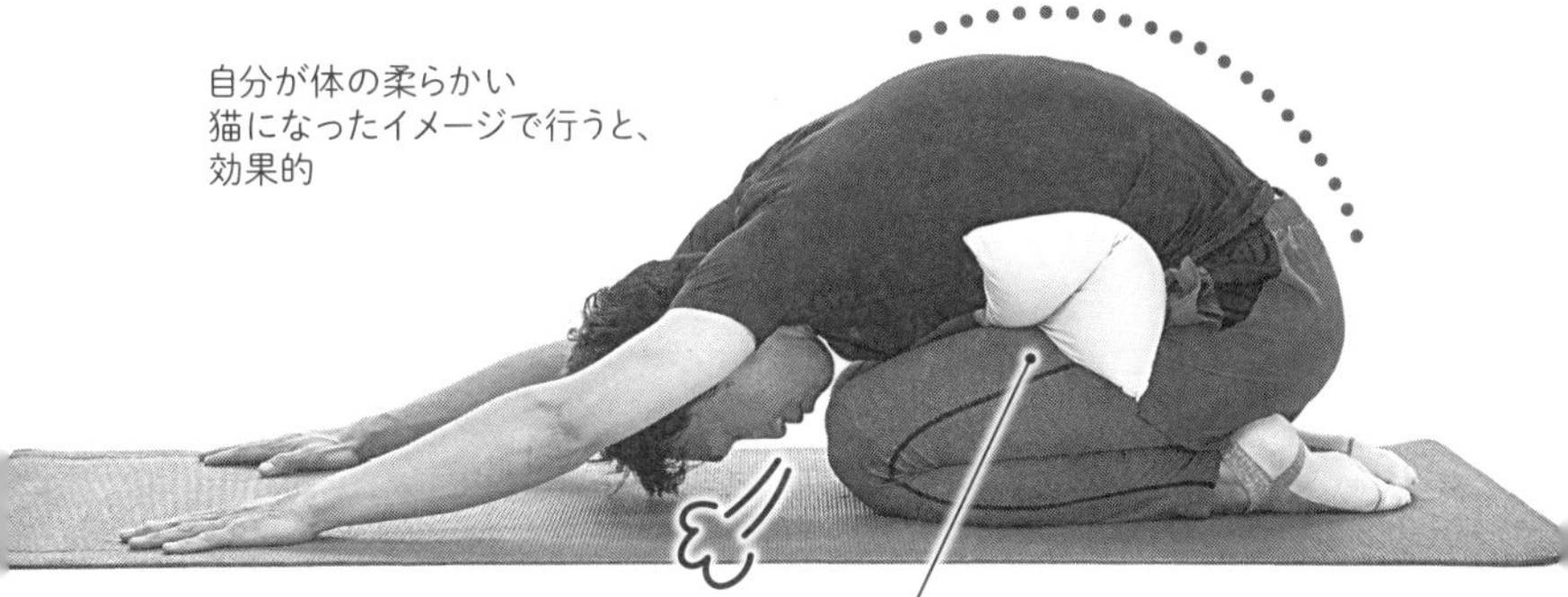
息を吐きながら、
腰から上をできるだけ丸め、
その状態を1〜3分間キープ
自分が体の柔らかい
猫になったイメージで行うと、
効果的
お腹にクッションをはさむと
背中が伸びやすい

らかく、また背をよく丸めます。そのイメージでストレッチを行いましょう。

猫ストレッチで腰から背中を丸めると、その分、腰椎の後方には余裕が生まれます。同時に腰椎の脊柱管の中にも余裕ができ、そこを通る神経への圧迫が弱くなり、痛みが緩和されます。また腰痛持ちの方の多くは、背骨の左右を縦に走る筋肉（脊柱起立筋）が縮んでこわばっています。猫ストレッチには、この筋肉のこわばりを取り、元に戻す効果もあります。腰痛の最大の原因は、骨と骨の間、つまり関節のこわばりにありますが、筋肉のこわばりも取れれば、より効果的なのはいうまでもありません。

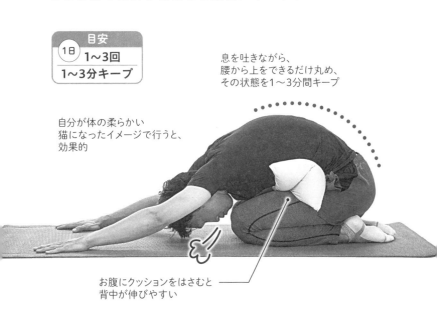

腰痛タイプBにおすすめ

椅子で猫ストレッチ

適応
Bタイプ

目安
1日 1～3回
1～3分キープ

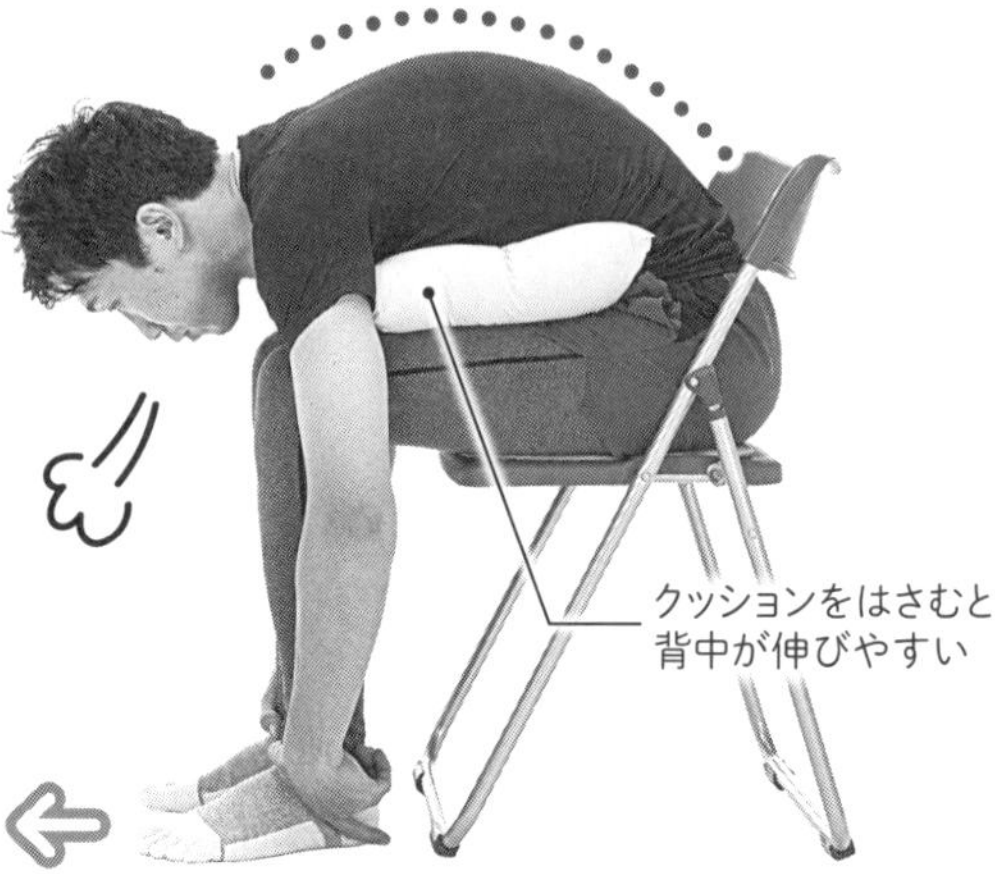

両足を前に出すことで、さらに背を丸める

椅子に座りながらの猫ストレッチも効果があります。これは正座や両ひざをついた猫ストレッチより、もっと背を丸めることができます。まず背筋を伸ばして椅子に座り、ゆっくり息を吐きながら体を前に倒し、両方の足首をつかみます。それから両足を前にスライドさせることで、さらに背を丸めます。そうすれば、背骨が伸びているのが、体感できると思います。この状態を、1分間キープします。少し痛いぐらいまで足を前にやるのがポイントです。少し痛いのは、それだけ効いているあかしです。

狭窄症のひどい方におすすめの体操
怒った猫ストレッチ

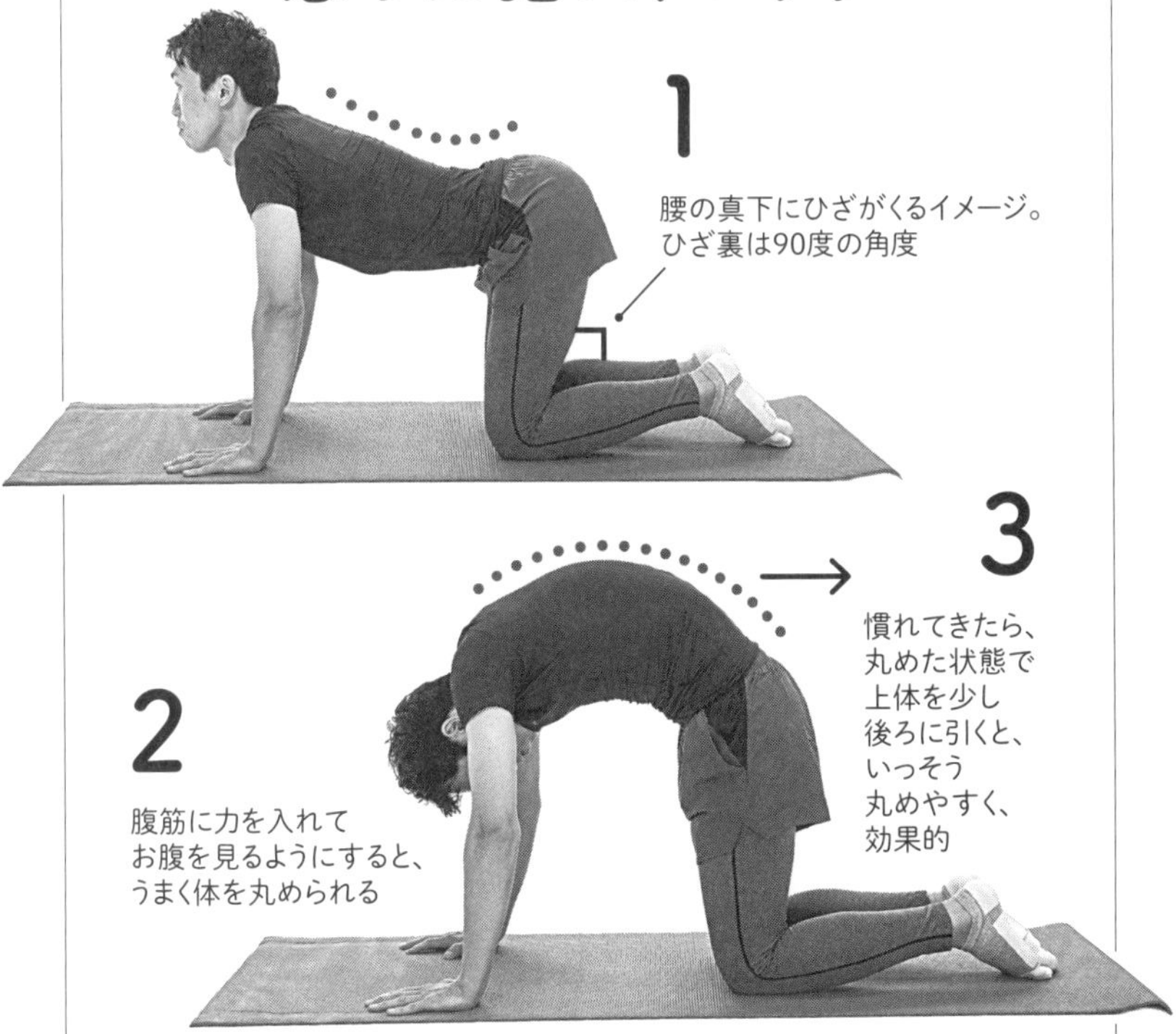
1
腰の真下にひざがくるイメージ。ひざ裏は90度の角度
2
腹筋に力を入れてお腹を見るようにすると、うまく体を丸められる
3
慣れてきたら、丸めた状態で上体を少し後ろに引くと、いっそう丸めやすく、効果的

猫が怒った時の姿からこのストレッチを思いつきました。両手とひざをつき、背を反らさず、そのままグーッと丸めます。丸めることによって、骨と骨の間の狭くなった脊柱管を広げてあげます。丸める時に、腹筋に力を入れてお腹を見るようにすると、うまく丸められると思います。そして力を抜く。これを1分間繰り返します。慣れてきたら、丸めた状態で少し上体を後ろに引くと、いっそう丸めやすくなり、背骨が伸びるのが体感できると思います。

素朴な疑問

サポーターの効果

Q サポーターは効きますか？

A サポーターは依存に注意

「サポーターをひざにつけると、歩くのがラクになる」とおっしゃる方がよくいます。ひざ痛がある場合、そこを押さえることで、痛みが軽くなります。またひざが伸びた状態で固定されるので、やはり痛みが少なくなります。私は付けたほうがよく歩けるのなら、それでいいと思います。痛みの緩和には、歩くのが一番だからです。ただし、依存に注意。その日の調子によって、つけるかつけないかを選びましょう。

4章

正しい知識が腰痛を治す

脊柱管狭窄症を自分で治す新常識

本当の理解のために

より深く理解すれば、それだけ早く治る

腰痛には2つの病気の混合が多い

実は私自身も椎間板ヘルニアを患った経験があります。今から20年以上前、自分の治療院を開業したばかりの私は、気負いからかなり無理をして働いていました。まず、ぎっくり腰を3回繰り返しました。それからしばらくして、椎間板ヘルニアになってしまったのです。頸椎と腰椎が固まって椎間板が崩れ、首と腰に激しい痛みが、そして手にはしびれが出ました。患者さんへの関節包内矯正などで、同じ姿勢を長時間取り続けていたためだと思います。

その時思ったことがありました。それは一口に椎間板ヘルニアと言っても、実際は脊柱管狭窄症と

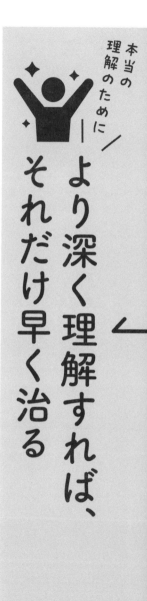

の混合タイプがとても多いのではないかということです。

ヘルニアが悪化すると、狭窄症になる

椎間板ヘルニアと脊柱管狭窄症の混合があることは、以前から患者さんを診て思っていましたが、自分が患っているのが、まさにそれであることに気が付き、確信したのです。

椎間板ヘルニアと脊柱管狭窄症は、2大腰痛だと言われています。実際私の治療院に来られる腰痛の方のうち、8割ほどがその患者さんです。また日本人の場合、姿勢不良に由来する腰痛が多いのが特徴です。2つははっきりした線引きができないと経験上感じます。

一般の方だけでなく、医療関係者でも、ヘルニアと狭窄症は別の病気だと見る人が多い。でも私は、ヘルニアと狭窄症は1つの流れとして捉えたほうがいいと考えます。

より分かりやすく言うと、ヘルニアの悪化したものが狭窄症です。つまりヘルニアの中に、すでに狭窄症の芽が潜んでいます。1度ヘルニアを発症し、姿勢改善をせずに再発を繰り返すうち、最後は狭窄症に変化するのです。

ケアしないと、どんどん悪化する

なぜ手術をしても、治らないのか

椎間板ヘルニアは、私がそうだったように、ぎっくり腰という形で発症することがよくあります。ぎっくり腰をよく起こすので、病院に行くと、ヘルニアであることを医師に告げられたという方も、かなりいらっしゃるのではないでしょうか。

ヘルニアが進むと、ちょっと腰をかがめただけで痛むなど、生活に支障をきたすようになります。病院で手術を勧められ、言われるがままに手術をしても、姿勢や生活習慣を変えないと、たいてい1年後ぐらいには再発します。そしてヘルニアは、だんだん悪化していきます。

腰痛を放っておくと、最後は寝たきりに

椎間板のダメージがあるまま年齢を重ねると、腰椎の後ろ側の変形によって、次第に脊柱管が狭まります。このあたりから椎間板ヘルニアは脊柱管狭窄症に移っていきます。そしてこの中間にある混合タイプの人が、とても多いのです。

狭窄症の症状が進むと、間欠性跛行《かんけつせいはこう》（一定の距離を歩くと、ふくらはぎなどにうずくような痛みやしびれが現れ、歩行が難しくなる状態）になることが多くなります。また高齢になると腰痛だけでなく、ひざ痛も出るようになり、外に出て歩くのが面倒になります。

歩くことが少なくなると、筋肉、関節、骨が衰えるのは避けられません。たまに歩くと、転倒して大腿骨頸部《だいたいこつけいぶ》を骨折し、介助者や車椅子がないと移動できなくなったり、そのまま寝たきりになったりしてしまいます。

腰痛は、決して同じ状態でとどまっていません。放っておくと、どんどん悪化していきます。また歩行などの活動は、せずにいると、その状態に慣れてしまいます。腰痛の悪化を食い止めて治すことやなるべく活動するようにすることなど、日々の努力が大事です。

腰痛は精密医療でも治らない

従来の医療に疑問を抱いたのが発端

私がこの本で皆さんにお伝えしている酒井式治療法は、以前私が編み出した「関節包内矯正」を元にし、発展させたものです。関節は、関節包という丈夫な包みに覆われています。「関節包内矯正」は、関節包の中にある骨の動きに異常がないか、指先と手のひらで感じ取り、正常な動きに改善していく治療法です。それは動かなくなったレール式の扉を、再びなめらかに開閉できるようにするイメージです。

私が整形外科や整骨院に勤めながら、痛みについて解剖学的な勉強をしていた頃、どうしても痛みの治らない患者さんに数多く出会いました。精密医療機器は革命的に進歩しても、そういう患者さんの数に変わりはありません。そのうち私は、解剖学的な治療法に疑問を抱くようになったのです。

嘘のように痛みが消えた感動の治療法

一方、大病院の整形外科で研修していた頃、私自身、強烈な腰痛に見舞われました。研修先の大病院に向かうため、バス停でバスを待っていると、突然腰に強い痛みを感じ、足がブルブル震え、立っていられなくなったのです。それまでも長時間歩いたり走ったりした時など、腰が少し痛くなることはありましたが、こんなことは初めてでした。何とかバスに乗り、研修先の病院にたどり着き、そこの先生に診ていただいたのですが、痛みがまったく消えません。

痛みの治療に対する疑問は、自分が体験したことで、ますます強くなりました。

その頃、その病院にたまたま遊びに来ていたM先生と知り合いました。M先生は、腰痛専門の有名な病院に勤める方とのことです。私はM先生に、自分の腰を診ていただくことになりました。M先生は器具や注射を使わず、私の腰のあたりを、軽く押すだけです。すると私の腰はゆっくり温かくなり、脚から汗が噴き出すと、私の痛みは嘘のように消えたのです。私はすっかり感動し、M先生に頼み、先生のもとで4年半研修しながら、私独自のものを加え、「関節包内矯正」を編み出したのです。

筋肉の凝りなど簡単に取れる

「強めのマッサージ」がダメな理由

私は関節だけでなく、筋肉のストレッチも提唱しています。

一般の方や一部の治療者によくある勘違いに、首や肩の凝りなど、筋肉のこわばりには、強い圧を加えればよいというのがあります。凝りが特にひどい時などは、そう思うかもしれません。

　でもみなさんは、強めのマッサージをしてもらったら、かえって不快な痛みが残ったということはありませんか。いわゆる「もみ返し」です。あれは何も治癒しておらず、筋肉の繊維が傷ついているだけです。筋肉はとても傷つきやすい組織なのです。

関節ストレッチは筋肉ストレッチにもなる

筋肉のこわばりを取るのに、決して強い圧は必要ありません。私が紹介するようなストレッチの方が、むしろ効果があります。

例えば首や肩に凝りのある場合、テニスボールを首の後ろにあてて仰向けになるテニスボールストレッチをすれば、軽度の凝りなら簡単に取れるでしょう。これは筋肉のストレッチになると同時に関節のストレッチにもなるので、優れた作用があると言えます。筋肉は疲れると中央よりも、骨とくっついている端の方が緊張しやすい特徴があります。テニスボールがあたる首の後ろは、背筋の筋肉や頭を支える筋肉が頸椎に付く部分なので、ちょうどいい具合に凝りが取れます。

尾骨の少し上にテニスボールを当てる腰のストレッチも同じです。こちらは背筋を支える筋肉の下の端に付いているので、腰の筋肉のこわばりをうまくほぐすことができます。

私が本書で紹介するのは、基本的には関節ストレッチです。しかしその多くは、筋肉ストレッチにもなります。痛みまではなく、凝りを感じた場合でも、関節ストレッチは効果があります。そういう場合、関節ストレッチを行っていただくと、腰痛などの予防にもなると思います。

脊柱管狭窄症と腰痛の有無は無関係

「腰の痛み」にこだわると、わからないことも

ガイドラインは当てにならない

2021年、脊柱管狭窄症ガイドラインの診断基準から、腰痛の有無が外されました。腰痛と一口に言っても、定義があいまいだというのがその理由です。

確かに「腰」と言っても、どこを指すのかはっきりしないということはあるでしょう。例えば、尻だけが痛く、そこから上には痛みがない場合は、腰痛とは言えないかもしれない。それまでのガイドラインに従うと、その患者は脊柱管狭窄症ではないことになってしまいます。でも、そういう場合でも脊柱管狭窄症であることは、私の経験から言ってもよくあります。

腰痛は症状ではなく原因を見極めよう

一方でガイドラインは、「尻から脚にかけての痛みやしびれ」「痛みやしびれが立っていたり、歩いたりすると起き、前かがみになったり、座ったりすると軽くなる」を、診断基準に残しています。

このように脊柱管狭窄症は、症状だけで見ると、なかなか判断が難しい。そこでここからは症状というより、なぜ症状が起きるのか、その原因に重点を置きながら、腰痛の分類をしたいと思います。その上でそれぞれの対策や、セルフケアをお伝えしましょう。

私は大まかな流れとして、腰痛は、筋肉痛↓仙腸関節異常↓椎間板ヘルニア↓分離・すべり症↓脊柱管狭窄症と進んで行くと考えます。そして実際、その境界ははっきりせず、症状がミックスして現れます。みなさんは自分がどのタイプなのかを見極めたうえで、セルフケアしてください。

どんな症状にも、もちろん原因があります。症状ばかりに着目していると原因を見過ごしてしまいます。また症状が治まっても、原因を突き止めていなければ、一時的なものになってしまいます。症状より原因に着目することが、腰痛治療には重要だと私は考えます。

痛みの出所《でどころ》を知ろう

自分の下半身不調の原因を知る方法

自分の原因を見極めることが重要

原因にはいろんな種類がある

下半身不調の原因は4つに分けることができます。1つの場合もあれば、複数が重なっている場合もあります。

1つ目は、仙腸関節。下半身不調の原因の8、9割は、仙腸関節の不調にあると考えられます。仙腸関節は、骨盤の中心にある仙骨と、その外側の腸骨の間にある関節です。上半身と脚をつなぐ重要な関節で、上半身の重さを支えながら地面から衝撃を受け止める、重要な役割を担っています。仙腸関節はほかの関節に比べて、動く範囲がとても小さく、数ミリしかありません。そのため固まりやすく、固まると、背骨全体の可動域が狭くなり、より大きな負担が腰椎にかかって腰痛が起きます。

原因によってセルフケアは異なる

2つ目は、腰そのもの。腰椎の関節の不調など、腰そのものの不調も、7割ほどが腰痛の原因としてあげられます。脊柱管狭窄症の前の段階のすべり症、ヘルニアなどが、これにあたります。

3つ目は、梨状筋《りじょうきん》。これは全体の1割ほどです。梨状筋は、尻の横側から太ももにかけての筋肉です。この筋肉が硬くなっていると、仰向けに寝た状態でひざを内側に回そうとすると、動かなかったり、とても動きにくかったりします。

4つ目は末梢神経。これは全体の3～4割ほど。代表的なものとして、足底腱膜炎《そくていけんまくえん》が挙げられます。長時間立つなどして足裏の筋肉が炎症を起こし、そこから腰痛が起こることがあります。

原因によってセルフケアが異なるので、P.172からのチェック方法で自分の下半身不調の原因がどれなのかを判別してください。そのうえでセルフケアすれば、はっきりと実感できる形で効果が現れると思います。

少し強めが治るコツ

1分以内101%の力でやる

少々痛くても怖がらずにやってみる

安静はかえって腰痛を長引かせる

ここからはセルフケアについて、説明したいと思います。

腰が痛いからといって、安静にしていてはいけません。もちろん激しい運動はいけませんが、安静はかえって治りが遅くなります。特にお年寄りの場合は、筋力の衰えのほか、顕微鏡レベルでは3日間で関節の拘縮《こうしゅく》が起き、介助や車いすが必要になったり、そのまま寝たきりになったりしてしまいます。

人間の体は、筋肉痛のような動かしすぎた痛みはすぐに取れます。反対に、動かずに生まれた痛みはなかなか取れません。そのことを念頭に置きながら、セルフケアに取り組んでください。

ストレッチは痛いのを怖がらずに

テニスボールストレッチは、基本的に1回につき1〜3分を1日1〜3回行うのを推奨していますが、それでも億劫だという方は、1分以内を、1回だけでもかまいません。頻度も1日に1度でかまいません。

オットセイ体操は、1回につき1〜3分を3回を推奨ですが、1分を3回でもいいでしょう。酒井式のストレッチや体操は、筋トレではありません。あくまで主眼は関節のこわばりをほぐすこと。回数を増やせば、それだけ効果が望めるものではないのです。

ただし強さは必要です。100%ではなく、101%の力、つまり、痛さを感じるぐらいの強さで行いましょう。

痛いと怖がる方がいらっしゃいますが、人間の体は自分が思っているよりはるかに頑丈《がんじょう》です。例えば大腿骨《だいたいこつ》は、600キロの力がかからないと折れません。自分の体重や力で自分の骨が折れることなど、絶対にありません。少々痛くても、怖がらずにストレッチを行ってください。そうしないと、なかなか効果が現れにくいと思います。

下半身の
神経痛の原因の
80~90%

仙《せん》腸《ちょう》関《かん》節《せつ》が原因

前かがみの姿勢が多い現代人は腰痛になりやすい

体育座りがNGになった理由

仙腸関節は、骨盤の中心にある仙骨と、その外側の腸骨の間にある関節。歩いたり、座ったり、物を持ち上げたりする時は、腰を動かさなければなりません。その時、骨と骨が連動することがとても大事です。腰と言うと、誰もが腰椎を思い浮かべますが、それと同じくらい仙腸関節も重要です。そして腰痛がある時は、腰椎よりむしろ仙腸関節の不調を疑った方がいい。仙腸関節はほかの関節に比べ、可動域が小さく、固まりやすいからです。

仙腸関節の拘縮は、たいてい前かがみの姿勢、特に椅子に座った状態での前かがみが原因です。

前かがみの体操は対症療法にすぎない

最近小中学生が、体育の時間などに、尻を床につけ、立て膝を両腕で抱える座り方、いわゆる体育座りを止めることが教育現場で広まっています。前かがみの同じ姿勢を長時間続けることで、仙腸関節がロックされ、腰痛が起きることへの懸念が浸透してきているのです。

その痛みの特徴は、体を後ろに反らすと痛いこと。これは競技用の自転車に乗る場合でも同じです。前かがみの状態で関節が拘縮しているため、反対の動作をすると、痛みが生じます。そのためこれまで体を後ろに反らせることは、腰痛をさらに悪化させると考えられ、体を前かがみにする体操ばかりが推奨されてきました。しかしそれは対症療法です。

根本的な治癒のためには原因、つまり仙腸関節のこわばりを取り除かなければなりません。放置していると、少し歩いただけで足腰が重くて歩けなくなったり、もっとひどくなると排尿障害が現れ、失禁したりするようになります。

回復のポイントは、やはりストレッチ。尾骨の少し上にテニスボールをあてがいながら、その上に仰向けに寝るストレッチが、とても効きます。

とても簡単にできる
チェック法

原因究明

仙《せん》腸《ちょう》関《かん》節《せつ》チェック

仙腸関節に問題があるかどうかは、パトリックテストという、ごく簡単なテストでわかります。

患者さんは仰向けに寝て、検査するほうの股関節を曲げ、そちらのかかとを反対側のひざにのせます。それから治療者は反対側の骨盤を固定しながら、検査するほうのひざ近くを持ちながら、その脚を外に回すようにします。仙腸関節に問題がある場合は、脚に痛みがあったり、まったく動かなかったりします。

テストの時のポイントは、骨盤をしっかり固

1

仰向けに寝て
つらい方の脚を曲げて
反対側の胸に近づける

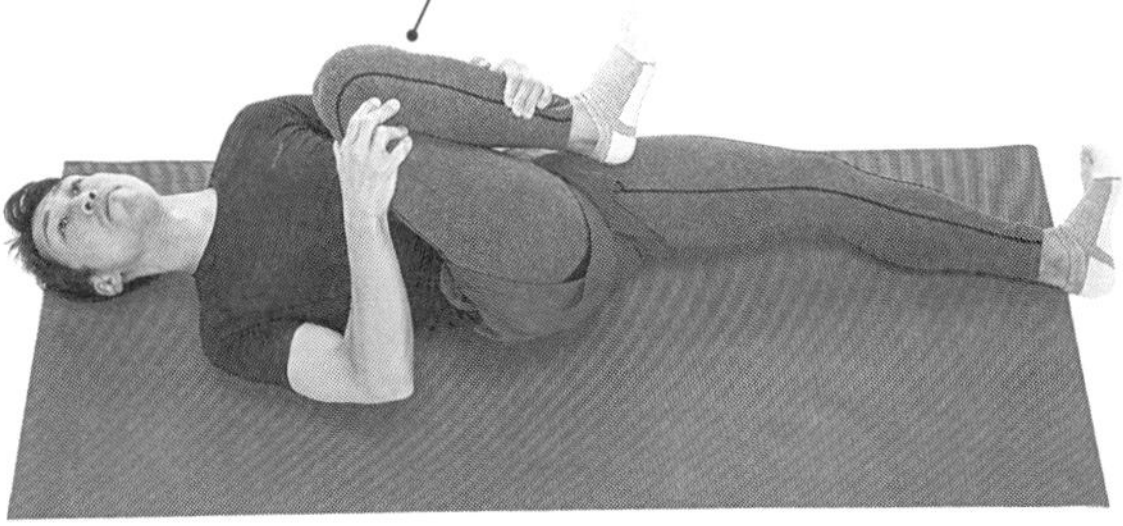

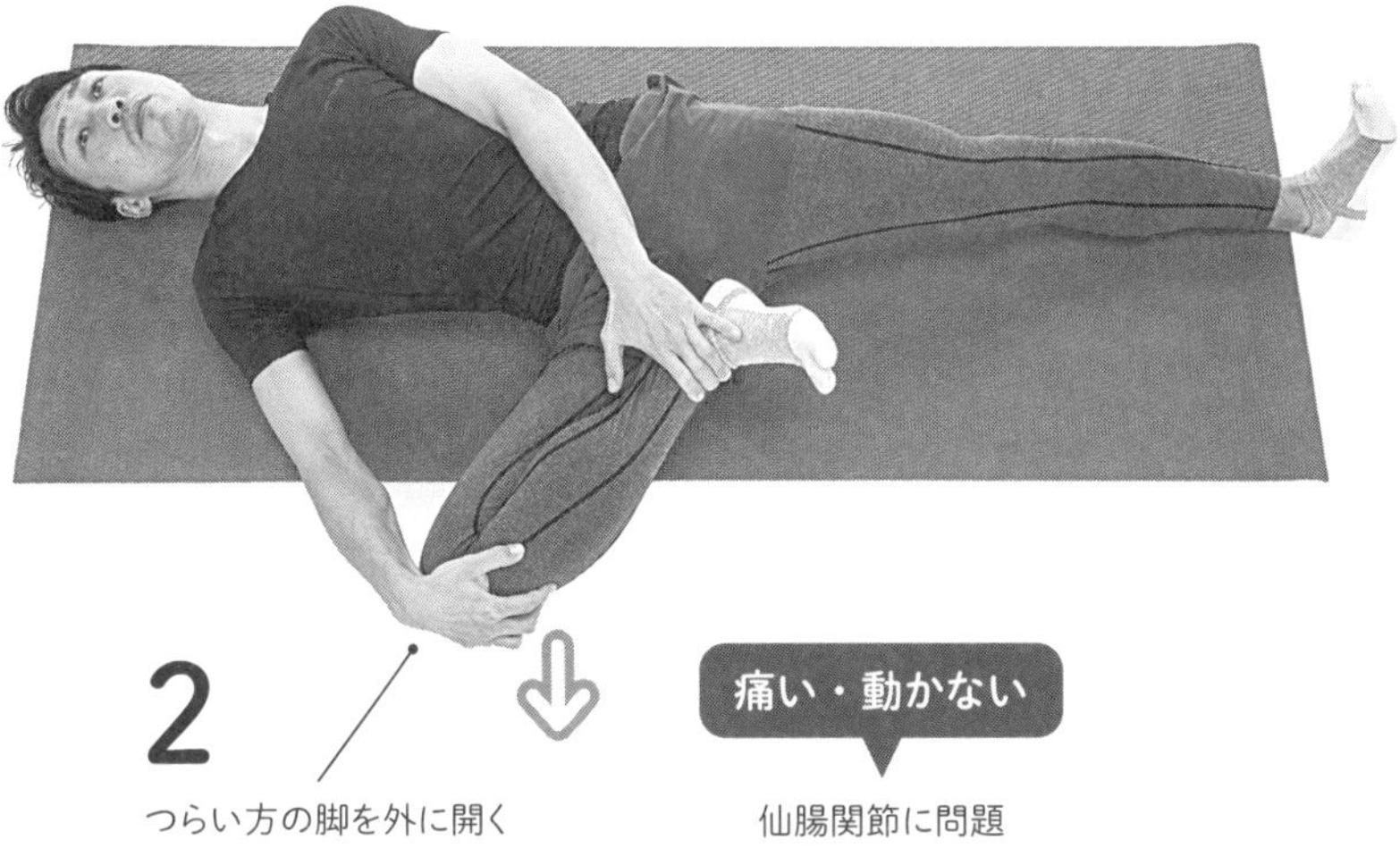

定すること。その時骨盤が浮くと、きちんとチェックできません。

仙腸関節のチェックは、1人でもできます。仙腸関節は、左右2ヵ所にあることを頭に入れておいてください。片方だけがロッキングする場合もあるし、両方がロッキングする場合もあります。それによって症状が片脚だけに出たり、両脚に出たりします。そのため、両方をチェックするのがいいと思います。

まず仰向けに寝ます。そしてつらいほうの脚を曲げ、反対の胸に近付けます。それから外に開きます。その動きで症状がより強くなったり、全く動かなかったりすれば、仙腸関節に問題があるということです。

外出中でもできるセルフケア

仙腸関節《せんちょうかんせつ》プッシュ

適応

A タイプ

B タイプ

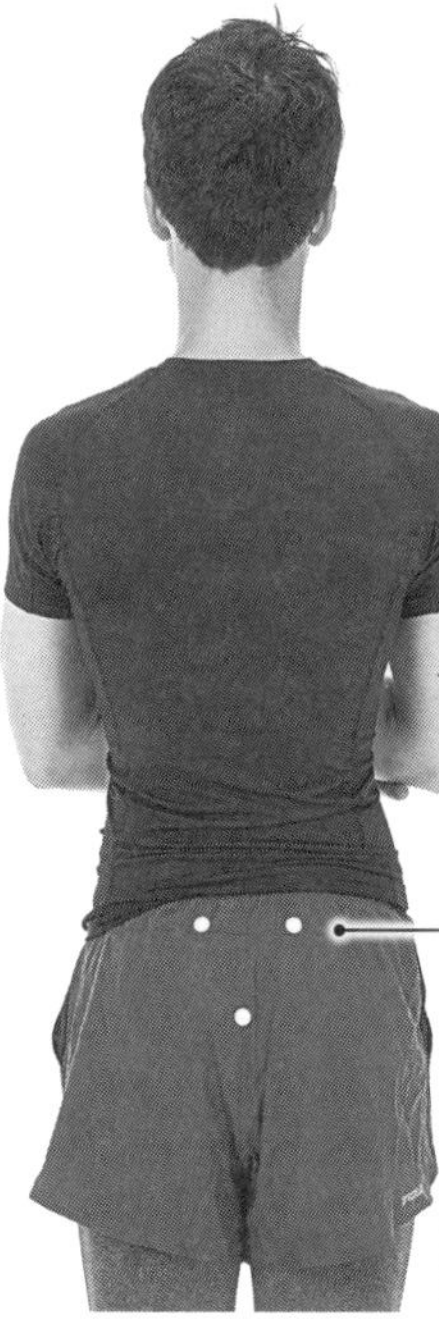

底辺が一番下の腰椎（L5）にある逆三角形、その辺の端に仙腸関節はある（P.26参照）

仙腸関節の位置の探し方はP.142参照

仙腸関節プッシュは、後ろに反ると痛くなるタイプの腰痛に悩んでいる人に効果のあるセルフケアです。外出中など、テニスボールがなくてもできるので、ぜひ行ってください。お尻の割れ目の上の出っ張った部分（尾骨）に握りこぶしを当て、その位置を小さな逆三角形の下の角と考えます。そして逆三角形の上の二つの角に当たるところに、仙腸関節はあります。逆三角形は、底辺が一番下の腰椎（L5）にあります（P.26参照）。一辺が1㎝ほどの小さな三角形で、その辺の端をポイン

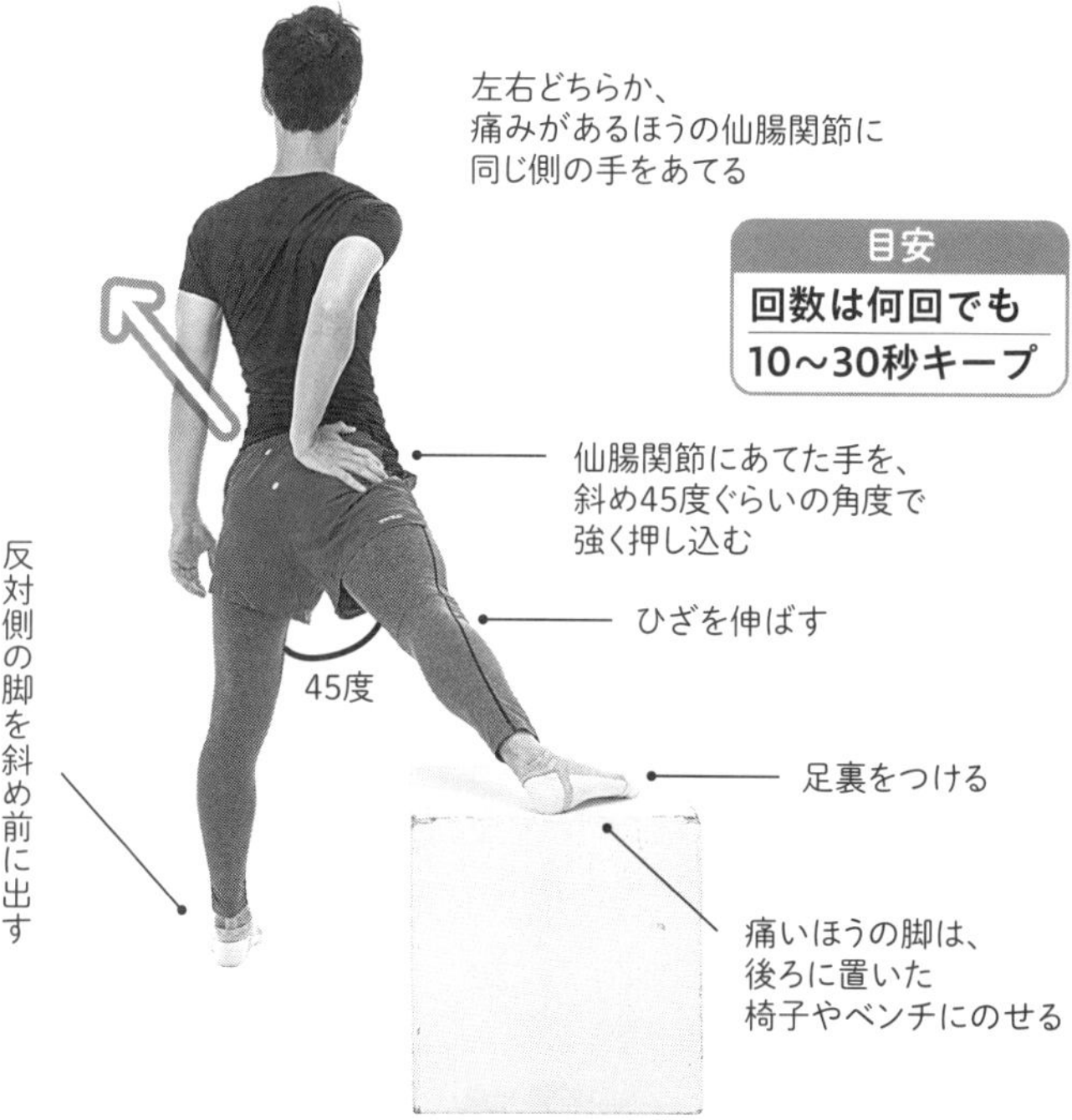
左右どちらか、
痛みがあるほうの仙腸関節に
同じ側の手をあてる
目安
回数は何回でも
10〜30秒キープ
仙腸関節にあてた手を、
斜め45度ぐらいの角度で
強く押し込む
ひざを伸ばす
45度
足裏をつける
痛いほうの脚は、
後ろに置いた
椅子やベンチにのせる
反対側の脚を斜め前に出す

トとして押すようにしましょう。

左右どちらか、痛みがあるほうの仙腸関節に同じ側の手を当てます。そして、手の位置がずれないよう注意しながら反対の脚を斜め前に出します。一方、痛いほうの脚は、後ろに置いた椅子やベンチにのせ、仙腸関節にあてた手を、斜め45度ぐらいの角度で強く押し込みます。その状態を10～30秒間キープ。回数の目安はありません。痛みがない時に行ってもいいし、外出中に痛みを感じた時などに行ってもかまわないと思います。仙腸関節は押すと気持ちいいですが、少し痛いかなというくらい押すほうが、効果的。やや強めに行うのがポイントです。

股関節ストレッチ

適応
Aタイプ
Bタイプ

目安
1日 1〜3回
30〜60秒キープ

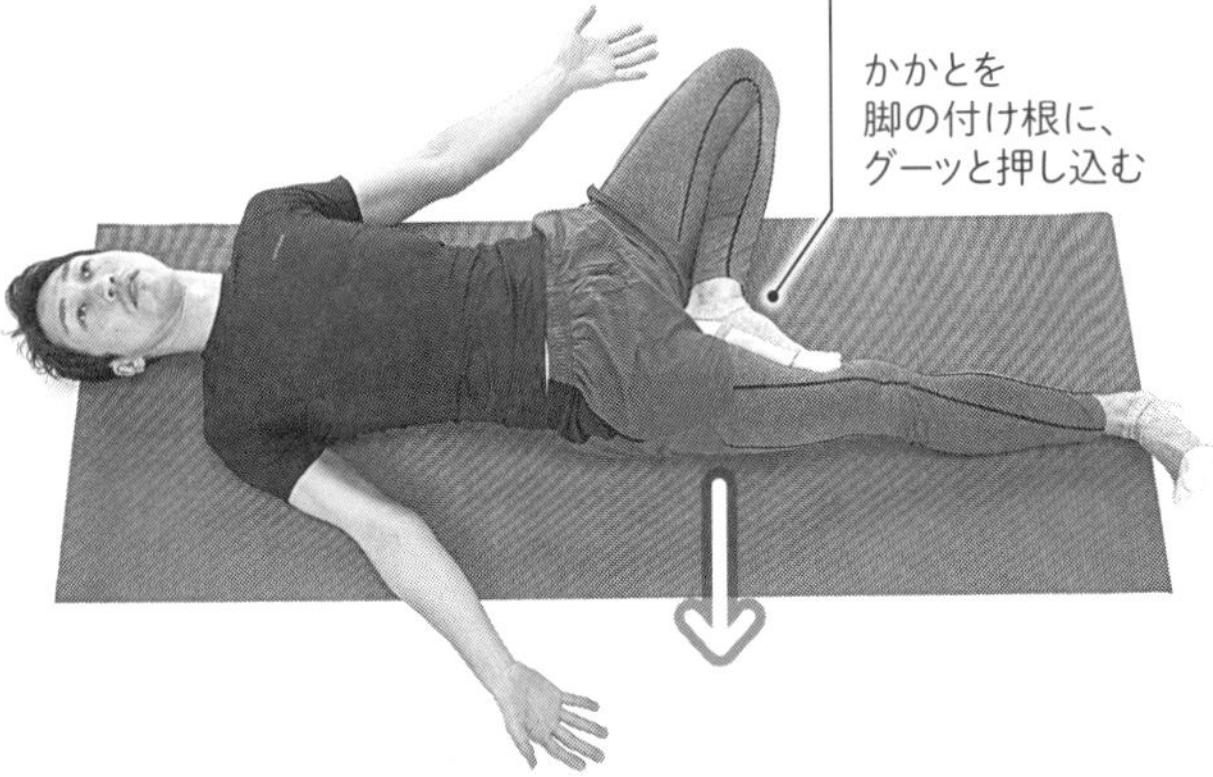

脊柱狭窄症になると、痛いほうの股関節が固まってしまいがちです。そうなると、お尻や脚がしびれたり、違和感が生じたりします。股関節ストレッチにはこわばりを取ることで、そうした不調を取り除く効果があります。まず仰向けに寝て、しびれや違和感のある方の脚の付け根に、反対のかかとを当てます。そのままかかとを脚の付け根に、グーッと押し込みます。その状態を30秒〜1分間キープ。1日1〜3回が目安です。できれば同じように、反対の股関節でも行いましょう。そうす

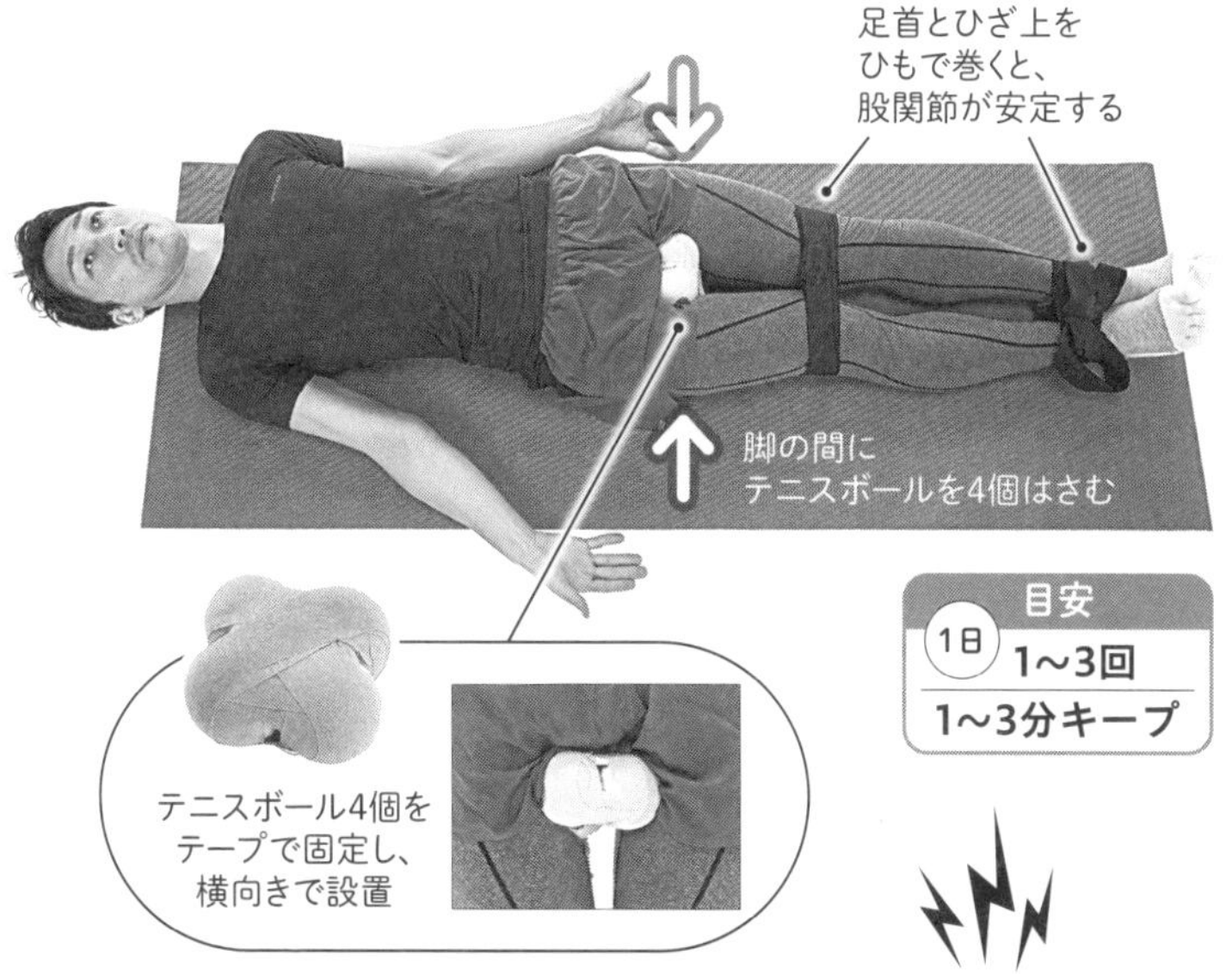
足首とひざ上を
ひもで巻くと、
股関節が安定する
脚の間に
テニスボールを4個はさむ
テニスボール4個を
テープで固定し、
横向きで設置

目安
1日 1〜3回
1〜3分キープ

脚を曲げるのがつらい場合

ることで予防になります。

股関節が固まった状態を放置していると、ほとんどの場合、痛みが出るようになります。そして歩く時痛いほうの脚は、なるべく痛くないように、その脚を外に向けます。その動きを繰り返すと、それを行う梨状筋《りじょうきん》が酷使され、こわばります。梨状筋のこわばりは、その下を走る坐骨神経に影響し、しびれや違和感が生じるのです。また脚を外に向けると、全身のバランスが悪くなり、姿勢も悪くなります。そのため不調は首や肩にまで広がっていきます。股関節ストレッチは、お尻や脚のしびれ、違和感を取ると同時に、姿勢をよくする効果もあります。

坐骨神経痛の原因の70％

腰そのものが原因

一番よくあるパターン

画像だけで判断できないことも多い

腰痛で病院に行くと、レントゲンやMRIを撮られます。しかし画像と症状が一致しないことが実に多い。特にその傾向が強いのが、坐骨神経痛など腰そのものに不調がある場合。MRIはとても精密な機器ですが、末梢神経の不調などは分からないことが多いのです。そのため治療者は患者さんをよく問診したり、姿勢などをしっかり観察したりする必要があります。

坐骨神経とは、腰椎と仙骨から出た末梢神経が仙骨の前面で合流しながら仙腸関節付近を通って後方へ回り、尻のあたりで太い神経になったものです。坐骨神経痛とは、その神経が圧迫されるなどして、腰痛のほか、下半身のしびれ、尻や下肢の痛み、だるさやこわばりが現れるものです。

圧迫された神経を伸ばすことが大事

坐骨神経痛に効果があるのは、やはりストレッチと体操。2章などでも紹介したオットセイ体操（P.136〜142参照）のほか、オットセイ体操で両肘をつけるひじつきオットセイ、正座した状態で両腕を前に伸ばしてゆき、体をゆっくり丸めて上体を倒す猫ストレッチ（P.150参照）、そこから膝を立てる怒った猫（P.153参照）などが、よく効きます。

ほかには椅子を使ってする坐骨神経伸ばし（P.192、203参照）、2章などでも紹介した、胸腰椎テニスボールストレッチ（P.146参照）も有効です。

前かがみになると痛い人には、立った状態で片足を振る脚振りストレッチ（P.186参照）。体を反らすと痛い人は、立った状態で片足を椅子に載せ、足先を外に開いて太ももを伸ばす太もも伸ばしストレッチ（P.192参照）がいいでしょう。

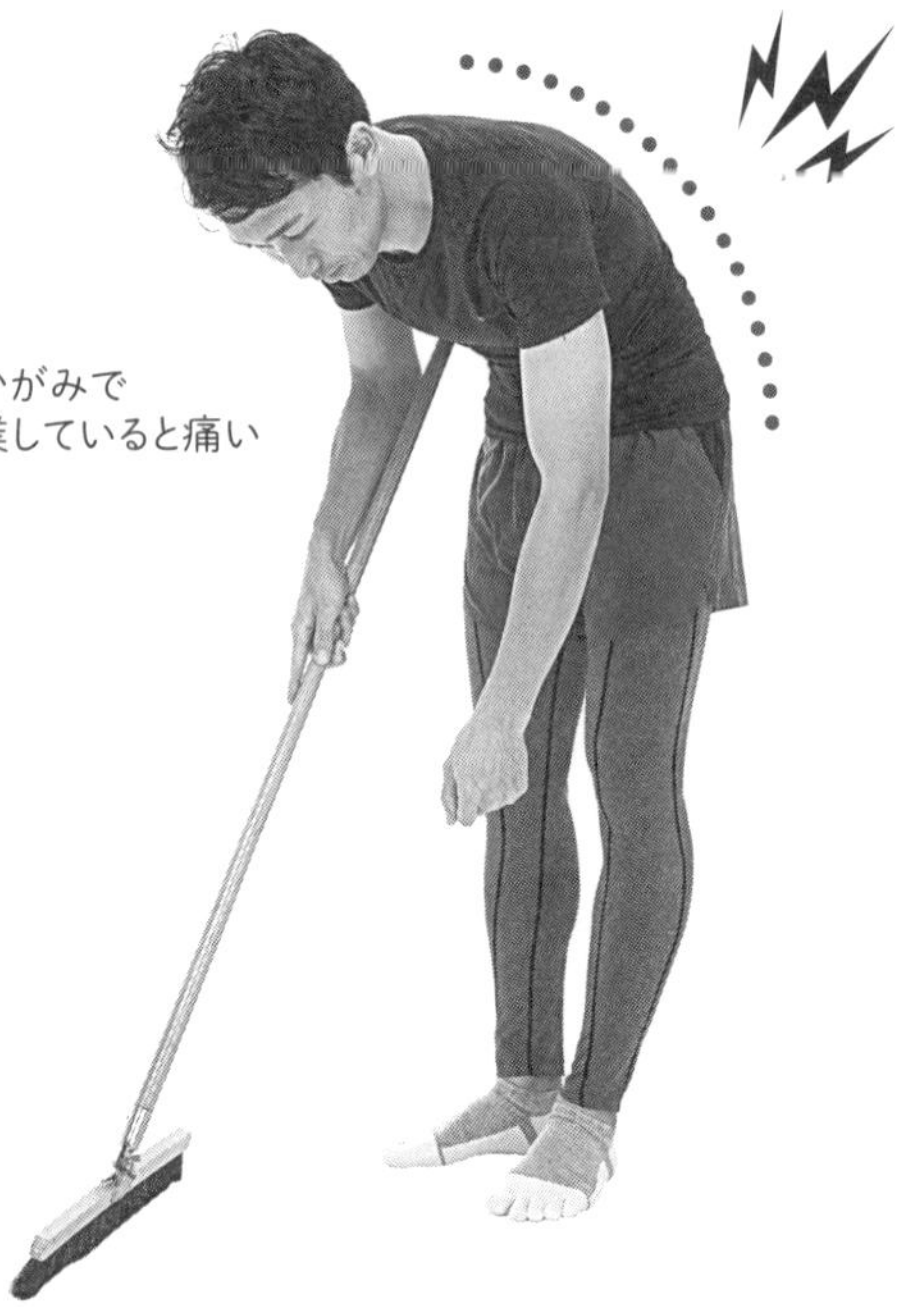
前かがみで
作業していると痛い

原因究明

ヘルニアチェック（腰痛タイプA）

椎間板ヘルニアによる強い痛みやしびれは、何もないところに突然発生するわけではありません。第1段階として、悪い姿勢、デスクワークや車の運転を長時間続ける、腰や背中の筋肉が張るなどの、さまざまな原因や兆候があります。それらに対し、適切なケアをせず放置していると、マッサージをしても腰の張りや重だるさが取れない、靴下を履く動作や、座り続ける、立ち続けるなどの動作で、必ず腰が痛くなる。仰向けに寝るのがつらくなったなどの第2段階に進みます。そのよう

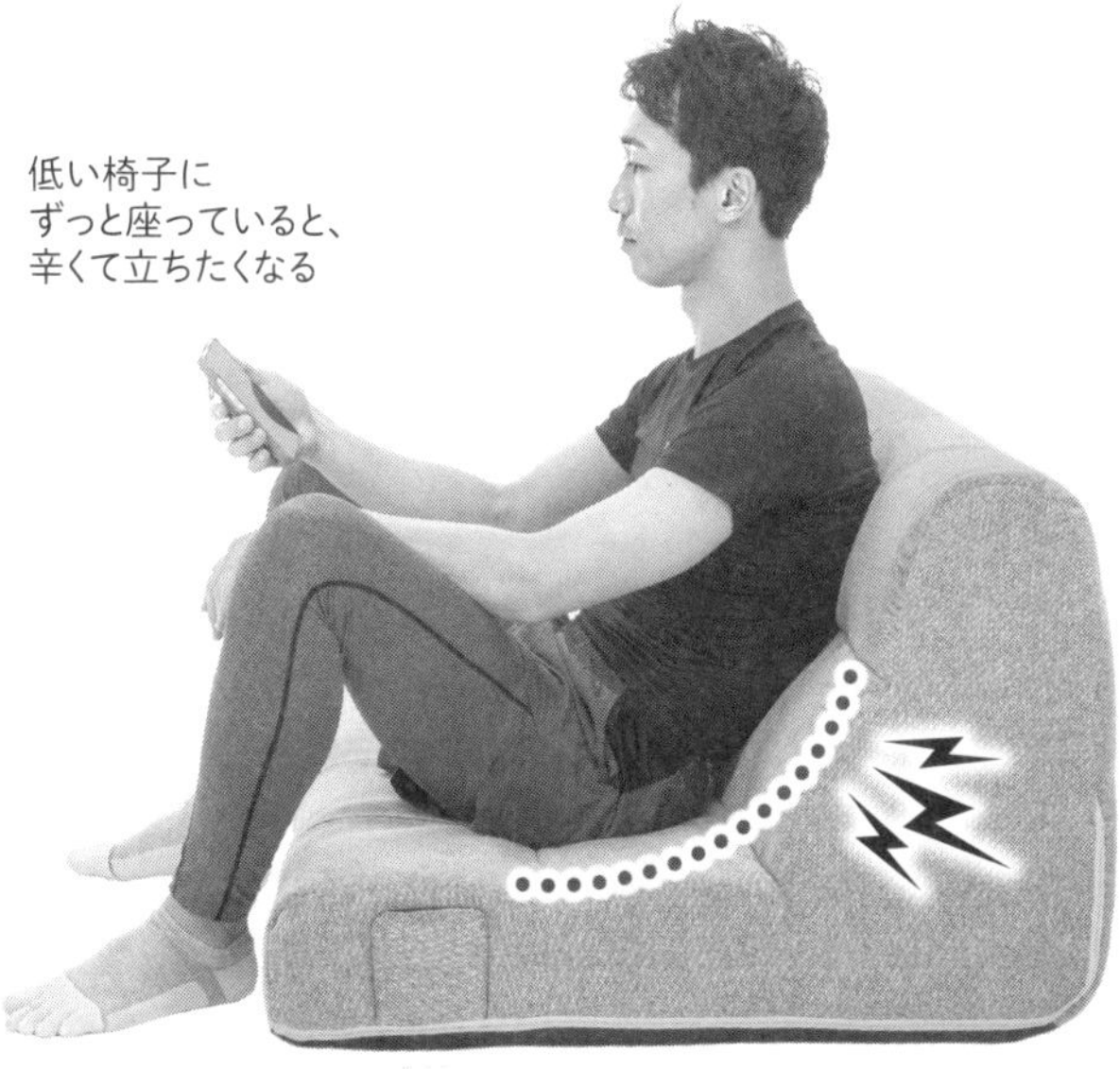
低い椅子に
ずっと座っていると、
辛くて立ちたくなる

にじわじわと進んでいくのが、ヘルニアの特徴です。そのことに注意してください。

第2段階は、せきやくしゃみをした時、トイレでいきんだ時に、腰にズキンと響く、ぎっくり腰を何度か繰り返している、腰の痛みのせいで、起床時に布団から出るまで2、3分かかるなどの第3段階に進みます。第1段階での腰痛は、ほとんどの場合、まだ筋肉痛ですが、第2、第3と段階が進むにつれ、ダメージは関節や骨に及びます。そうなるとその人は、常に腰痛に悩まされることになります。痛みをなくすためには、段階に応じたケアが必要です。本書で紹介したケアを行えば、もちろん必ず痛みはなくなります。

腰を反らすとわかる

原因究明

分離症・すべり症チェック（腰痛タイプB）

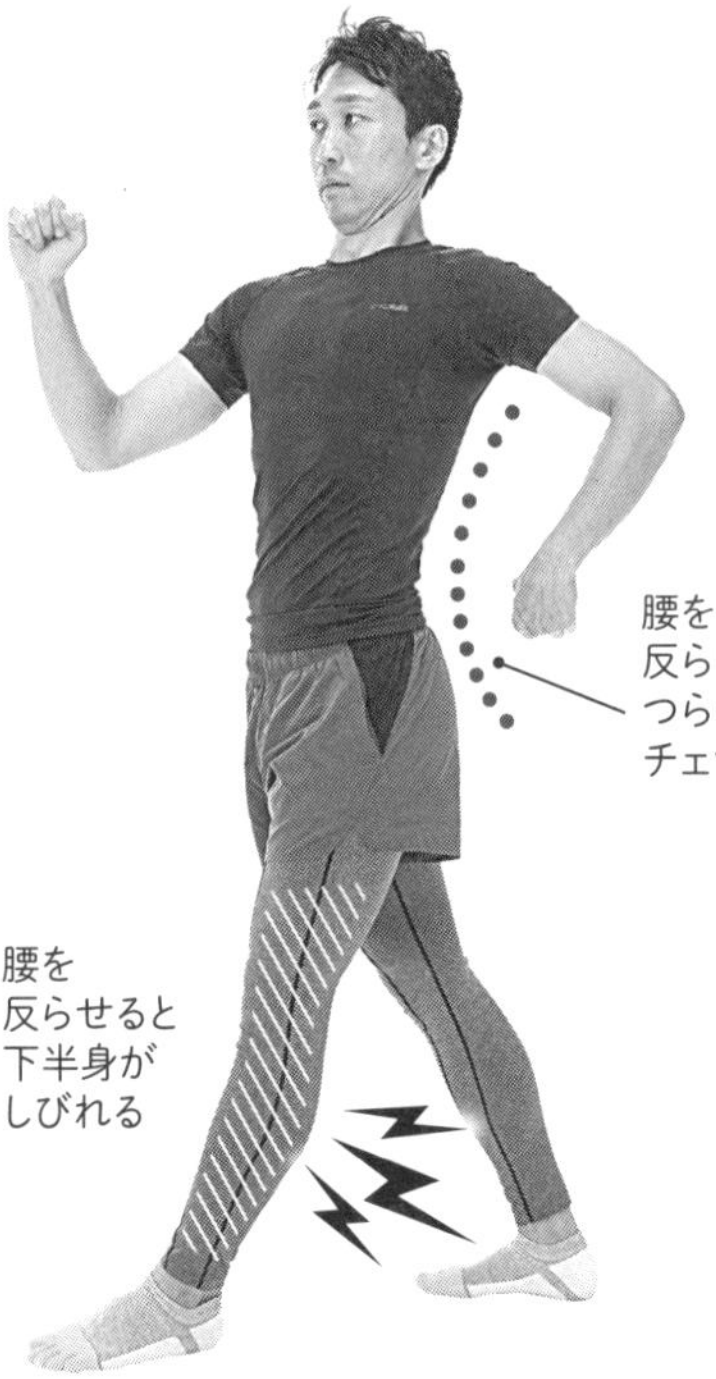
腰を
反らしながら歩き、
つらくないかを
チェック
腰を
反らせると
下半身が
しびれる

分離症・すべり症は、大まかに言うと、体を反らすと腰が痛むタイプの病気です。腰椎は、椎骨が5つつながってできています（P.26参照）。悪い姿勢によって、椎骨と椎骨をつなぐ椎間板の前側がつぶれます。そのダメージがさらに進むと、今度は椎骨の後ろ側もつぶれます。それによって、体を反らすと痛みが出るようになります。より詳しく言うと、腰椎後方の突起にひびが入り、そこが分離するのが分離症、突起が割れてすべり出てしまうのがすべり症です。次のページでは簡単に行

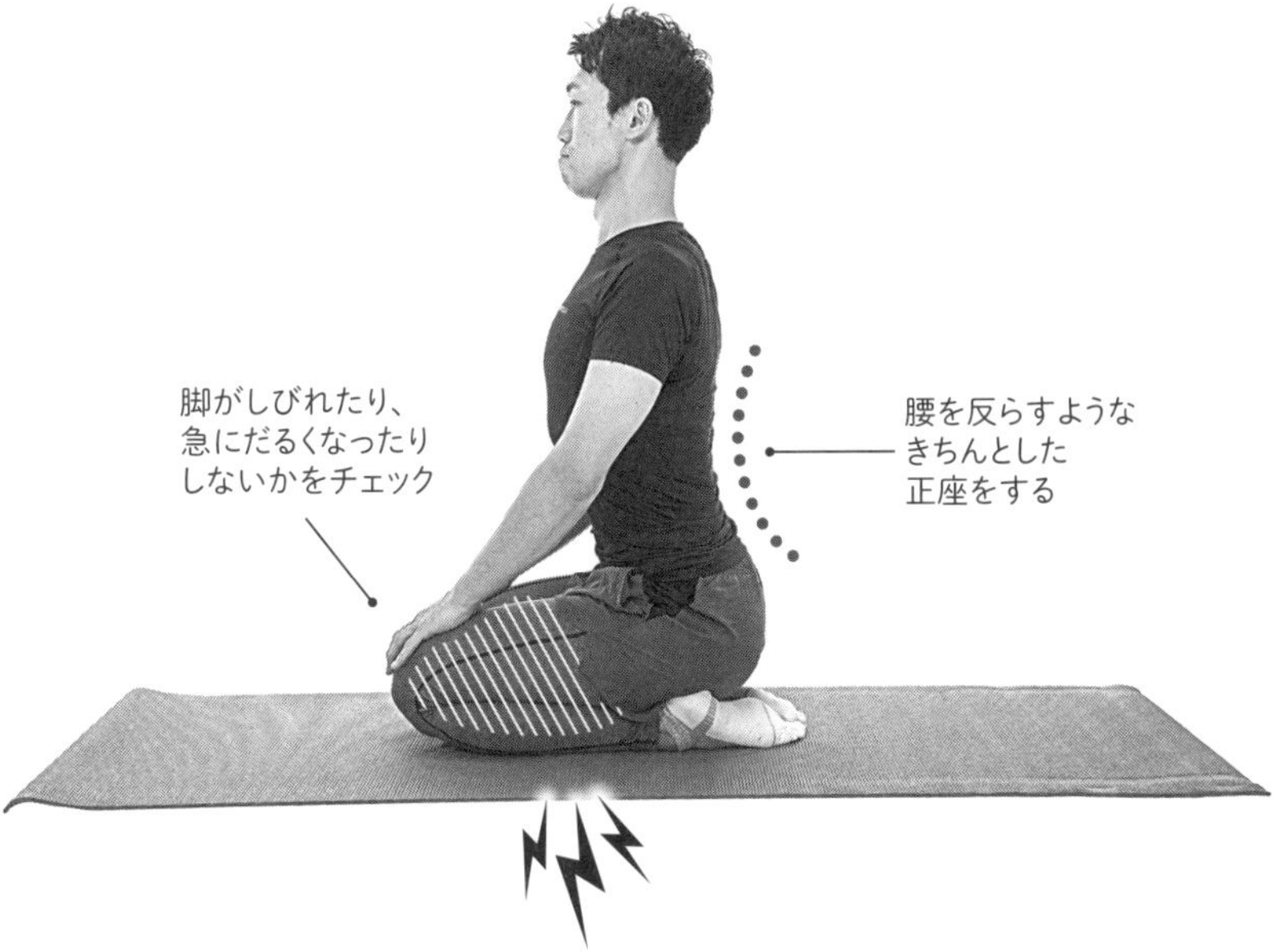
脚がしびれたり、
急にだるくなったり
しないかをチェック
腰を反らすような
きちんとした
正座をする

える、分離症・すべり症のチェック方法を見ることにしましょう。

まず正座をしてください。何となくするのではなく、腰を反らすようなきちんとした正座です。すると体の重心が後ろに移り、脊柱管の内圧が上がります。そして分離症・すべり症であれば、脚がしびれたり、急にだるくなったりします。これは分離症・すべり症は、骨や関節の後ろ側に問題がある場合が多く、そこが圧迫されるからです。腰を反らしながら歩くことでもチェックできます。その姿勢で歩いてみて、つらい場合は、やはり分離症・すべり症の疑いがあります。腰が痛い場合は、一度試してみてください。

腓《ひ》骨《こつ》神経痛のばし

適応

Aタイプ

Bタイプ

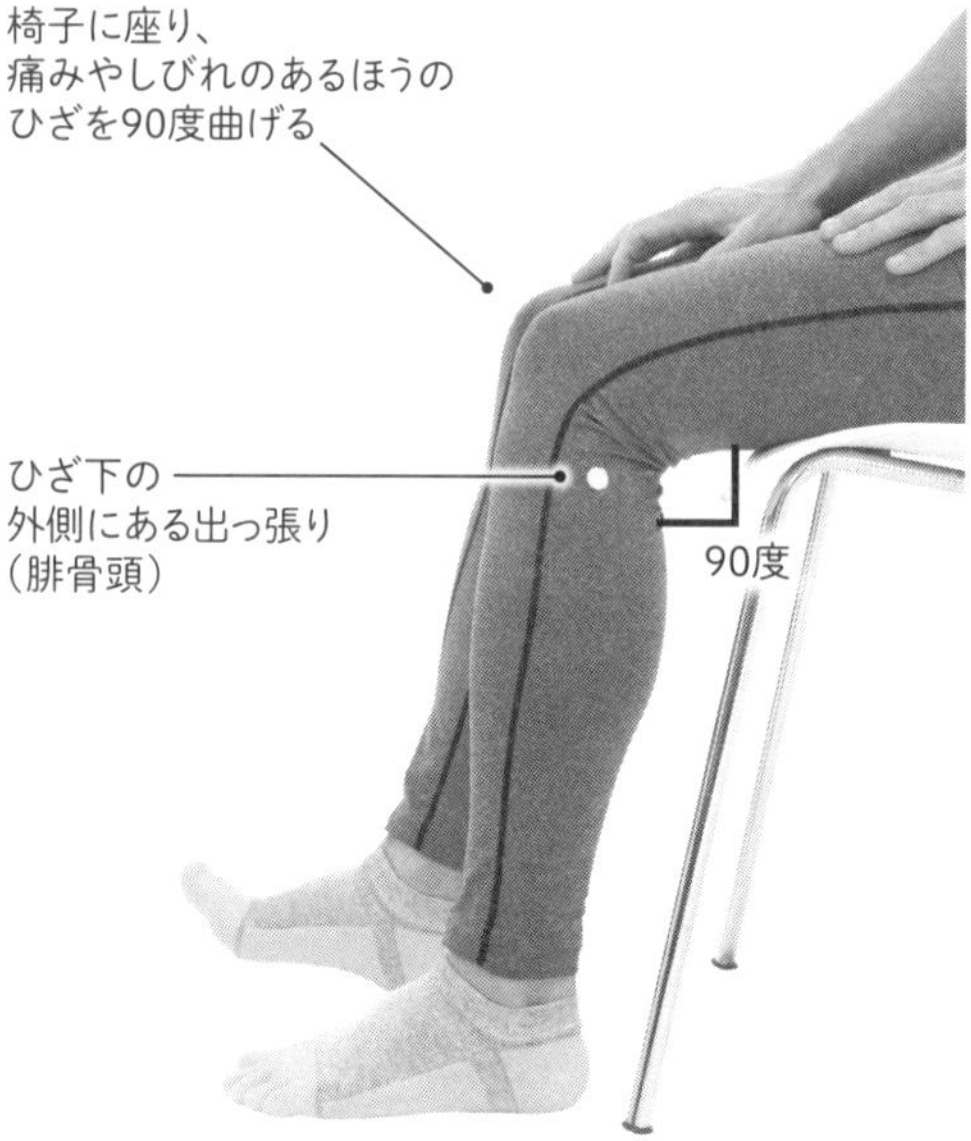

ひざから下に痛みやしびれがある場合、坐骨神経（坐骨からお尻の筋肉を通り、脚へ向かう神経）がこわばっていることがあります。このこわばりを取れば、不調は緩和されます。

ここでは椅子を使ったストレッチを2つ紹介したいと思います。まず椅子に座り、痛みやしびれのあるほうのひざを90度曲げます。次にひざ下の外側にある出っ張り（腓骨頭《ひこつとう》）を強めにつまみ、そのまま1〜3分間もんだり、後ろへ動かしたりします。1日1〜3回が目安ですが、痛みやしびれがひどい時はその都

2

目安
1日 1～3回
1～3分間骨を動かす

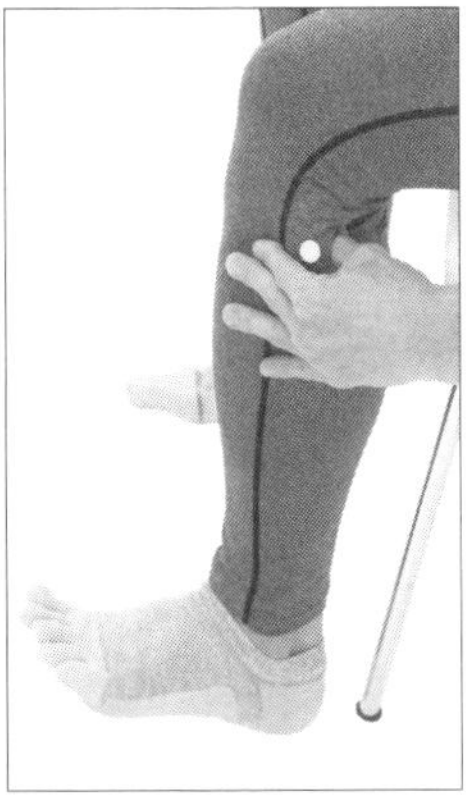

腓骨頭を強めにつまみ、
そのまま1～3分間もんだり、
前後に動かしたりする

1

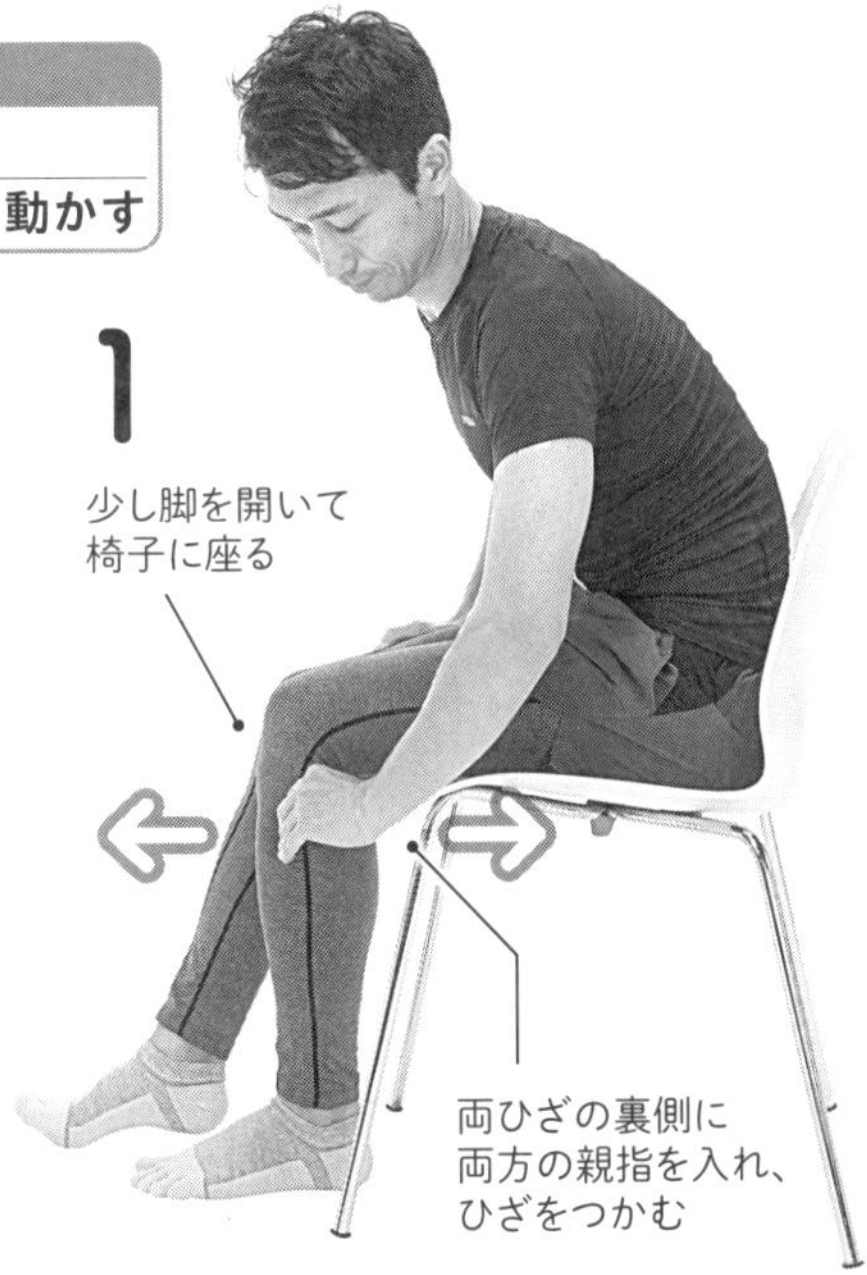

度行ってください。

2つ目は少し脚を開いて椅子に座り、両ひざの裏側に両方の親指を入れ、ひざをつかみます。そして両ひざの間を狭めるように。内側に押します。少し痛いですが、そのうち膝のまわりがジワリと温かくなり、血流がよくなるのがわかるはずです。血流がよくなるということは、それだけ効果があるということです。腓骨頭の裏側には、血管や神経がたくさん通っているので、そのこわばりを取ることで、症状が緩和します。1回につき、1～3分間。1日1～3回が目安です。どちらのストレッチも、ひざのまわりの狭いスペースを広げるイメージで行うと効果的です。

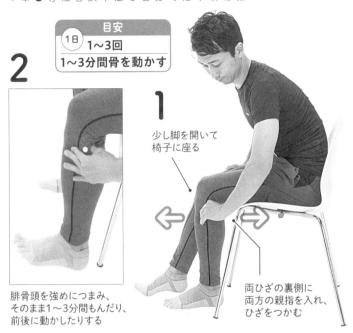

脚振りストレッチ

適応

Aタイプ

Bタイプ

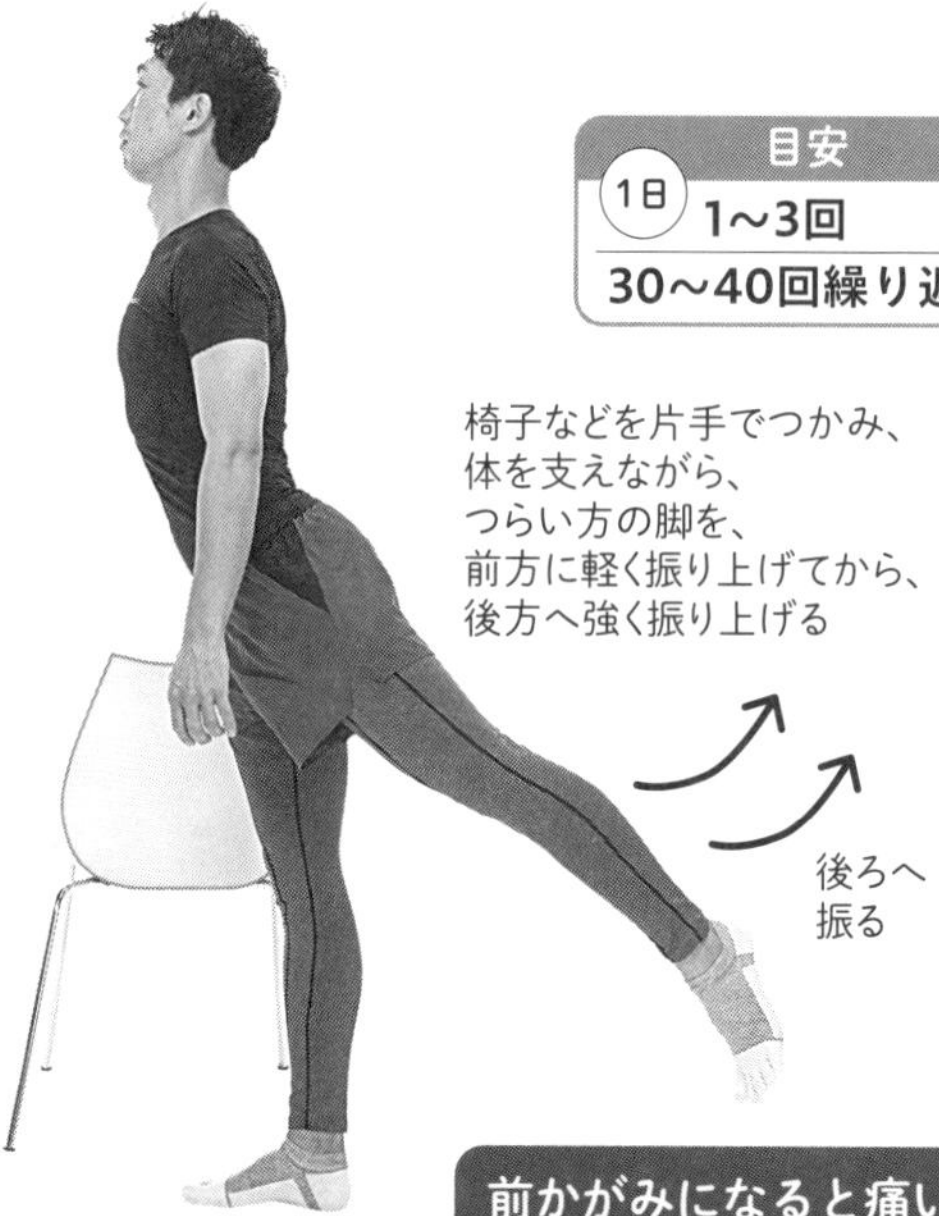

目安
1日 1〜3回
30〜40回繰り返す

椅子などを片手でつかみ、
体を支えながら、
つらい方の脚を、
前方に軽く振り上げてから、
後方へ強く振り上げる

前かがみになると痛い
Aタイプ

脚振りストレッチは、後方と前方の2種類あり、どちらも脚の重さによる遠心力を利用した腰のセルフケアストレッチです。症状によって、2種類のどちらかを使い分けるようにしてください。後方脚振りストレッチは、前かがみになると痛い人に適したストレッチです。椅子などを片手でつかみ、体を支えながら、痛み、だるさ、しびれなどのある方の脚を、前方に軽く振り上げます。そしてその脚を、今度は後方へ強く振り上げ、その運動を30〜40回繰り返します。1日1回〜3回が

目安
1日 **1～3回**
30～40回繰り返す

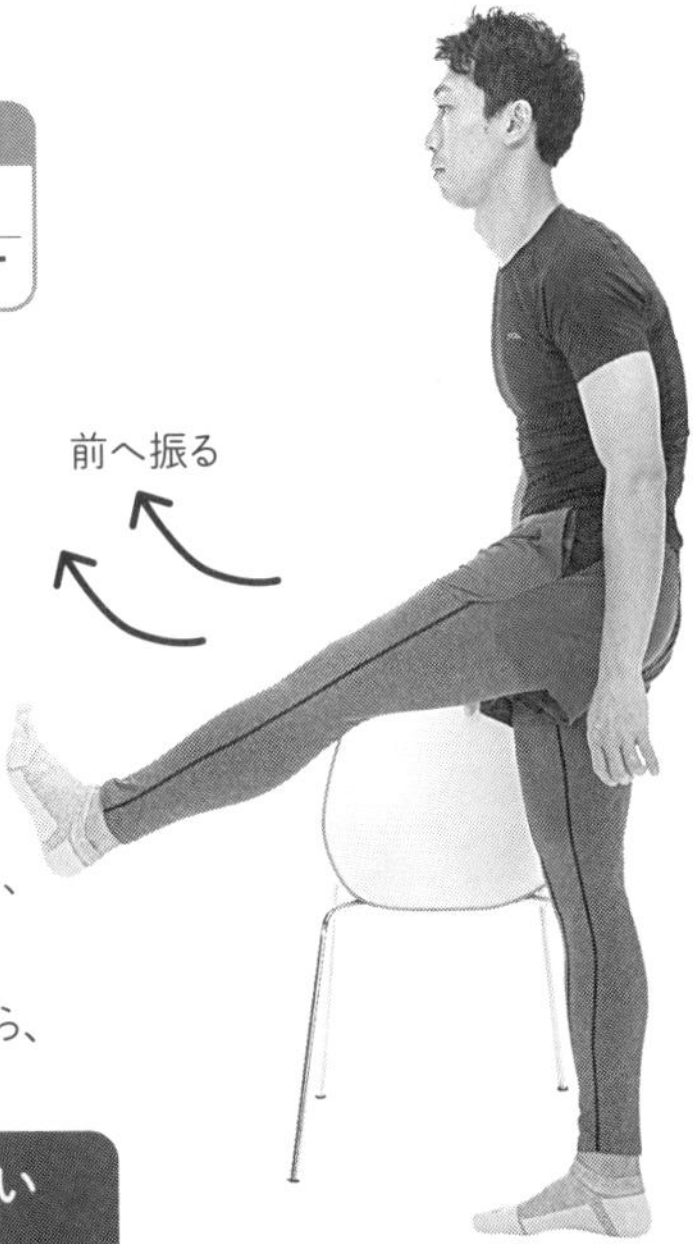

椅子などを片手でつかみ、
体を支えながら、
つらい方の脚を、
後方に軽く振り上げてから、
前方へ強く振り上げる

後ろに反ると痛い
Bタイプ

目安です。脚を振り上げる時は、後ろへの振り上げを強く意識しましょう。

前方脚振りストレッチは、体を反らすと痛むタイプの方におすすめできるストレッチです。痛みがあると、そのほうへの動きは苦手になります。そしてその苦手な動きをあえてすることで、悪いところを矯正し、腰椎をはじめ、背骨全体に正常な機能を取り戻すことができます。前方脚振りストレッチは、後方脚振りストレッチとは反対に、痛みやだるさのある方の脚を、後方に軽く振り上げます。そしてその脚を、今度は前方へ強く振り上げ、その運動を30～40回繰り返します。1日1～3回が目安です。

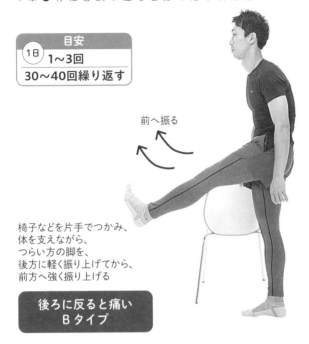

腰を左右に動かす

適応

Aタイプ

Bタイプ

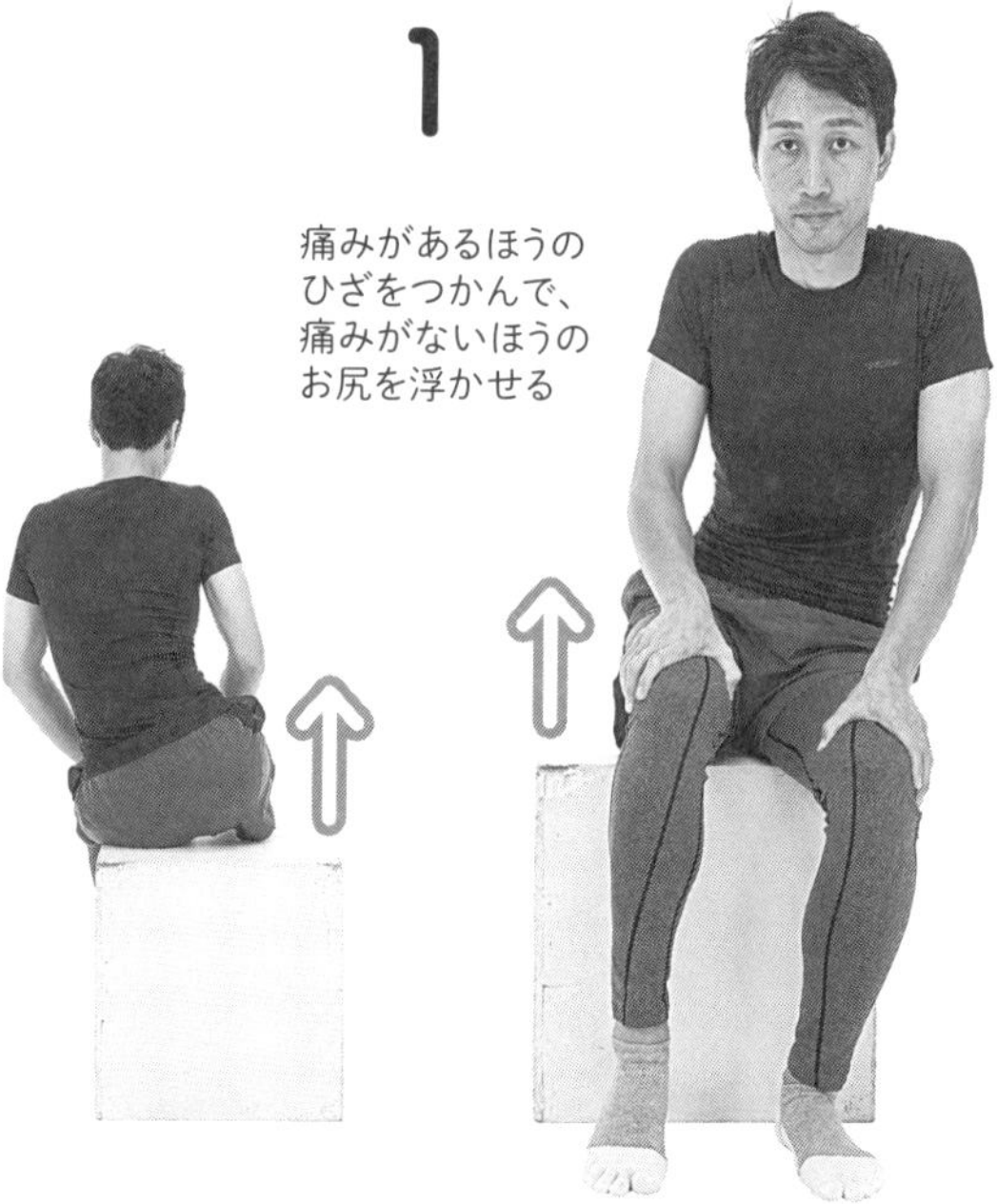

1

痛みがあるほうのひざをつかんで、痛みがないほうのお尻を浮かせる

どんな姿勢でも、長時間同じ姿勢でいることは、腰によくありません。デスクワークなど、椅子に長い間座っている場合は、30分〜1時間に一度は立ち上がり、腰などの関節を休ませるようにしましょう。どうしても立ち上がることができない場合は、腰にかかる負担を少なくするため、ひざをつかんで腰を左右に動かしてください。まず、痛みがあるほうのひざをつかんで、痛みがないほうのお尻を浮かせます。次に、反対のひざをつかみ、痛みのあるほうのお尻を浮かせます。これを

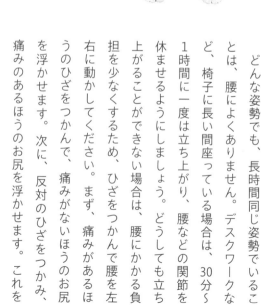

2 次に、反対のひざをつかみ、痛みのあるほうのお尻を浮かせる。これを10～20回繰り返す。

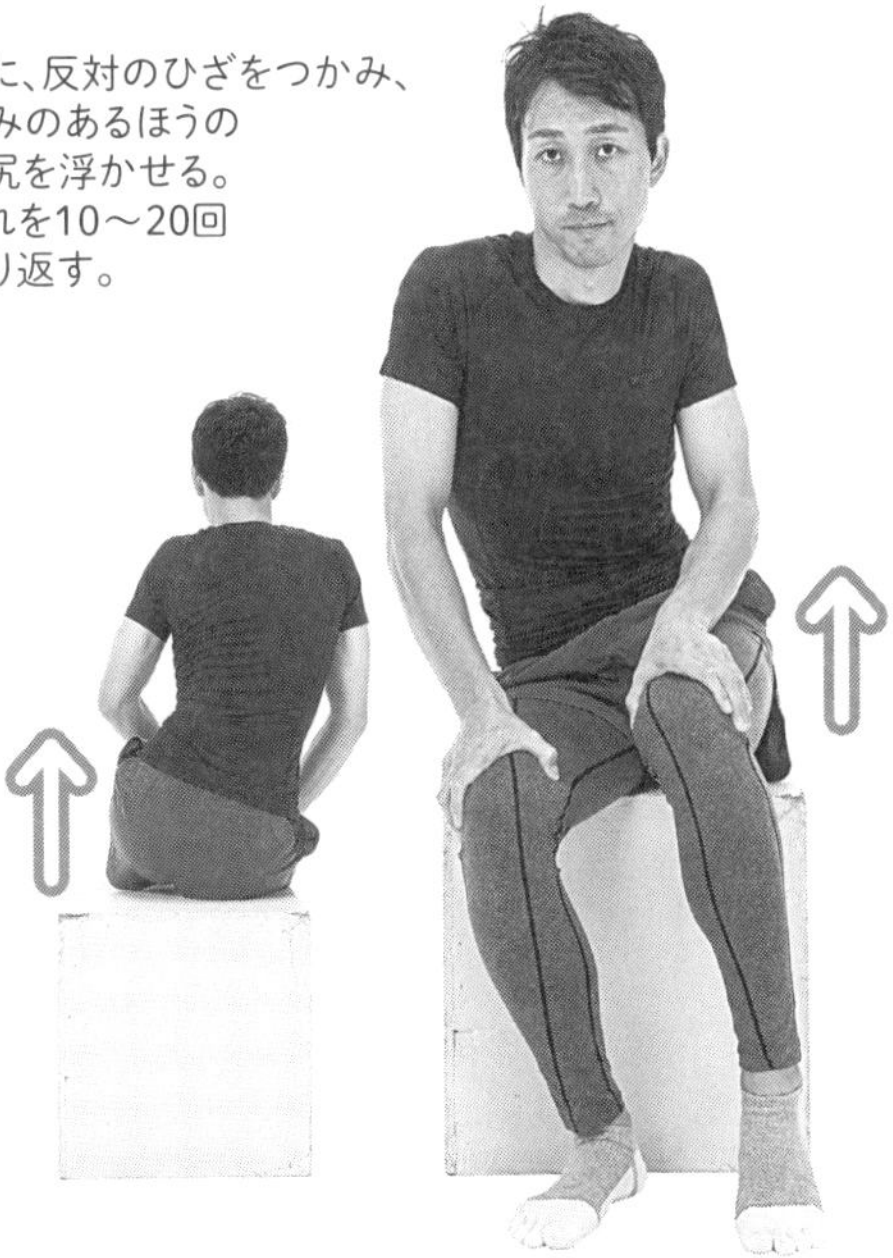

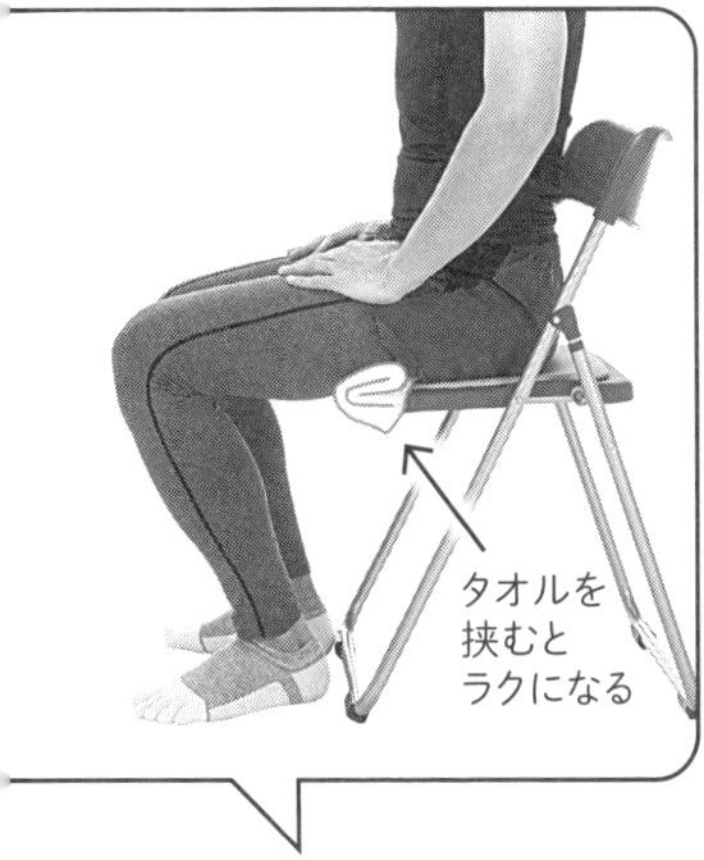

10～20回繰り返します。1日に何度行ってもかまいません。

このストレッチは簡単にもかかわらず、とても効果的です。腰椎の後ろ側には椎間孔《ついかんこう》という穴があり、そこから神経が伸びています。お尻を浮かせると、その穴を圧迫する力が弱まり、痛みが軽くなるからです。このストレッチは、前かがみになると痛みが出る人、体を反らすと痛みが出る人のどちらにも効果がありますが、特に前かがみになると痛い人に効果があると思います。

パイプ椅子に座っていると痛くなる場合は、角の固さをやわらげるため、タオルを挟むとよいでしょう。

左右の女性座り

適応

Aタイプ

Bタイプ

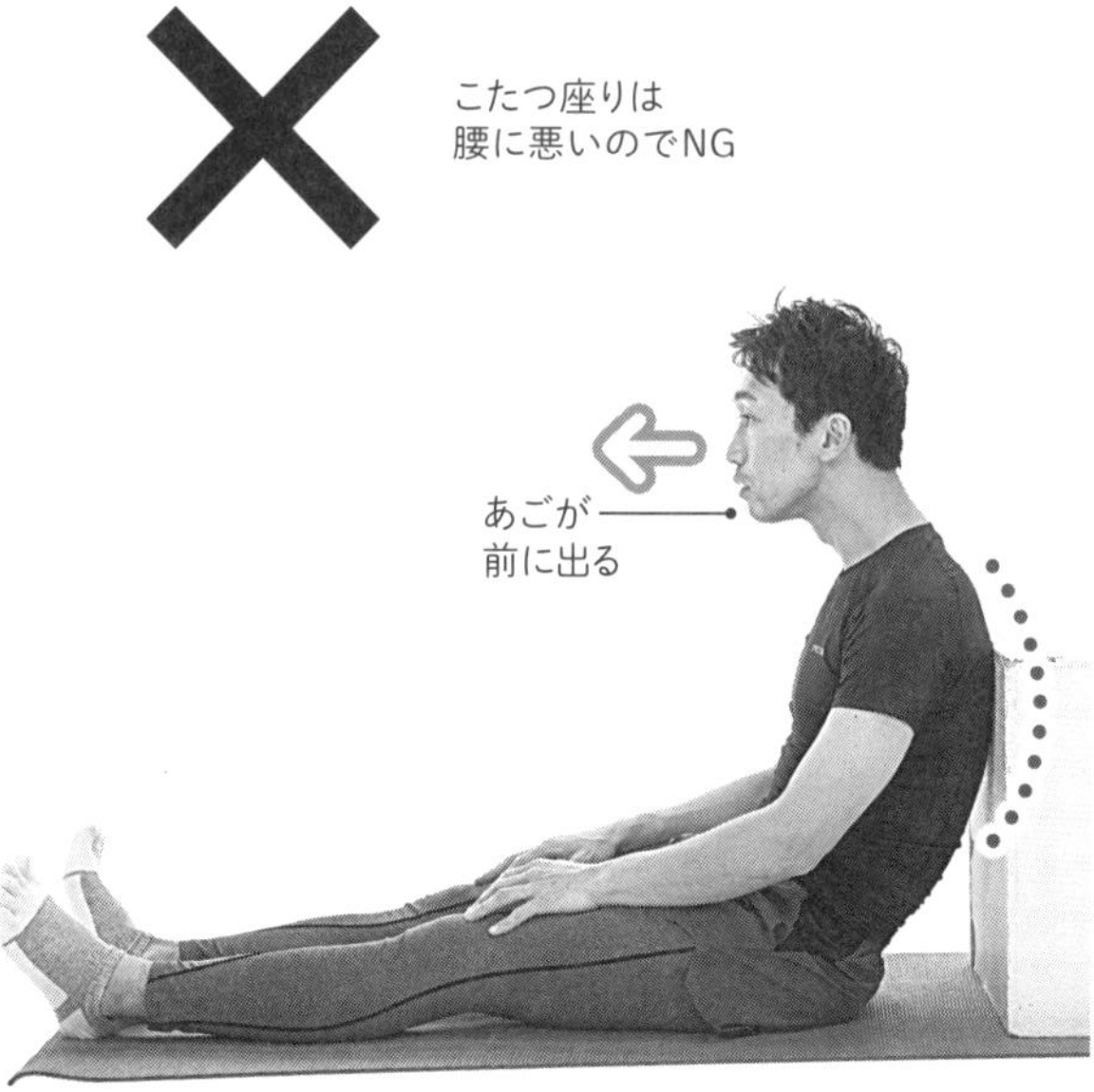
こたつ座りは
腰に悪いのでNG
あごが
前に出る

腰痛のある方、特にお尻や脚にしびれのある方は、なるべく床に直接座るのを避けるようにしてください。同じ姿勢を続けなければならないことに加え、下半身に強い圧迫が加わるからです。どうしても座らなければならない時は、正しい姿勢で正座をしてください。そうすることで、ダメージをかなり軽減することができます。あごを引き、両肩を開いて胸を張ります。そして腰をまっすぐに伸ばします。腰を伸ばすと、痛みが出そうになるかもしれませんが、ギリギリまで伸ばしてくだ

○

痛みがあるのとは反対の方へ脚を崩す

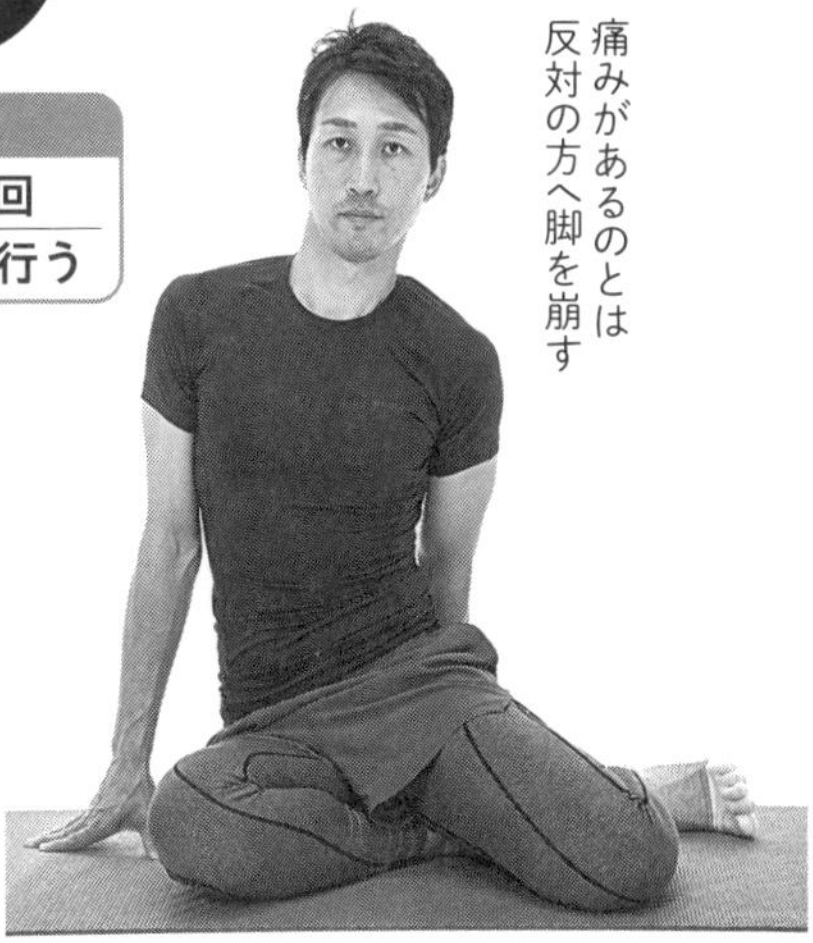

目安
1日 1〜3回
10分程度行う

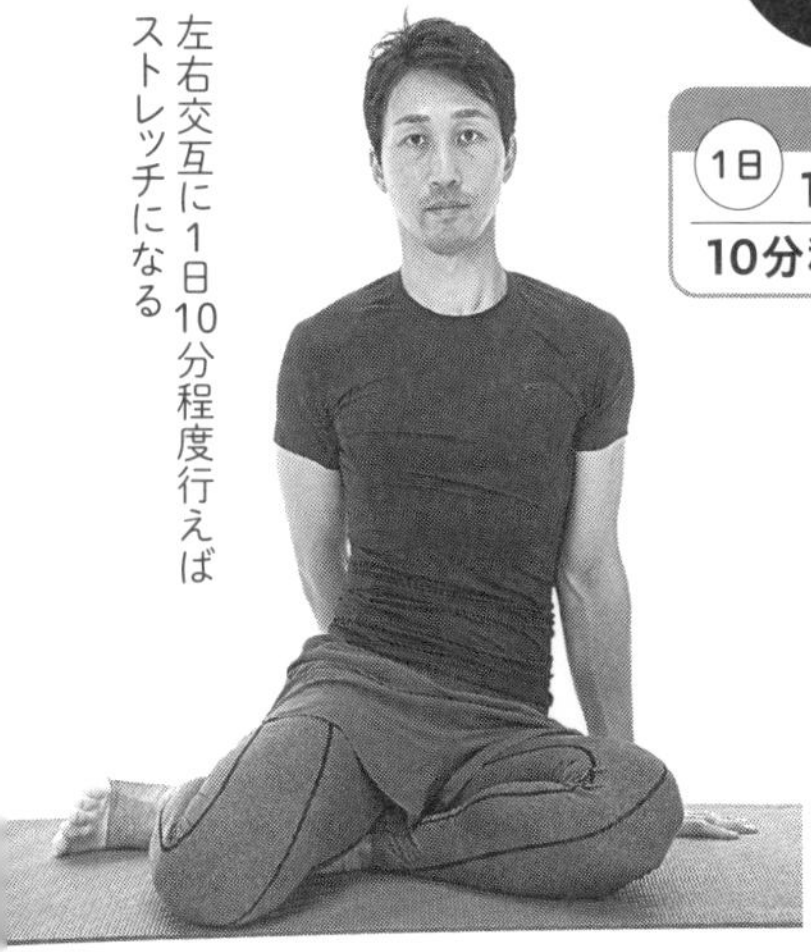

左右交互に1日10分程度行えばストレッチになる

さい。背を丸めると、それだけ腰に負担がかかり、かえってよくありません。

しかし正座は、なるべく早く脚を崩したほうがいいと思います。いわゆる女性座りにするということです。同じ姿勢を長く続けることは、何より腰に悪いからです。脚を崩す時は、痛みがあるのとは反対のほうに崩しましょう。そうすれば下半身にかかる体重が分散され、それだけ神経や血管に加わる圧迫が軽くなります。またP.189で述べたような椎間孔に加わる圧迫も弱まるため、痛みが出にくくなります。また、これを1日10分程度行えばストレッチになるので、セルフケアとしてもおすすめです。

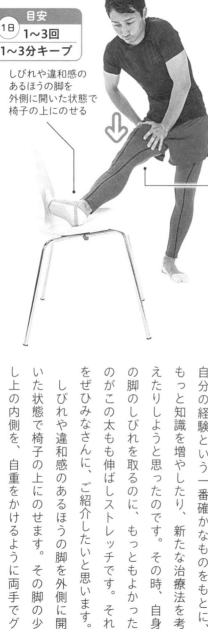

太もも伸ばしストレッチ

適応

A タイプ

B タイプ

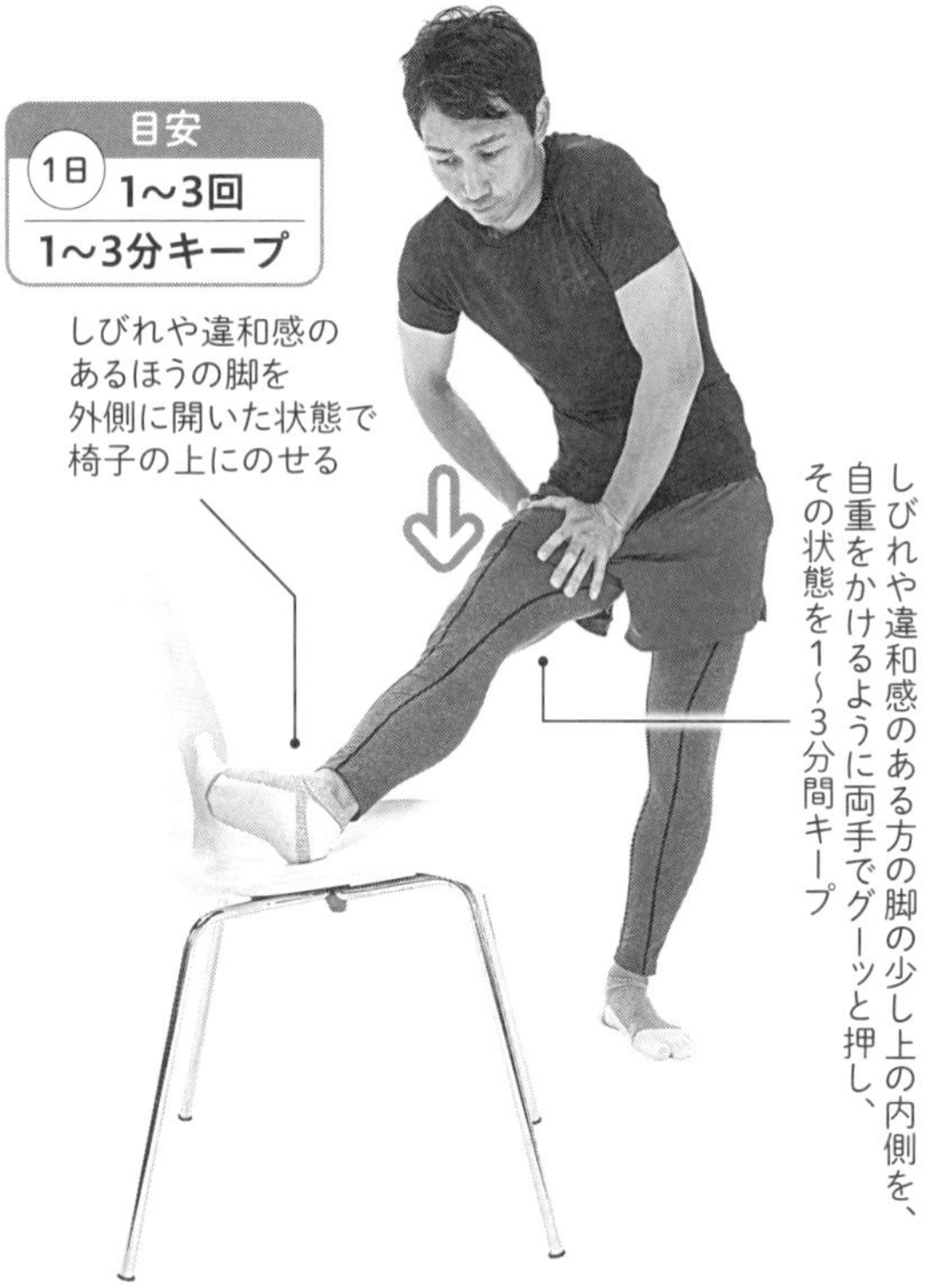

私は以前自分の腰に大きな負担をかけ、あえて脊柱管狭窄症を経験したことがあります。自分の経験という一番確かなものをもとに、もっと知識を増やしたり、新たな治療法を考えたりしようと思ったのです。その時、自身の脚のしびれを取るのに、もっともよかったのがこの太もも伸ばしストレッチです。それをぜひみなさんに、ご紹介したいと思います。

しびれや違和感のあるほうの脚を外側に開いた状態で椅子の上にのせます。その脚の少し上の内側を、自重をかけるように両手でグ

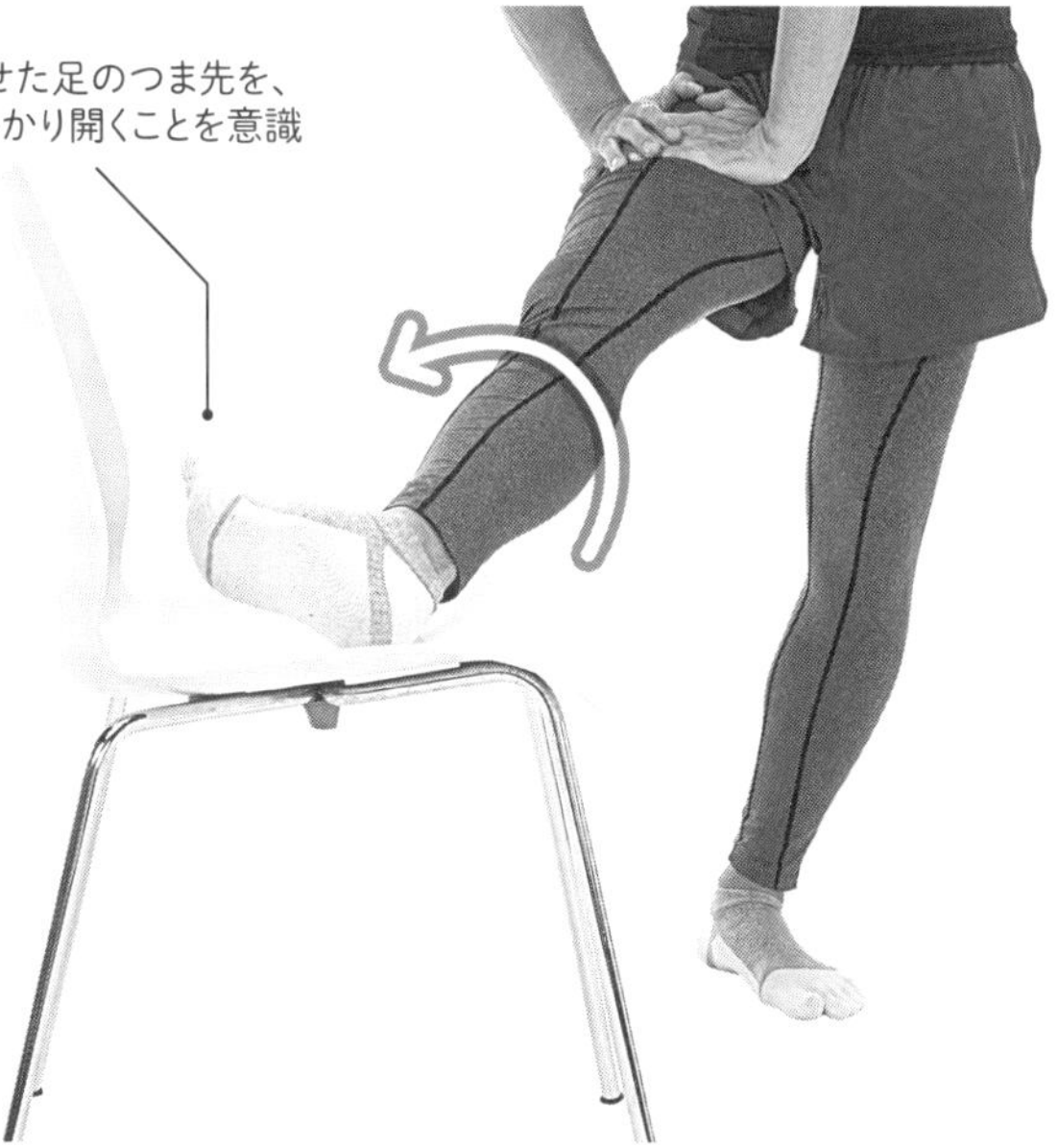

ーッと押し、その状態を1〜3分間キープ。それを1日1〜3回行いましょう。

このストレッチを行うと、太ももの外側から、膝の外側、ふくらはぎまでの筋肉のこわばりが取れ、そこを走る血管や神経がやわらかくなり、血行がよくなって、しびれがなくなります。歩いているとしびれが現れ、歩けなくなった時でも、このストレッチを行うと楽になり、再び歩けるようになるはずです。

ストレッチする時は、椅子にのせた足のつま先を、外側にしっかり開くことを意識しましょう。そうすれば自ずと太ももも開くので、適切な位置に手を置くことができ、太ももを伸ばしやすくなります。

下半身の神経痛の原因の30~40%

末梢神経が原因

坐骨神経痛にもほかの病気がミックスしている場合がある

坐骨神経痛は「症状の名前」であることを理解しよう

腰痛の原因が末梢神経、つまり坐骨神経痛の場合については、P.178で述べましたが、ここでは別の角度から、もう少し坐骨神経痛について述べたいと思います。

坐骨神経痛は医学的には「症状の名前」であり、「病気の名前」ではありません。椎間板ヘルニアや脊柱管狭窄症という病気があり、それが坐骨神経痛という症状を引き起こしていると考えられています。

坐骨神経痛は坐骨神経への圧迫が原因です。坐骨神経痛になると、尻のだるさや足のしびれが生じ、SLRテスト（患者が仰向けに寝た状態で、膝を伸ばした足を医師などが上げる）をすると、脚がまったく動かなかったり、強い痛みが出たりします。後大腿皮《こうだいたいひ》神経痛といって、ももの後ろ側が痛くなるのも同じ原因です。

細かい症状に合わせてセルフケアを

坐骨神経痛にも、体を反らすと痛む脊柱管狭窄症（Bタイプ）や、前かがみになると痛む椎間板ヘルニア（Aタイプ）がミックスしている場合があります。脊柱管狭窄症が入っている場合は、テーブルの前に立って腰を丸める「テーブルで腰丸め体操」（P.198参照）が有効です。ヘルニアの場合は椅子の座面に手をついて腰を反らす体操（P.201参照）がいいでしょう。後大腿皮神経痛の場合は、椅子を使っての「腰ひねりストレッチ」（P.202参照）「太もも伸ばしストレッチ」（P.203参照）が効きます。痛みやしびれがひどい時は、寝そべっての「脚L字ストレッチ」（P.204参照）をしてください。

坐骨神経痛はひどくなると、少し歩いただけで痛みが強くなり、休まなければならなくなります。坐骨神経痛は症状が細かく分かれるので、それぞれに合ったケアをすることが大事です。

違和感が出るかチェック

原因究明

坐骨神経痛チェック

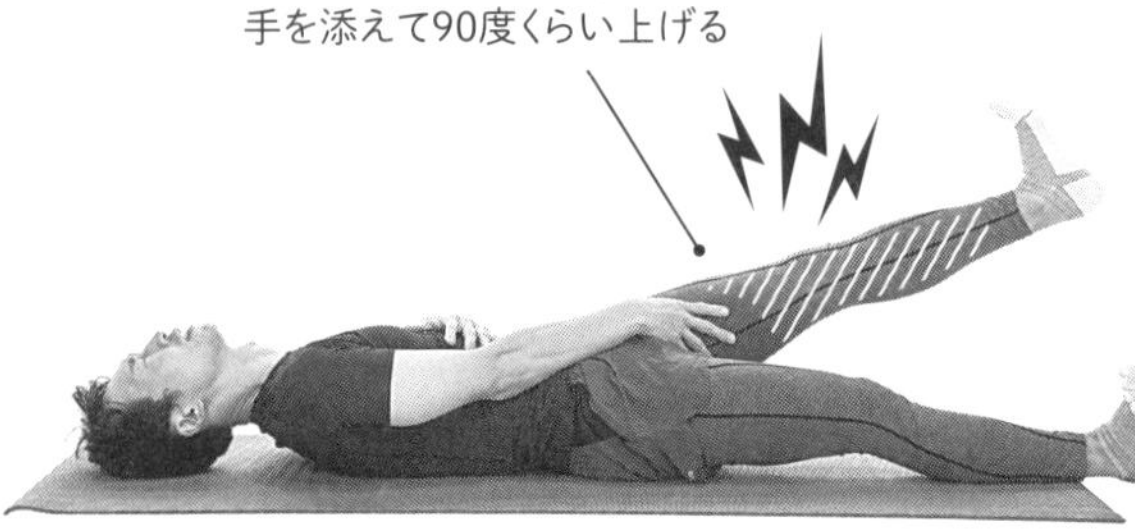
症状がある脚はつらくて上がらない
仰向けに寝て、
しびれがあるほうの脚を、
手を添えて90度くらい上げる

坐骨神経痛のチェックは、仰向けに寝て、しびれがあるほうの脚を90度くらい上げます。そして今度は、症状のないほうの脚を同じように上げ、比較してください。片方は何も感じないのに、片方には重い感じや突っ張る感じあるとすると、そちらに異常があるということです。また左右に傾けたり、倒したりすることで、どこに違和感が出るかをチェックしてください。違和感が出やすいのは、太もの裏側です。痛みが出ない場合でも、そこにだるさやこわばりがあれば、坐骨神経痛の

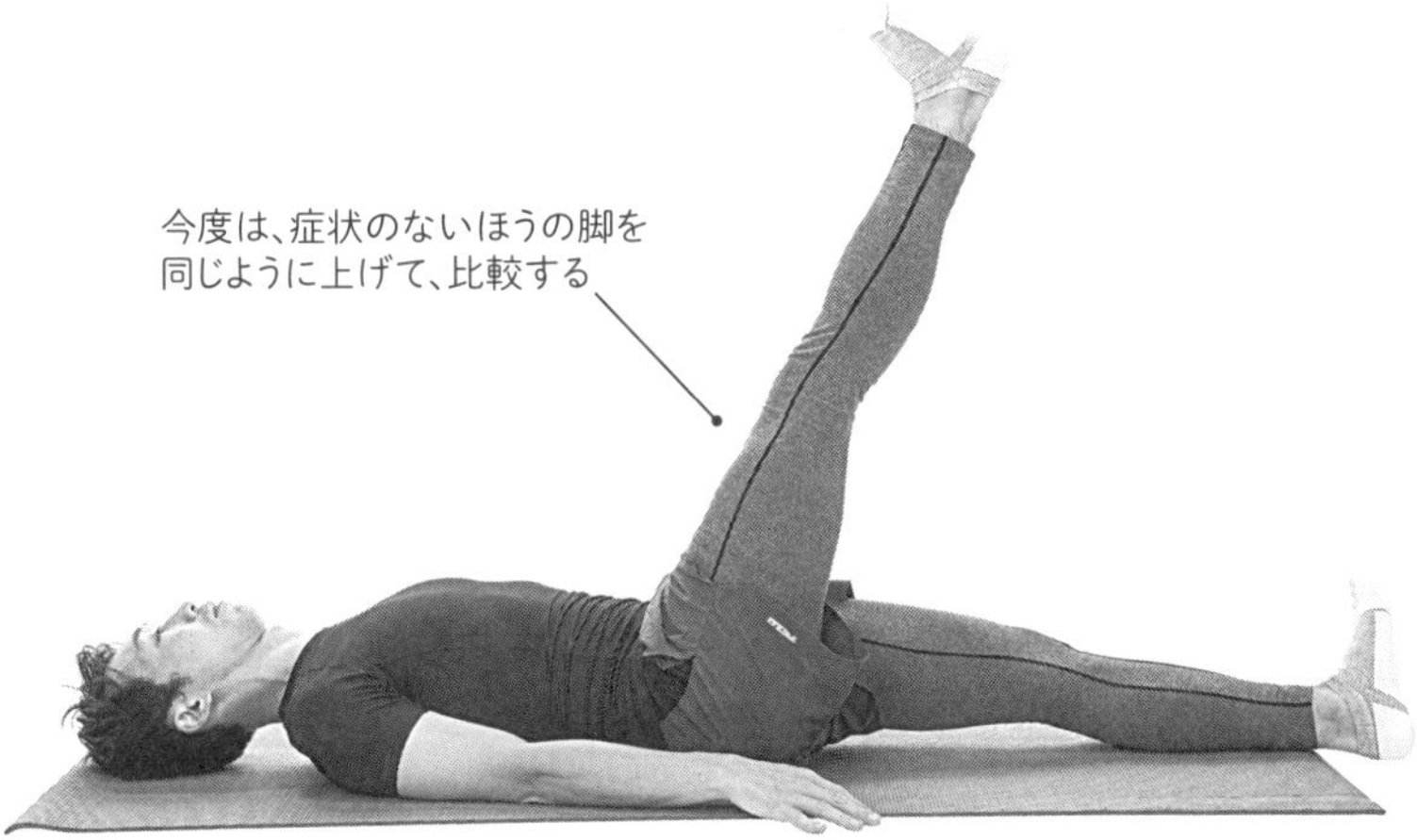
今度は、症状のないほうの脚を
同じように上げて、比較する

片方に重い感じや突っ張る感じあると、
そちらに異常があるということ
左右に傾けたり、倒したりすることで、
どこに違和感が出るかをチェック

可能性が高いと思います。

坐骨神経痛チェックは、腰椎をねん挫した時などに整形外科で行われる、SLRテストと呼ばれる方法と似ています。SLRテストは医療者が患者の脚を持ち上げて行うシンプルなテストで、障害があれば強い痛みが走ります。SLRテストは、よく行われるので、経験された方もいらっしゃると思います。

一方、坐骨神経痛チェックは、自分1人で行い、違和感を自身で細かくチェックします。ただし、脚の上がりにくい場合は、誰かに上げてもらってもかまいません。その場合でも、自分の加減や感覚を優先するようにしてください。

テーブルで腰丸め体操

適応
Bタイプ

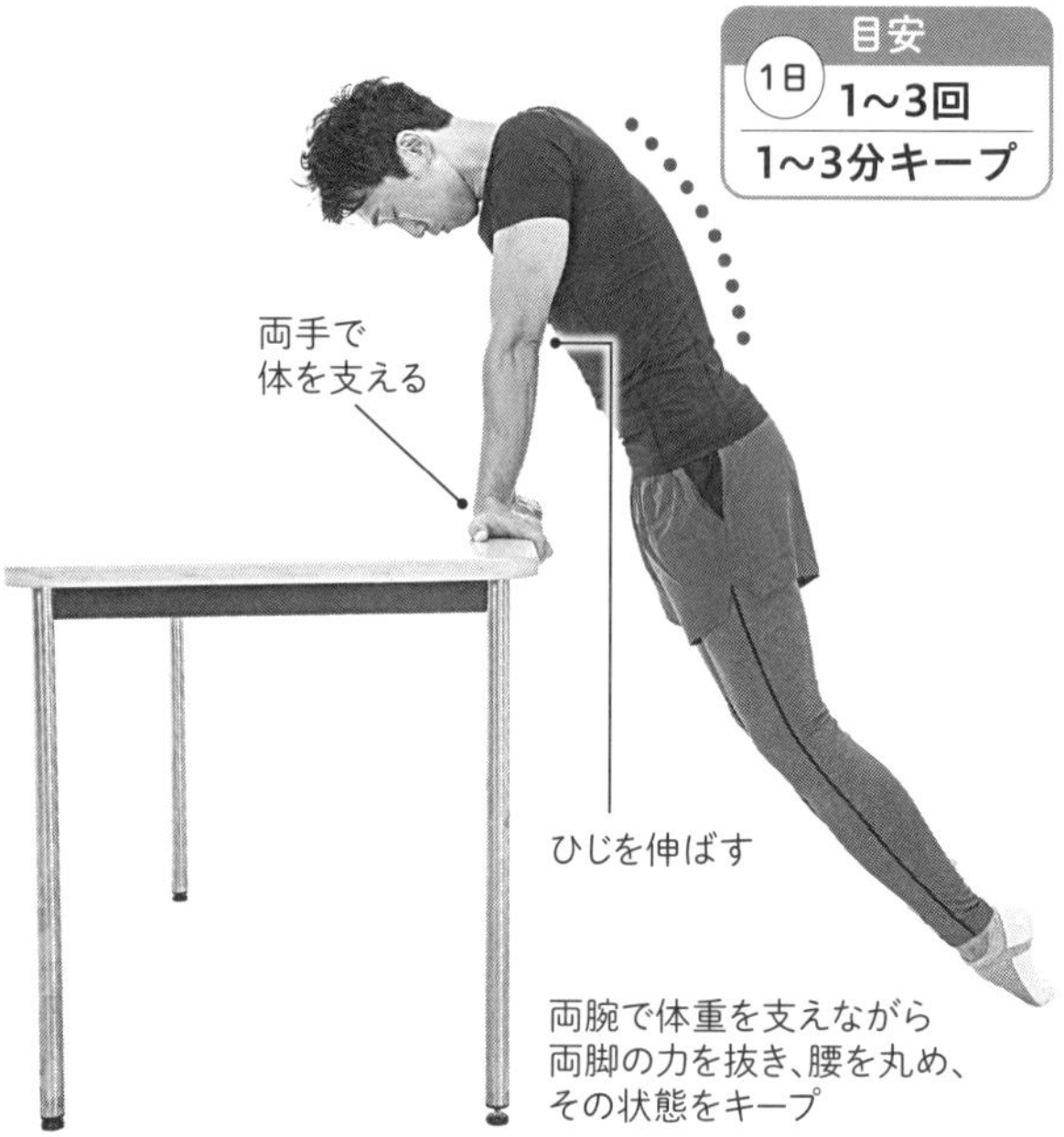
目安
1日 1〜3回
1〜3分キープ
両手で体を支える
ひじを伸ばす
両腕で体重を支えながら両脚の力を抜き、腰を丸め、その状態をキープ

体を後ろに反らすと痛むタイプの人は、腰椎の後ろのスペースが狭くなっています。そのためそこに神経への刺激が生じ、痛みが起こります。この体操はそのスペースを広げることで神経への刺激を取り去る効果があります。テーブルのそばに立ち、肩幅ほどに開いた両方の手のひらをテーブルにつきます。そして両腕で体重を支えながら両脚の力を抜き、腰を丸め、その状態を1〜3分間キープします。回数は1日1〜3回が目安です。背中の下から腰をなるべく丸くしてください。

坐骨神経痛原因・脊柱管狭窄症改善

足首をつかんで腰を動かす

適応

B タイプ

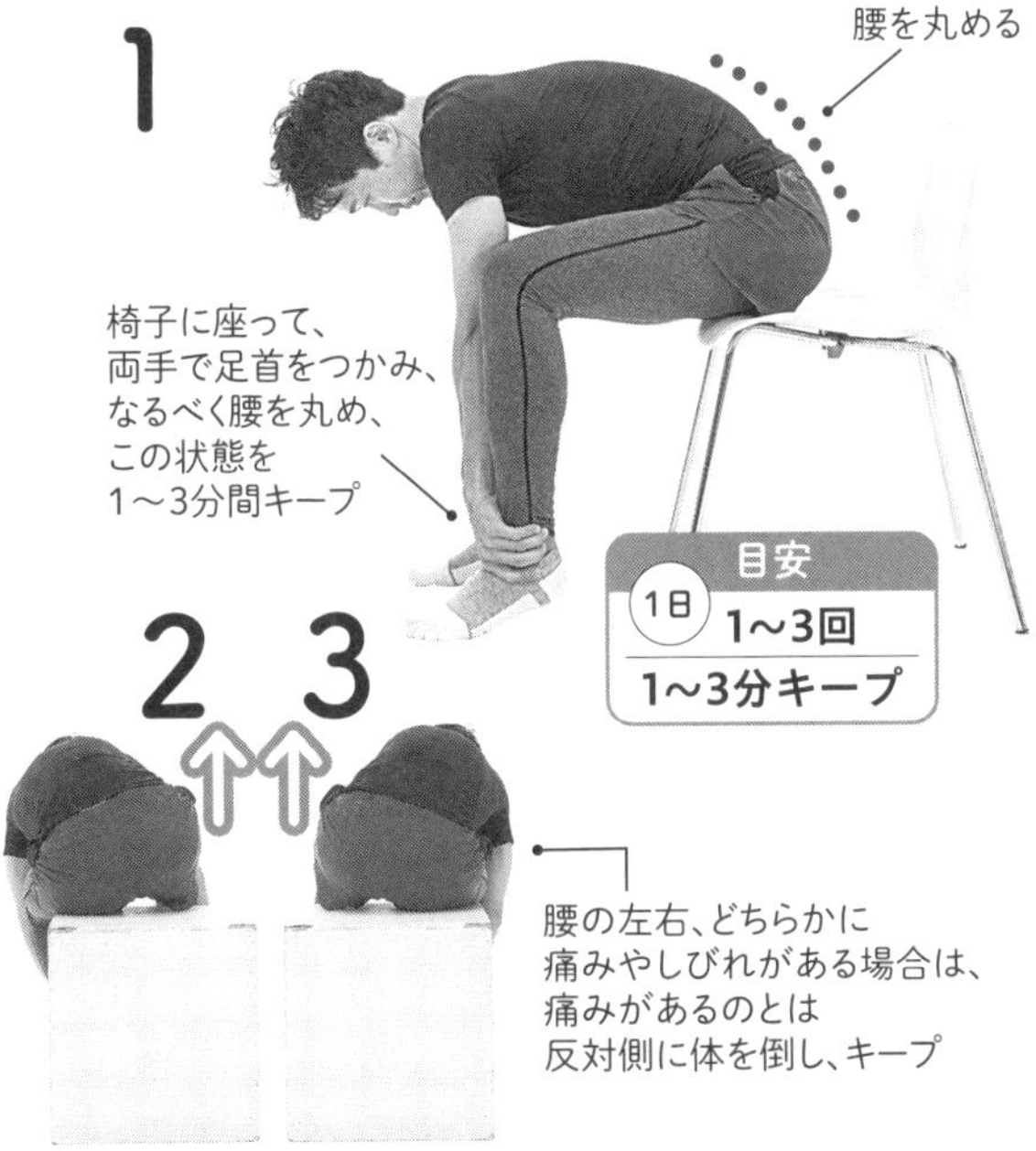
1
腰を丸める
椅子に座って、
両手で足首をつかみ、
なるべく腰を丸め、
この状態を
1～3分間キープ
目安
1日 1～3回
1～3分キープ
2 3
腰の左右、どちらかに
痛みやしびれがある場合は、
痛みがあるのとは
反対側に体を倒し、キープ

椅子に座って、両手で足首をつかみ、なるべく腰を丸めてください。この状態を1～3分間キープします。さらに腰の左右、どちらかに痛みやしびれがある場合は、そのまま痛みがあるのとは反対側に体を倒し、キープします。そうすることで椎間孔《ついかんこう》（背骨から横に向かって伸びている神経の通る穴）の圧迫を取ります。腰を丸めにくい時は、お腹と太ももの間にタオルをはさむと、やりやすいと思います。症状があると、圧迫がなくなるのがわかりやすく体感できます。

テーブルに手をついて腰反らし

適応

Aタイプ

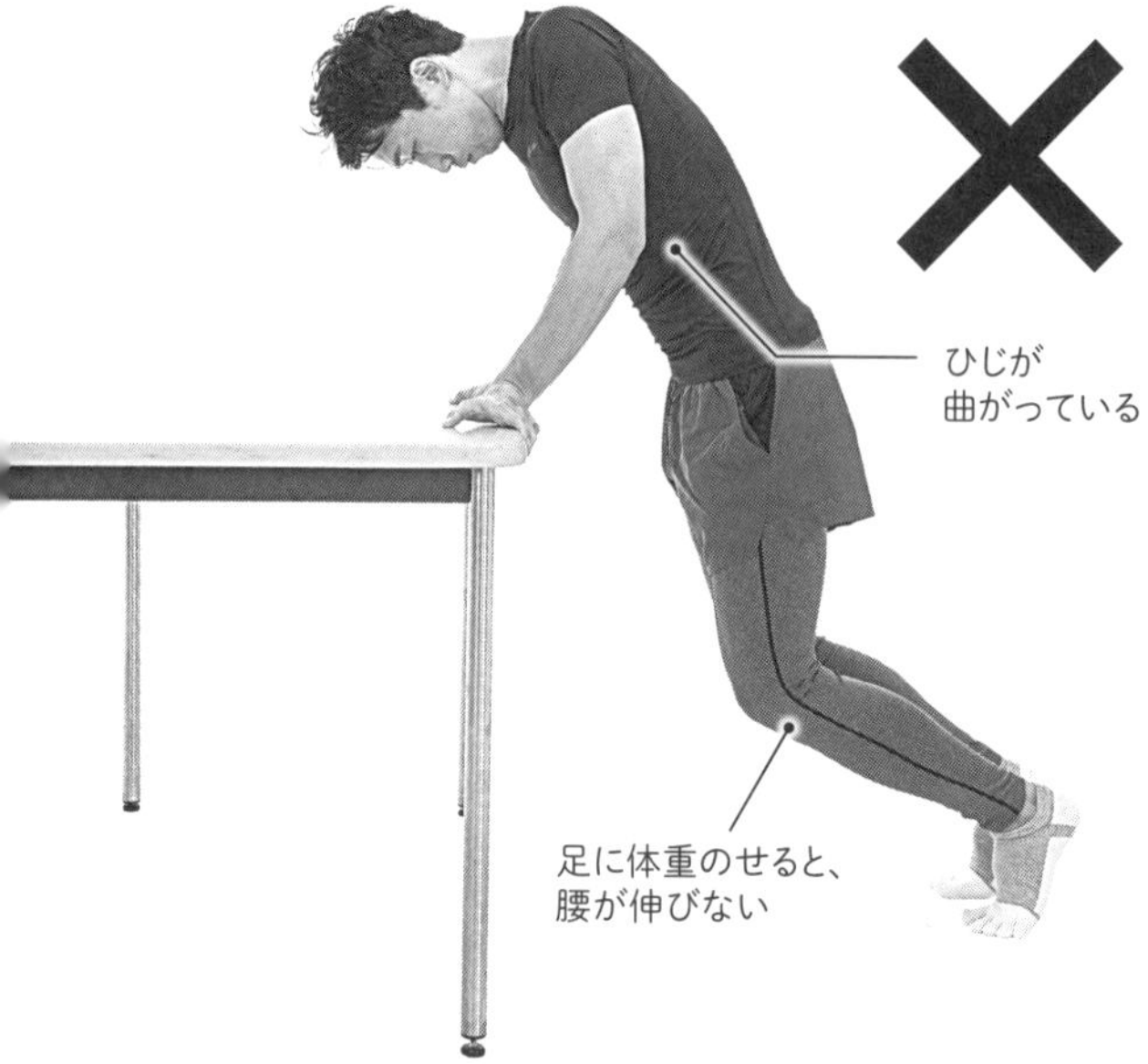
×
ひじが
曲がっている
足に体重のせると、
腰が伸びない

これは前かがみになった時、腰に痛みやしびれのある方におすすめの体操です。この体操で、ヘルニアの症状が改善できます。テーブルの前に立ち、肩幅くらいに開いた両手の手のひらをテーブルにつきます。そして両腕で上体を支えながら、両脚の力を抜いて腰を反らします。その状態を1~3分間キープ。1日1~3回が目安。お腹をできるだけ引き伸ばすようにすると、効果的です。両脚の力は必ず抜きましょう。両脚に力を入れた状態で行うと、腰が十分に反らせず、効果が期待

2 両腕で上体を支えながら、ひじを伸ばし、両脚の力を抜いて腰を反らす

ポイント お腹をできるだけ引き伸ばすようにすると、効果的

目安
1日 1〜3回
1〜3分キープ

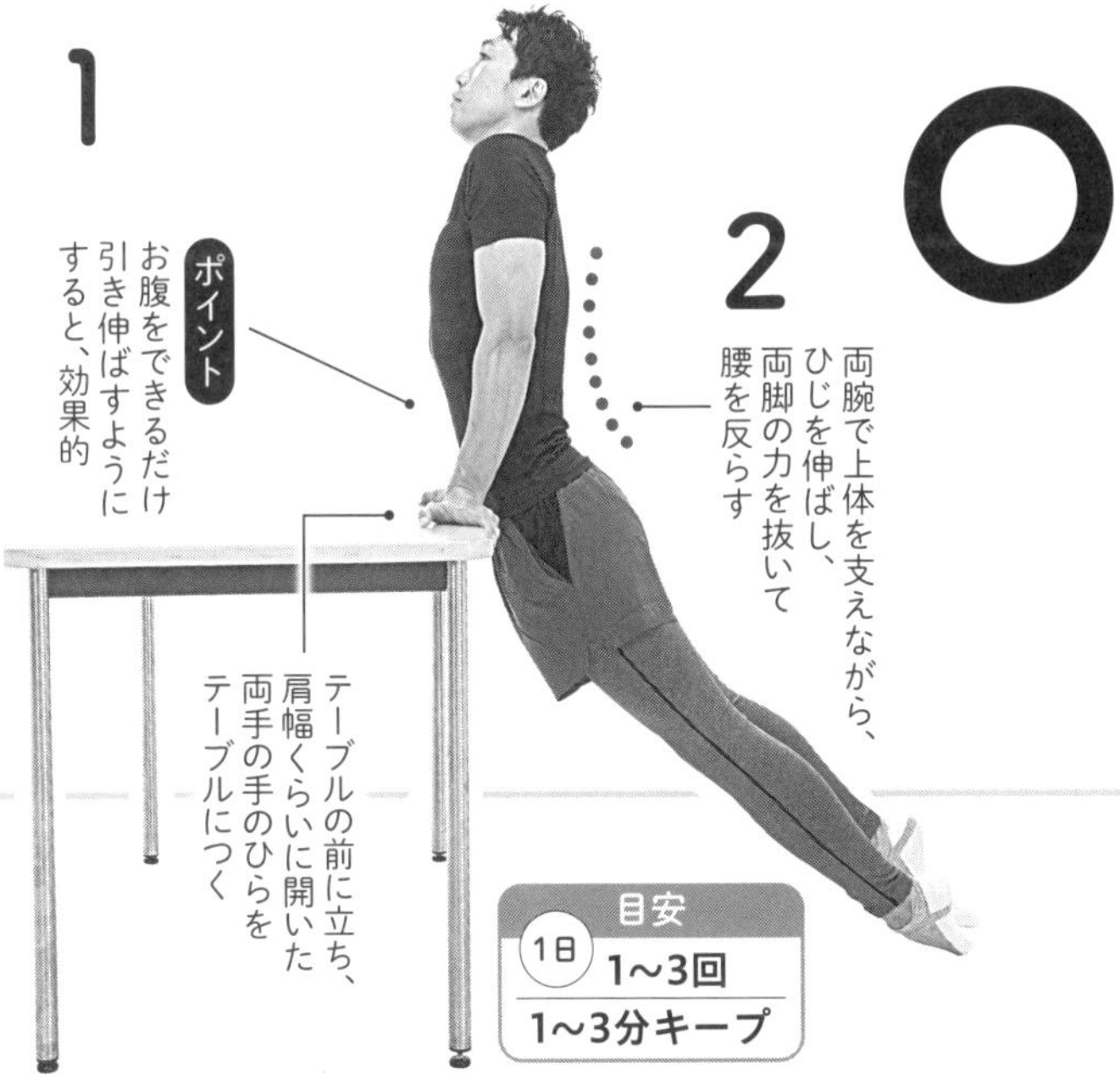

※テーブルがずれないよう安全な環境で行う

　できません。

　前かがみになった時、ヘルニアの症状が出るということは、悪い姿勢によって、腰椎の前のスペースが狭くなっているということです。それが原因で、神経への圧迫が起きています。テーブルに手をついて、腰を反らすことで、そのスペースを広げ、痛みやしびれをなくすことができます。先ほど両脚の力を抜くことを強調しましたが、そうすることで、下半身の重みが腰を反らす力に加わります。上体を反らす力にその力が加わることで、よりしっかり腰を反らすことができます。自分の力だけでなく、重力も利用した、とても効果的な体操だと思います。

腰ひねりストレッチ

目安
1日 1～3回
1～3分キープ

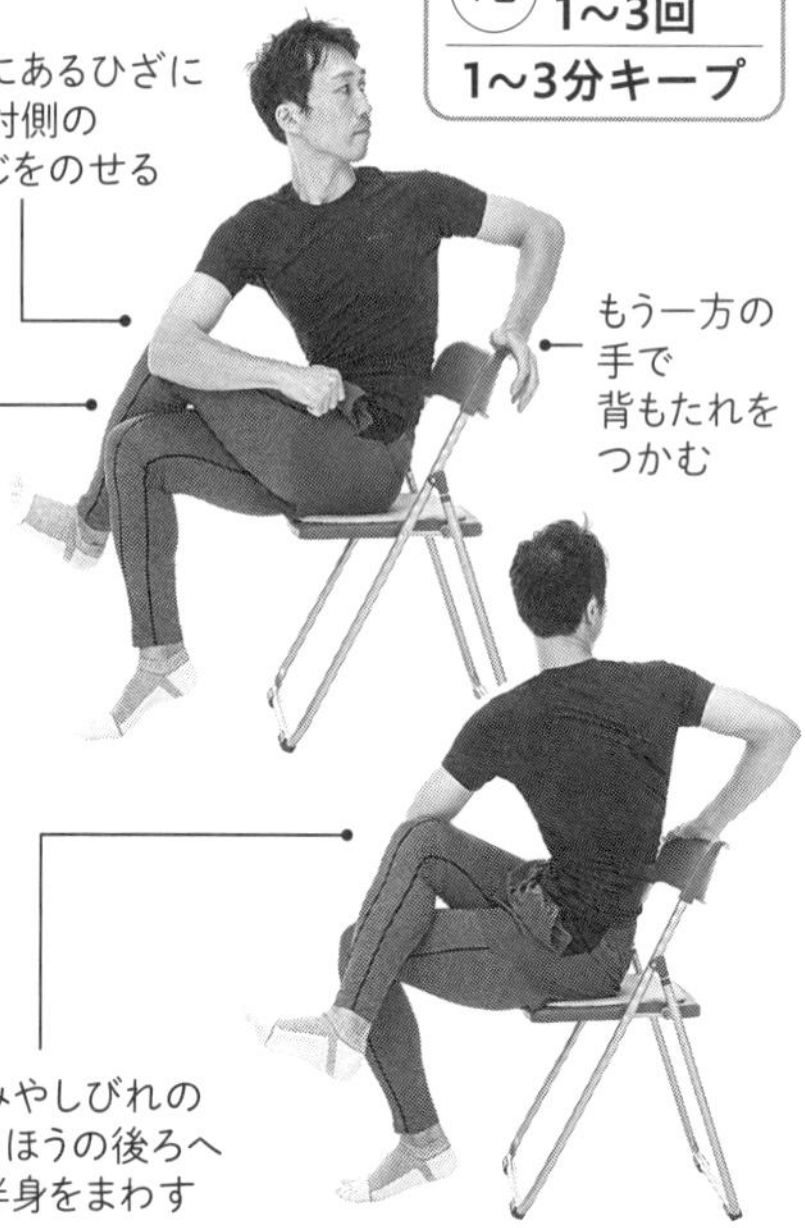

腰椎の不自然なねじれを取るストレッチです。苦手な動きや体勢をあえて繰り返すことで、背骨の関節はなめらかな動きを取り戻せます。そしてヘルニアの部分を引っ込ませることで、痛みを取る効果もあります。椅子に浅く座り、痛みやしびれがある脚を上にして脚を組みます。そして上にあるひざに反対側のひじをのせ、もう一方の手のひらで背もたれをつかみながら、痛みやしびれのあるほうの後ろへ上半身をまわし、その状態を1～3分間キープ。1日1～3回が目安です。

適応
Aタイプ
Bタイプ

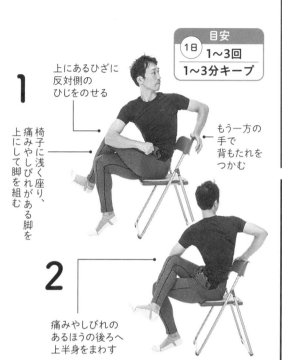

坐骨神経痛
原因改善

太もも伸ばしストレッチ

適応
Aタイプ
Bタイプ

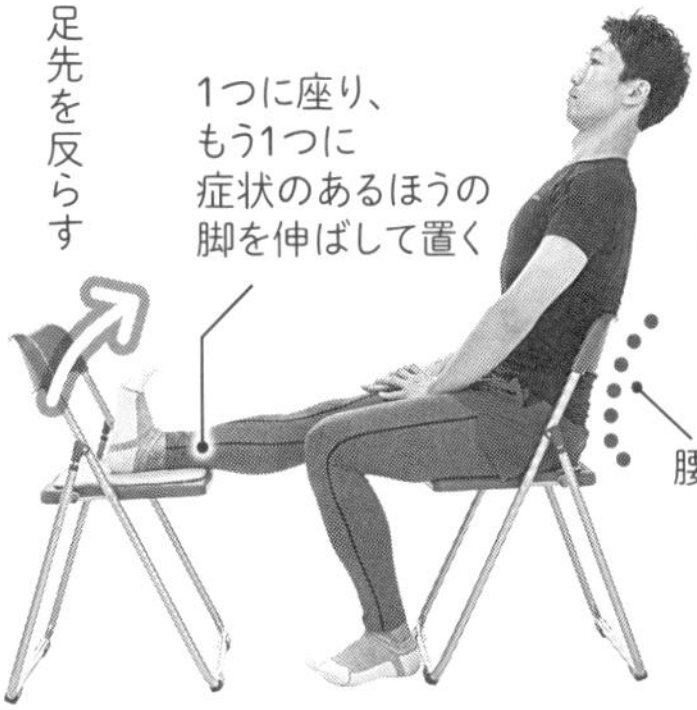
1
足先を反らす
1つに座り、もう1つに症状のあるほうの脚を伸ばして置く
同じほどの高さの椅子を2つ用意し、向かい合わせにする
腰を反らす

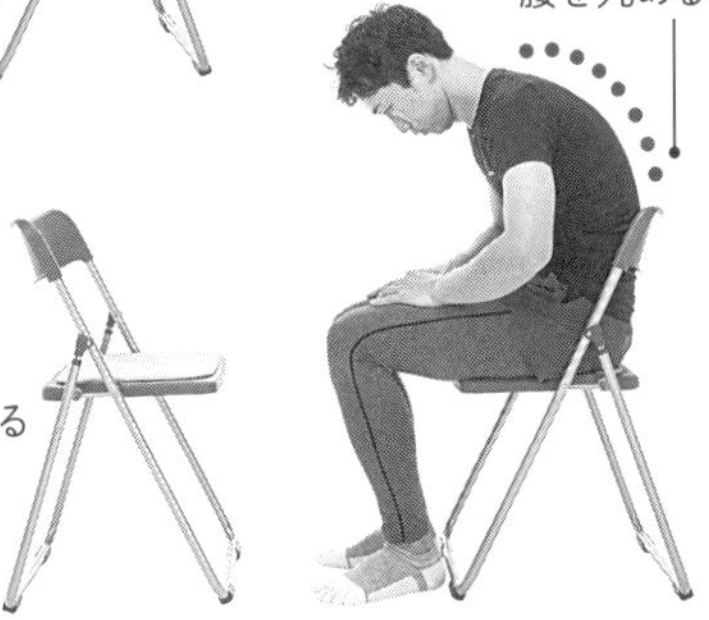
腰を丸める
2
次に、その脚を下に戻し、腰を丸める
1、2の動作を交互に繰り返す

神経の症状は、グーッと引き伸ばしてあげると、神経や血管のこわばりが取れ、非常に楽になることが多いです。

まず同じほどの高さの椅子を2つ用意し、向かい合わせに設置。

1 1つに座り、もう1つに症状のあるほうの脚を伸ばして置きます➡足先を反らし、腰も反らすと脚がよく伸びます。

2 その脚を床に戻し、腰を丸めます。

2つの動作を交互に繰り返します。1日1〜3回、片脚1〜3分ずつ行いましょう。

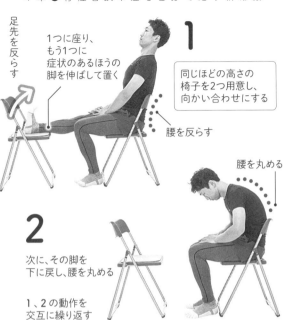

脚L字ストレッチ

適応
Aタイプ
Bタイプ

しびれがある脚

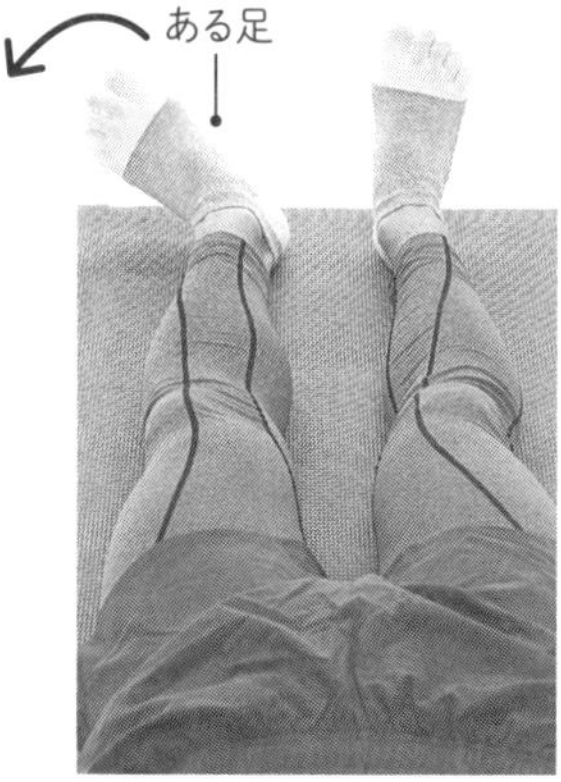

痛みやしびれのあるほうの脚は、外側に開きやすい

正常な脚

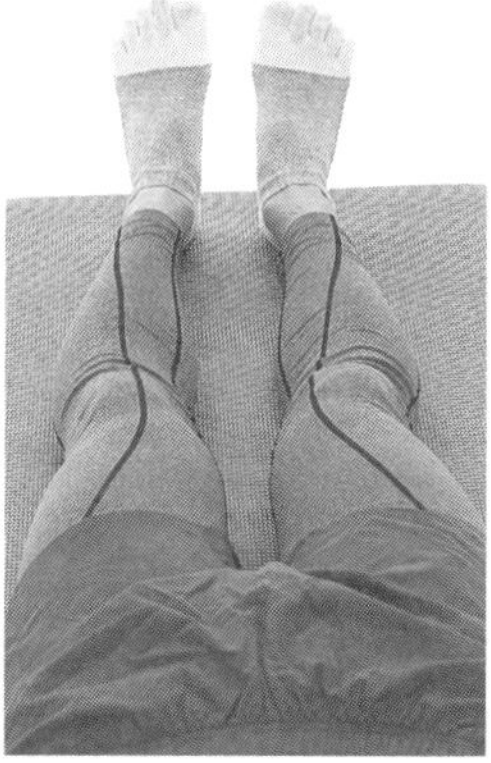

痛みやしびれのないほうの脚は、開かない

奥のほうにあるため、外側から手では触れられない筋肉を、インナーマッスルと言います。脚L字ストレッチは、お尻や太もものインナーマッスルのこわばりを取り、痛みやしびれをやわらげるストレッチです。仰向けに寝て、痛みしびれのあるほうのひざを、外側に90度曲げます。90度にするのが難しいなら、できる範囲でかまいません。その状態を3分間キープします。それを1日3回ほど行います。太ももの裏側や外側、お尻などの痛み、しびれが強い場合は、その都度に行うように

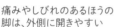

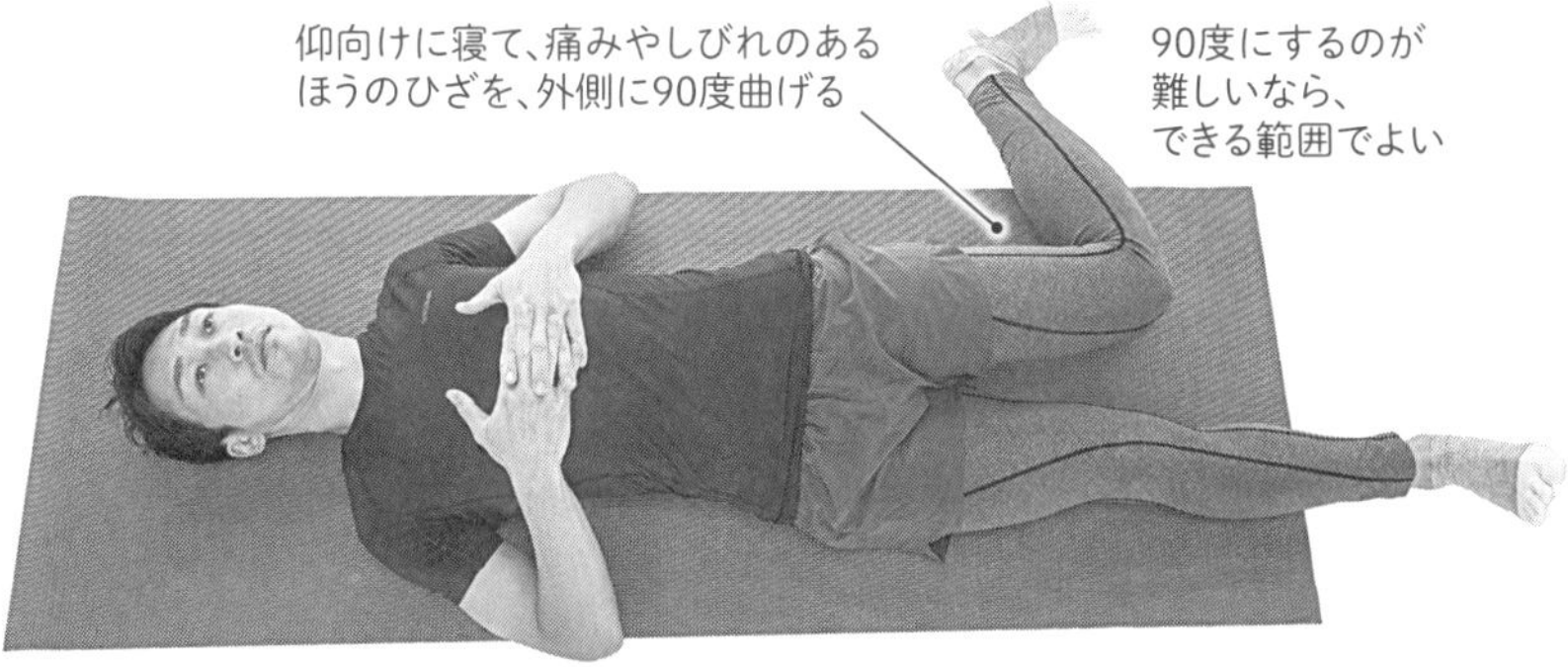
仰向けに寝て、痛みやしびれのあるほうのひざを、外側に90度曲げる
90度にするのが難しいなら、できる範囲でよい

目安
1日 3回ほど
3分間キープ

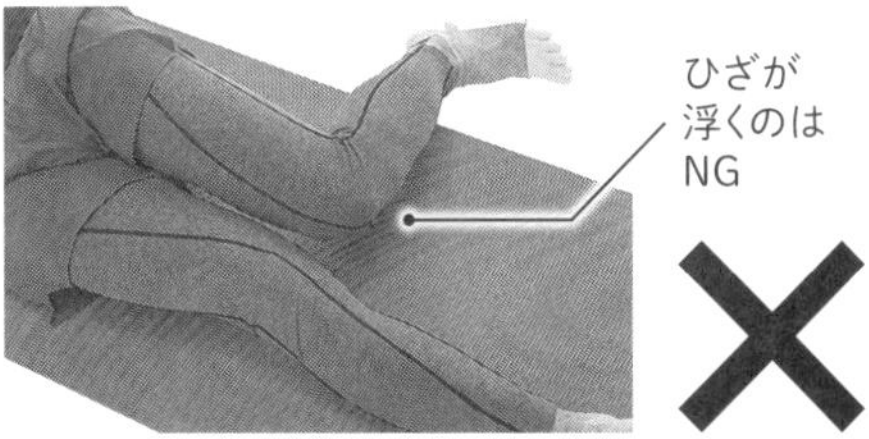

してください。

痛みやしびれのあるほうの脚には、外側に開きやすい特徴があります。それは、股関節が開くことにかかわる梨状筋《りじょうきん》や、ふとももの前面にある大腿直筋《だいたいちょっきん》という筋肉がこわばっているからです。そのこわばりを取れば、血流や神経が正常な状態にもどって、不調がなくなります。このストレッチには股関節のこわばりを取る働きはありません。けれども一方で、固まった筋肉をやわらげる作用が、脚にやや広く働くため、脚が外に開くのを矯正できます。マッサージなどでは取れないインナーマッスルのこわばりを取ることのできるストレッチです。

坐骨神経痛の原因の30〜40%

末梢神経が原因（上殿皮神経《じょうでんひしんけい》）

原因不明とされることの多い上殿皮神経痛

骨盤の左右の骨を押すと痛みが出る

腰痛には、上殿皮神経痛《じょうでんひしんけいつう》という種類もあります。これはズボンのベルトのあたりが痛む病気です。上殿皮神経は、背骨から尻の皮膚へ向かって走る数ミリの細い神経で、上殿皮神経痛は、坐骨神経痛と同じく、その神経への圧迫が原因です。非常に細い神経のため、MRIやレントゲンなどでは見つけることができません。そのため原因不明とされることもあります。

診断の時、腸骨という骨盤の左右にある大きな骨を押すと痛みが出ます。またSLRテスト（P.197参照）では、足先を外に回そうとすると、全く動かなかったり、強い痛みが出たりします。

痛みが和《やわ》らげば、効いている証拠

セルフケアは「太もも伸ばしストレッチ」（P.192参照）が、効果があります。これは立った状態で片足を椅子に載せ、足先を外側に開いた状態で行うストレッチです。足先を開く時、痛みを感じる場合は、少し開くだけでいいと思います。慣れるに従って、徐々に大きく開きましょう。

「お尻のストレッチ」（P.210参照）も効果があります。腸骨の左右どちらに痛みやしびれがあるかを確認し、その位置にテニスボールを置いて仰向けに寝ます。そして反対側の脚を上げ、内向きに曲げ、テニスボールを圧迫します（P.230参照）。これでラクになると、効いているということです。この体勢を1～3分間キープします。

上殿皮神経痛は、起き上がったり、歩いたり、腰をひねったりすると痛みが強くなるのが特徴です。セルフケアで、少し痛みが出ても姿勢をキープするのが回復のポイントです。

こうしたセルフケアで、最初に痛みが生じるのは、その部分に原因があるということです。痛いからと言って止めたり強度を弱めたりするのではなく、多少我慢して続けてみるのがポイントです。慣れれば必ず症状が改善するのがわかると思います。

違和感が出るか
チェック

原因究明

上殿皮神経《じょうでんひしんけい》チェック

1

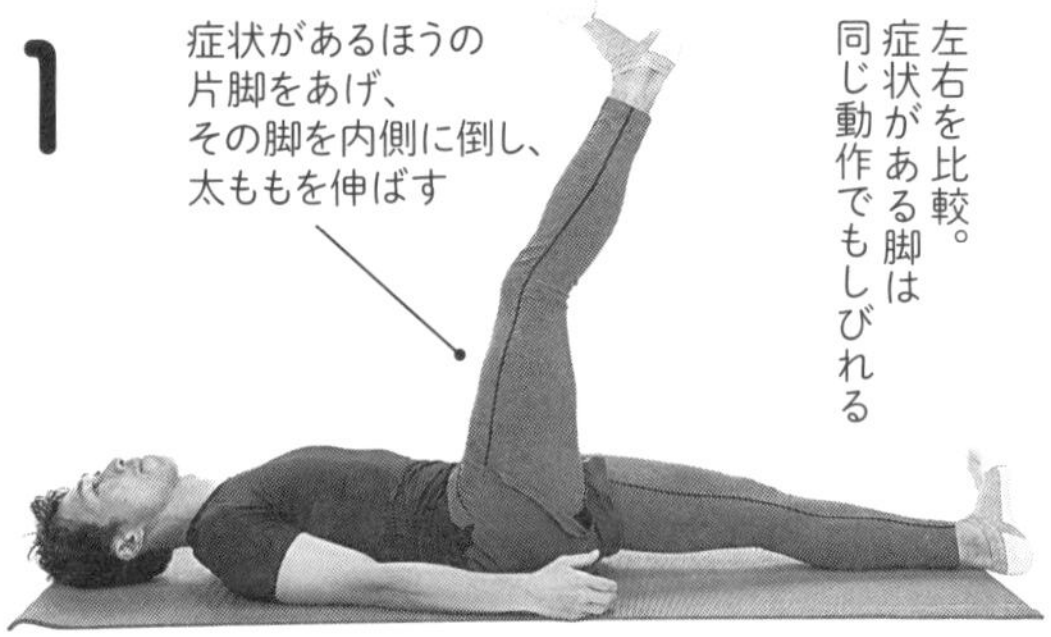
症状があるほうの
片脚をあげ、
その脚を内側に倒し、
太ももを伸ばす
左右を比較。
症状がある脚は
同じ動作でもしびれる

2

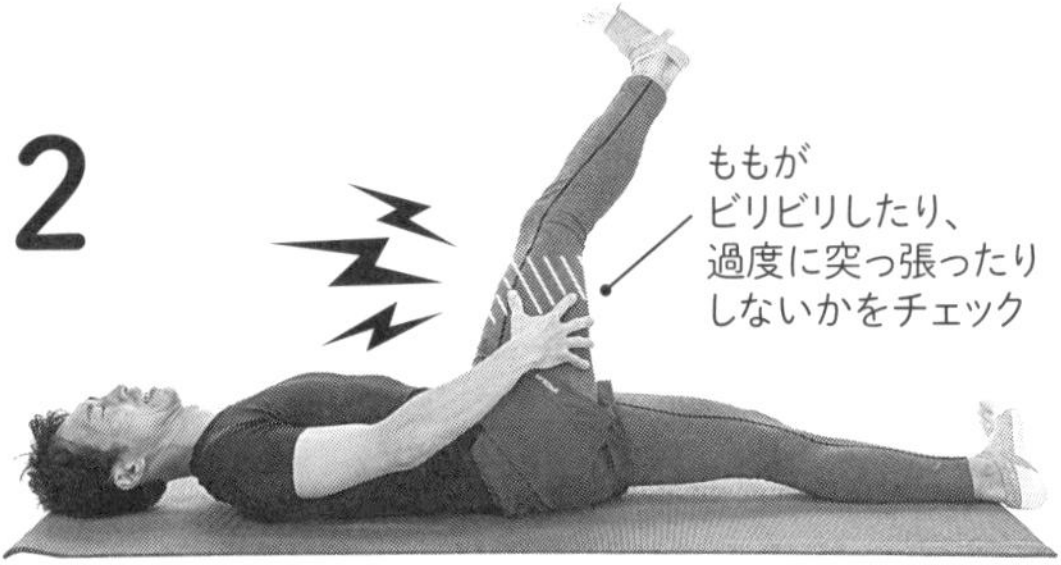
ももが
ビリビリしたり、
過度に突っ張ったり
しないかをチェック

上殿皮神経は、お尻の深いところにある梨《り》状筋《じょうきん》という筋肉の上を通っています。そして股関節の上のほうから下へおりていきます。上殿皮神経に障害があると、ズボンのベルトあたりを中心に痛みが生じます。これは腰椎に問題がある時と同じく、脚や腰に痛み、しびれ、違和感を起こしやすくなるため、注意が必要です。つまり、起き上がったり、長時間歩くと歩けなくなったりするため、腰椎の疾患と間違えやすい特徴があります。

上殿皮神経の障害と腰椎の疾患を区別する

1

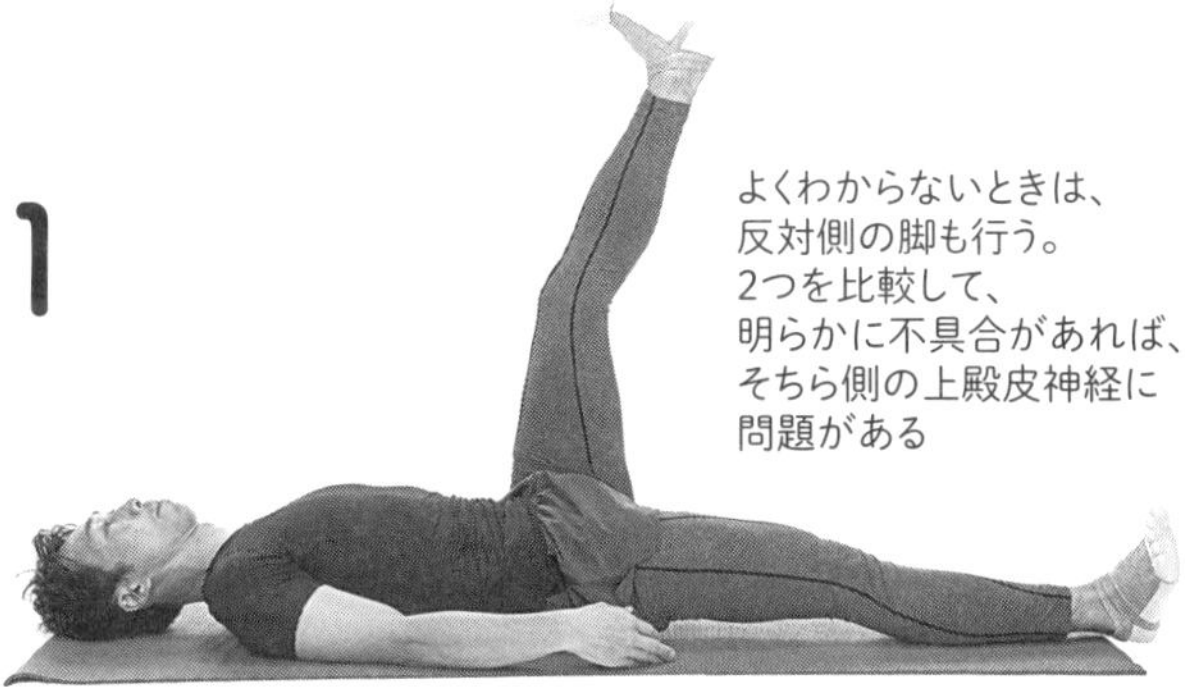
よくわからないときは、
反対側の脚も行う。
2つを比較して、
明らかに不具合があれば、
そちら側の上殿皮神経に
問題がある

2

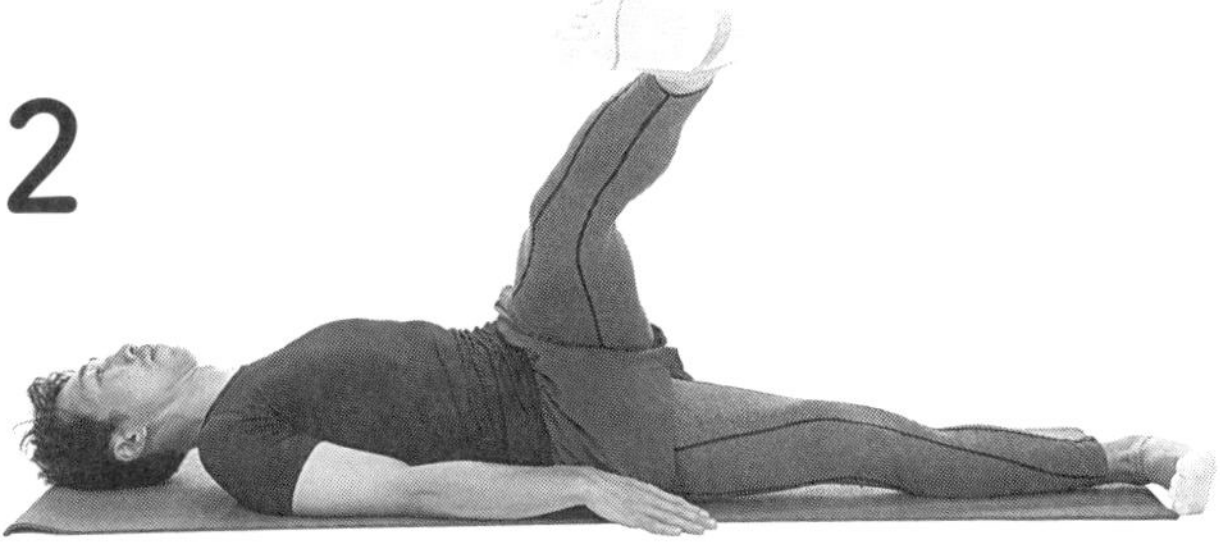

チェックの方法をお教えしたいと思います。
まず仰向けに寝て、症状のあるほうの片脚をあげ、その脚を内側に倒します。
次に太ももを伸ばしてください。その時、ビリビリしたり、過度に突っ張ったりしないかをチェックします。よくわからないときは、反対側の脚を同じようにしてください。それと比較して、明らかに不具合があれば、上殿皮神経に問題があるということです。上殿皮神経の障害は、MRIやレントゲンなどでは見つけることができませんが、自分でのこうした簡単なチェックでわかるので、何かおかしいと感じた時はぜひ試してみてください。

お尻のストレッチ

適応

A タイプ

B タイプ

目安
1日 1〜3回
30秒

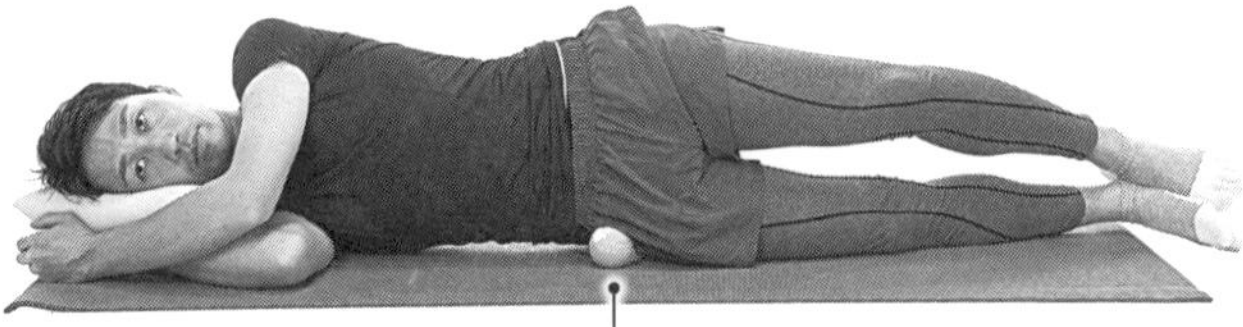

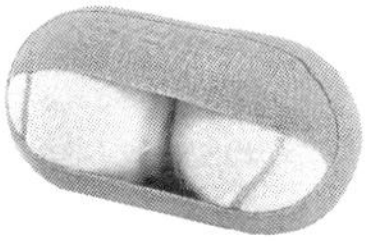

大転子《だいてんし》の少し上にテニスボール2つをテープでつけたものを置き、その上に30秒間横向きに寝る

上殿皮神経のセルフケアは、股関節の横にある中殿筋《ちゅうでんきん》と小殿筋《しょうでんきん》という筋肉が鍵を握っています。まずテニスボールを用意してください。1つでもかまいませんが、できれば2つをテープでつけたものがいいと思います。骨盤には大転子《だいてんし》という、出っ張った部分が左右にあり、腰を横に出すと、はっきりわかります。その少し上にテニスボールを置き、その上に30秒間横向きに寝ます。結構痛いと思いますが、それは効いているからと思ってください。体を少し動かして、ボールの当たる位

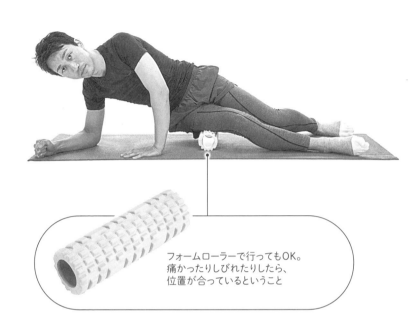

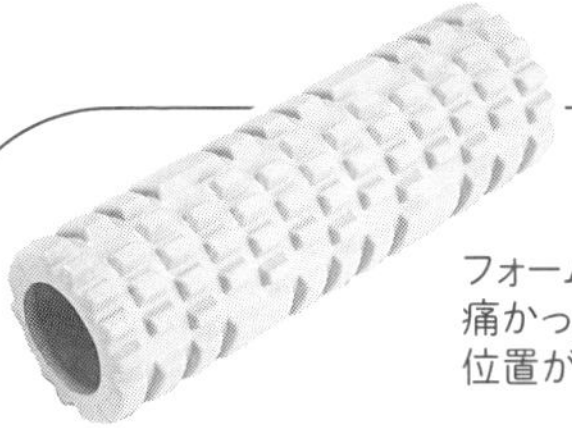

フォームローラーで行ってもOK。
痛かったりしびれたりしたら、
位置が合っているということ

置を変えると効果的です。フォームローラーをゴロゴロして筋膜をほぐしてもいいでしょう。大腿筋膜張筋《だいたいきんまくちょうきん》が硬いと症状が出ます。

椅子を使って、痛みやしびれを緩和する体操をすることもできます。P.192の太もも伸ばしストレッチの姿勢を取り、上体をその脚とは反対方向に、少し斜め向きにします。その体勢で上体を前に倒すと、太ももの外側が伸びます。その時上体は倒したままでもかまいませんが、反動をつけるように少し上下させてもいいと思います。それを30秒続けてください。腕で太ももを押すほうが、効果があります。押す場所はひざよりも股の近くを押すほうが、太ももが伸びやすいと思います。

坐骨神経痛の原因の30〜40%

末梢神経が原因（後大腿皮神経《こうだいたいひしんけい》）

太ももの後ろ側が痛くなる後大腿皮神経痛《こうだいたいひしんけいつう》

長時間同じ姿勢で椅子に座っていることが原因

太ももの後ろ側が痛くなる、後大腿皮神経痛《こうだいたいひ》という病気もあります。後大腿皮神経は、太ももの中ほどで筋膜を貫き、皮下に広がる神経です。尻、太ももの後ろのほか、陰部にも痛みが生じることがあります。原因で一番に考えられるのは、長時間ずっと同じ姿勢で椅子に座っていること。坐骨結節《ざこつけっせつ》（尻の左右にある骨の突起。肛門より数センチ外側にある）で、後大腿皮神経が圧迫されることにより起きます。仰向けに寝て片脚を持ち上げると、その脚の裏側に引っ張られるような感じが出ます。

ストレッチは肛門を引き伸ばすようなイメージで

セルフケアは、坐骨結節の下にテニスボールを置き、その上に座るストレッチが、効果があります。坐骨結節の間にある肛門を引き伸ばすようなイメージで、圧を加えましょう（P.216参照）。指圧を受けるように、痛気持ちいい程度がいいと思います。

後大腿皮神経は上殿皮神経の近くにあるため、上殿皮神経痛のセルフケアも有効です。なので「お尻ストレッチ」（P.210、230参照）も効きます。腸骨《ちょうこつ》（骨盤の左右にある大きな骨）のどちらかにテニスボールを置いて仰向けに寝ます。そして反対側の脚を上げ、内向きに曲げ、テニスボールを圧迫します。

「太もも伸ばしストレッチ」（P.192参照）もいいでしょう。これは立った状態で片足を椅子に乗せ、足先を外側に開いた状態で行うストレッチです。足先を開く時、痛みを感じる場合は、少し開くだけでいいと思います。慣れるに従って、徐々に大きく開きましょう。

後大腿皮神経痛になると、自転車、自動車の運転など、同じ姿勢で座っているのがつらくなります。ストレッチのほか、よく入浴するなど、体を温めて血流をよくすることを心がけましょう。

坐骨神経痛の原因の30〜40%

原因究明

後《こう》大《だい》腿《たい》皮《ひ》神《しん》経《けい》チェック

後大腿皮神経を探す

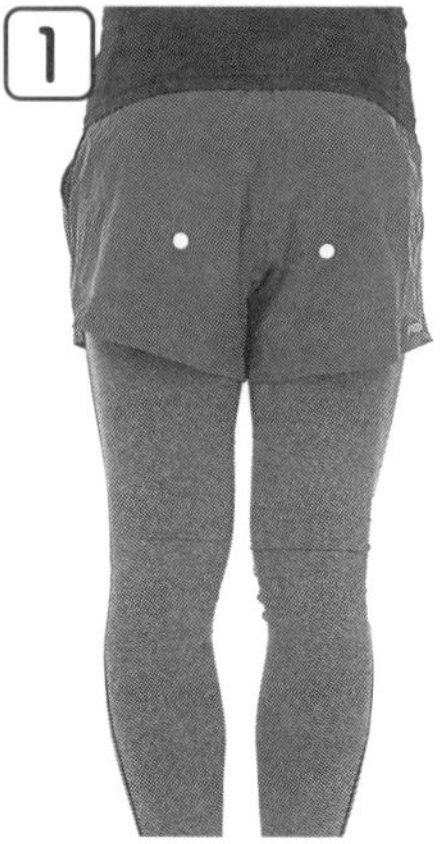

仙腸関節と大転子という
骨盤の左右の出っ張りの
間にある梨状筋をみつける

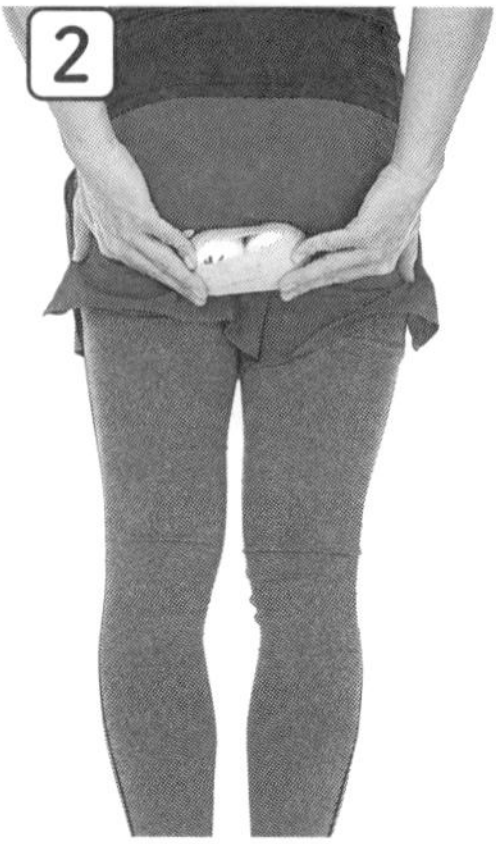

テニスボールを2つ
テープでつけたものを
セット（P.218〜219で使用）

後大腿皮神経は、仙腸関節と大転子という骨盤の左右の出っ張りの間にある梨状筋の下から出て、尾骨の近くを通り、太ももの内側に伸びる神経です。この神経は、医療技術者でも知らない方が多く、診断されないことがあります。後大腿皮神経に何らかの障害が起きると、お尻から太ももの内側にかけて、痛み、しびれ、違和感などの症状が出ます。脊柱管狭窄症の診断を受けている方は、太ももの外側よりも内側に症状が出ることが多い気がします。ももの内側に症状がある方は、こ

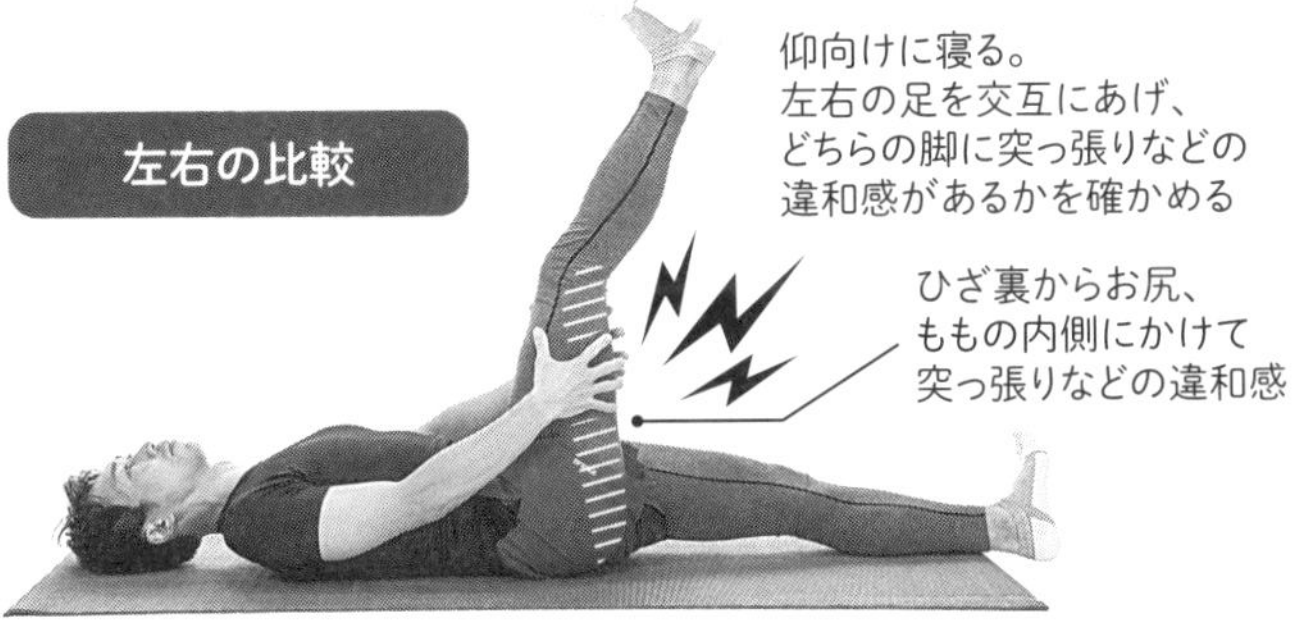
左右の比較
仰向けに寝る。
左右の足を交互にあげ、
どちらの脚に突っ張りなどの
違和感があるかを確かめる
ひざ裏からお尻、
ももの内側にかけて
突っ張りなどの違和感

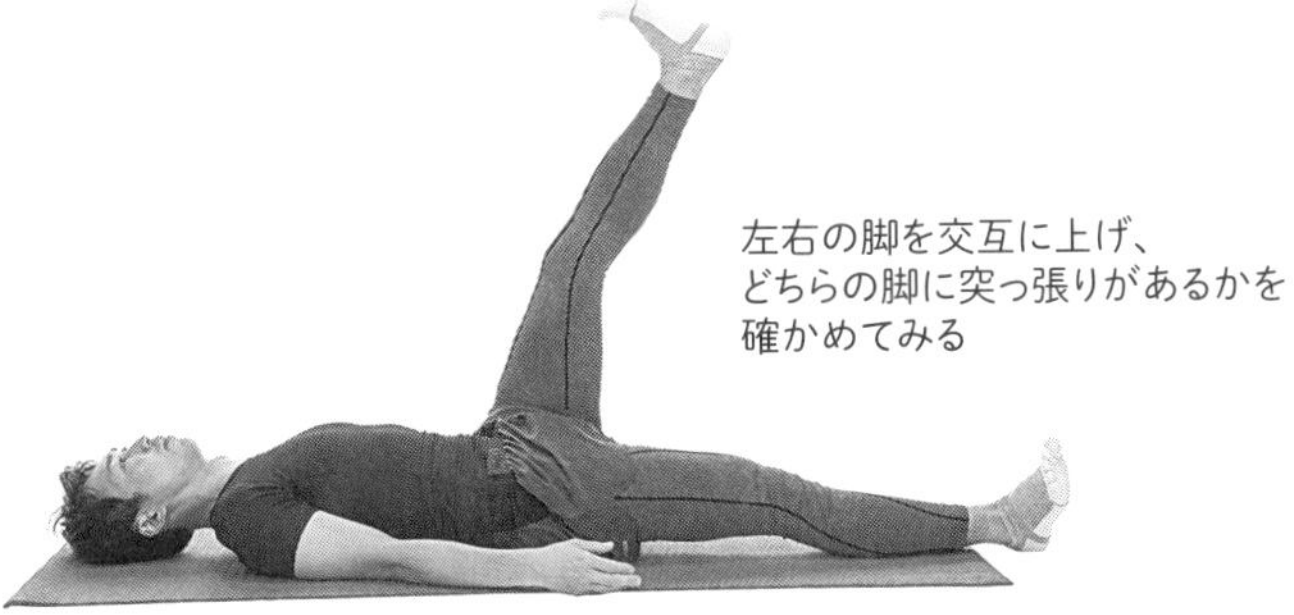
左右の脚を交互に上げ、
どちらの脚に突っ張りがあるかを
確かめてみる

の神経の障害を疑ってみてください。

後大腿皮神経の障害は、太ももを伸ばすことでチェックすることができます。まず仰向けに寝て、左右の足を交互にあげ、どちらの脚に突っ張りなどの違和感があるかを確かめてください。これはどちらの脚のほうがあがりやすいかということではなく、あくまで感覚的なものです。その時、お尻からももの内側にかけて違和感が出たほうに、原因があるということです。神経に障害があるということは、その神経が悪い姿勢などの圧迫によって、こわばっているということです。そのため伸ばすと、違和感が生じるので、問題があることがわかります。

後大腿皮神経《こうだいたいひしんけい》ストレッチ（立ち）

適応

Aタイプ

Bタイプ

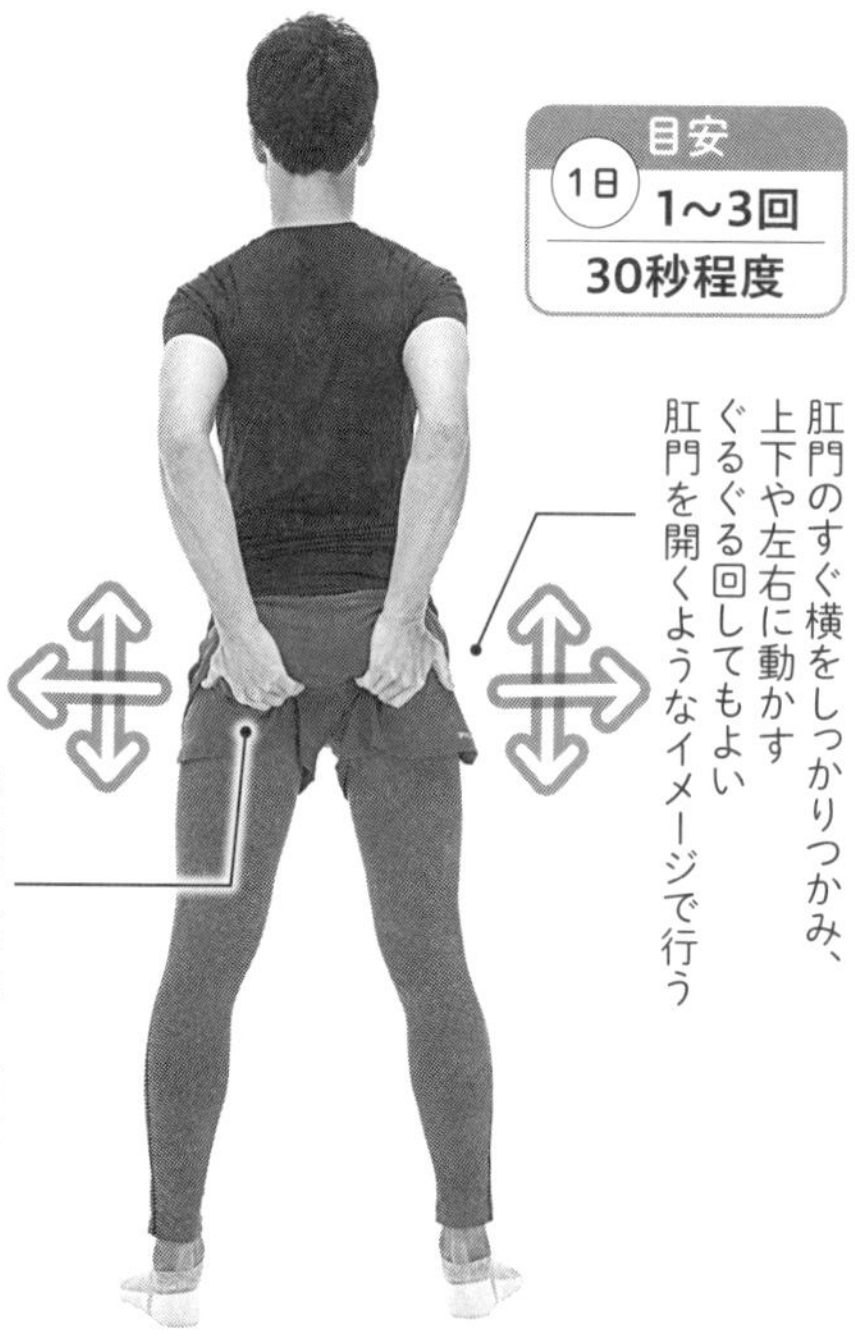
目安
1日 1〜3回
30秒程度
肛門のすぐ横をしっかりつかみ、上下や左右に動かすぐるぐる回してもよい
肛門を開くようなイメージで行う
後大腿皮神経は外側ではなく、内側を通っているので、やや内側をつかむようにする

後大腿皮神経ストレッチは、こわばったその神経をやわらかくし、痛みやしびれなどを取ることに狙いがあります。ここではそういう効果のあるストレッチをいくつか紹介したいと思います。まず、お尻のマッサージ。肛門のすぐ横をしっかりつかみ、上下や左右に動かします。あるいは、ぐるぐる回してもかまいません。肛門を開くような感じで行うと、いいと思います。後大腿皮神経は外側ではなく、内側を通っているので、やや内側をつかむようにしましょう。お尻のマッサージは、

上体を前に倒す
両手はひざではなく、
脚のつけ根
近くに置いて押し、
もも裏を伸ばす
症状がある
足をのせ、
足先を
真っすぐに立てる
目安
1日
1〜3回
30秒程度

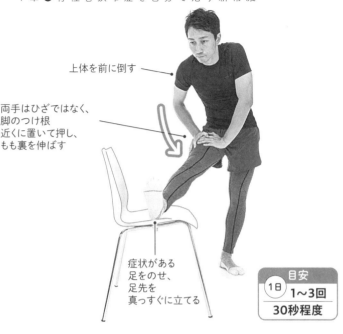

30秒が目安です。

椅子を使っても、後大腿皮神経ストレッチは行えます。症状があるほうの足を椅子にのせ、上体を前に倒します。すると、椅子にのせた脚の太ももの裏側が伸びます。さらに太ももの上に両手を置いて体重をのせ、裏側を伸ばしましょう。両手はひざではなく、股の近くに置いたほうが、押しやすく、伸ばしやすいと思います。その時、椅子にのせた脚先は真っ直ぐにし、横倒しにならないよう、注意してください。このストレッチも30秒が目安です。坐骨神経痛ストレッチはひざ下ですが、こちらはもものこわばりを取るのがねらいです。

後大腿皮神経ストレッチ（座り）

適応

Aタイプ

Bタイプ

目安
1日 1〜3回
1〜3分キープ

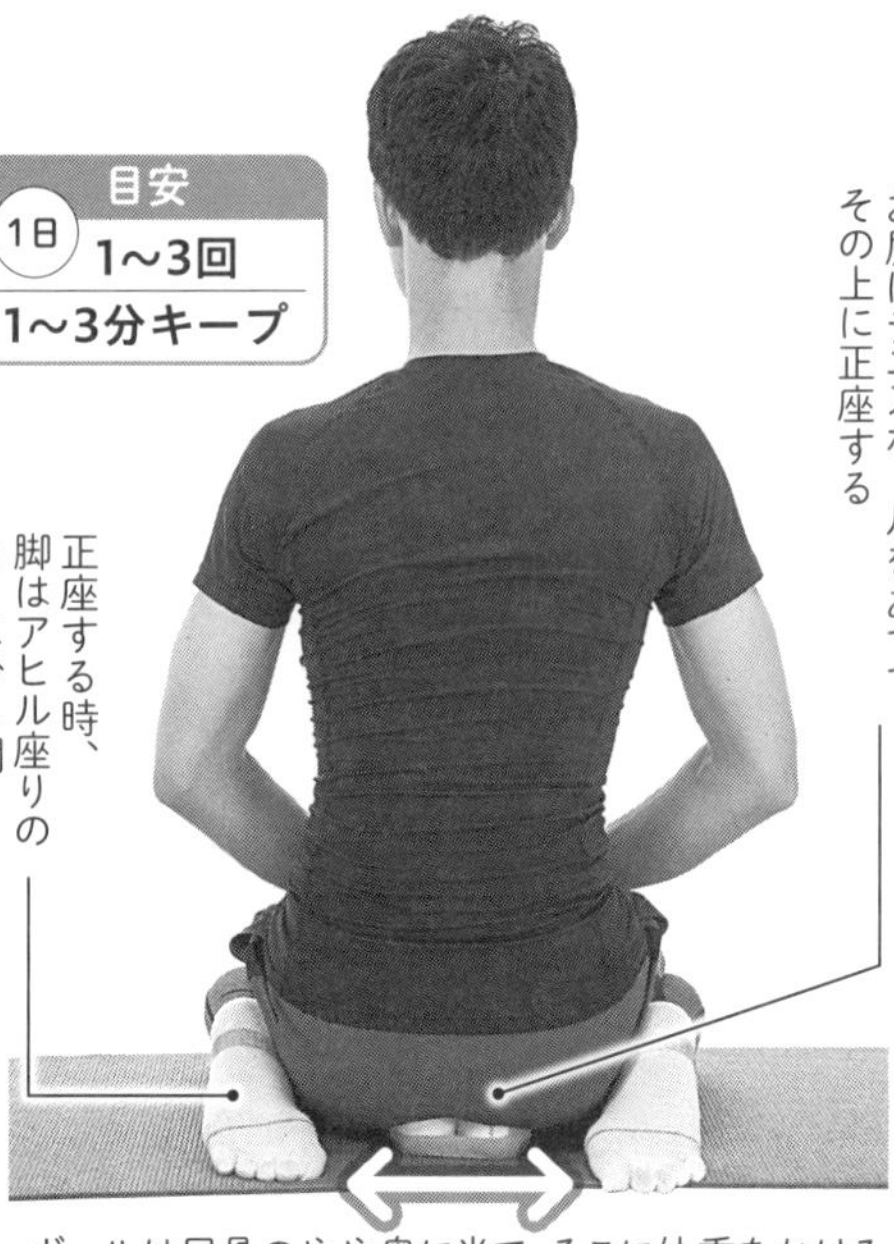

ボールは尾骨のやや奥に当て、そこに体重をかける
無理に動く必要はないが、多少前後に動いてもよい

後大腿皮神経に障害のある場合の、3つ目のストレッチをお教えします。これはテニスボール2個を、テープでつけたものを用意してください。これを後大腿皮神経の入り口にあてます。

このストレッチは簡単です。お尻にテニスボールをあてて、その上に正座します。それだけです。正座する時、脚はアヒル座りのように少し開いてください。できればボールは尾骨のやや奥に当て、そこに体重をかけてほしいと思います。この状態を1〜3分続けて

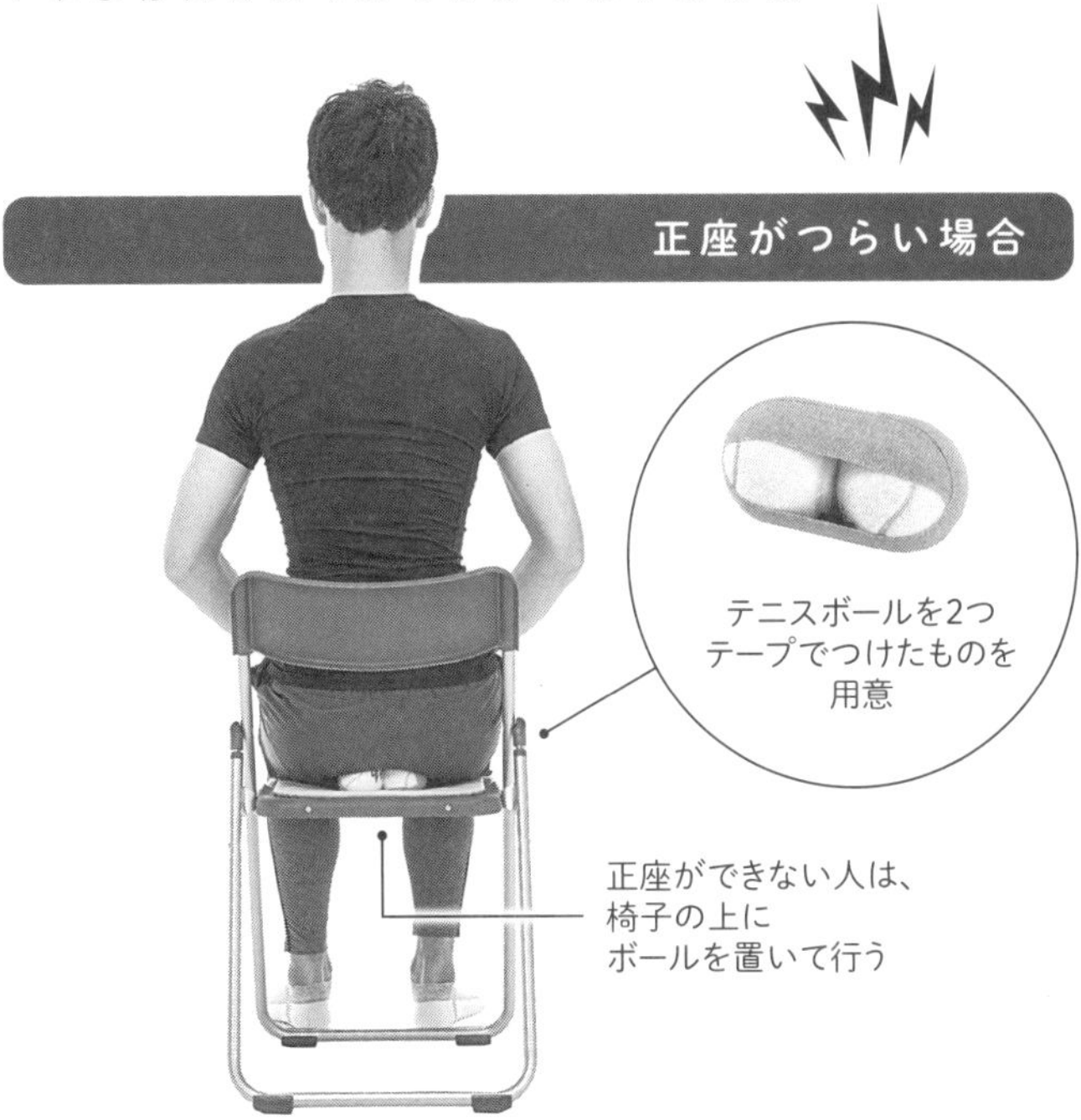
正座がつらい場合
テニスボールを2つ
テープでつけたものを
用意
正座ができない人は、
椅子の上に
ボールを置いて行う

ください。

ストレッチの後は、今一度チェックをしてください。仰向けに寝て、症状のあるほうの脚をあげます。次に症状のないほうの脚をあげて比較します。そしてラクになったと感じたら、効果があるということなので、ストレッチを続けてください。３つのストレッチのうち、一番効果があるのは正座ストレッチです。でも中には、正座ができない方もいると思います。そういう人は、通販などで売っている正座椅子を使い、その上にボールを置いて行ってください。ただ、なるべく正座はした方がいいと思います。正座も悪い姿勢を矯正できるからです。

坐骨神経痛の原因の30〜40%

末梢神経が原因（足底神経《そくていしんけい》）

中高年になって足裏にしびれが出る

足先のケアをこまめに行うのがポイント

太ももから来る脛骨神経《けいこつしんけい》が内くるぶしの下を通り、足裏で足底神経《そくていしんけい》という名前に変わります。その足底神経《そくていしんけい》が原因の不調もあります。これは、腰痛はあまりないのに、足裏全体がしびれるケースです。足裏のアーチは加齢とともに次第に平たくなっていきます。そのため長い時間立ったり、歩いたりすると、内くるぶし辺りの筋肉が圧迫され、足裏にしびれが出ます。素足で玉砂利の上を歩いているような感じと表現される方が多い気がします。原理は、長時間正座すると、足がしびれるのと同じです。若い頃はならなかったのに、中高年で足裏にしびれが出た人、女性でヒールの高い靴を

足底神経を探す

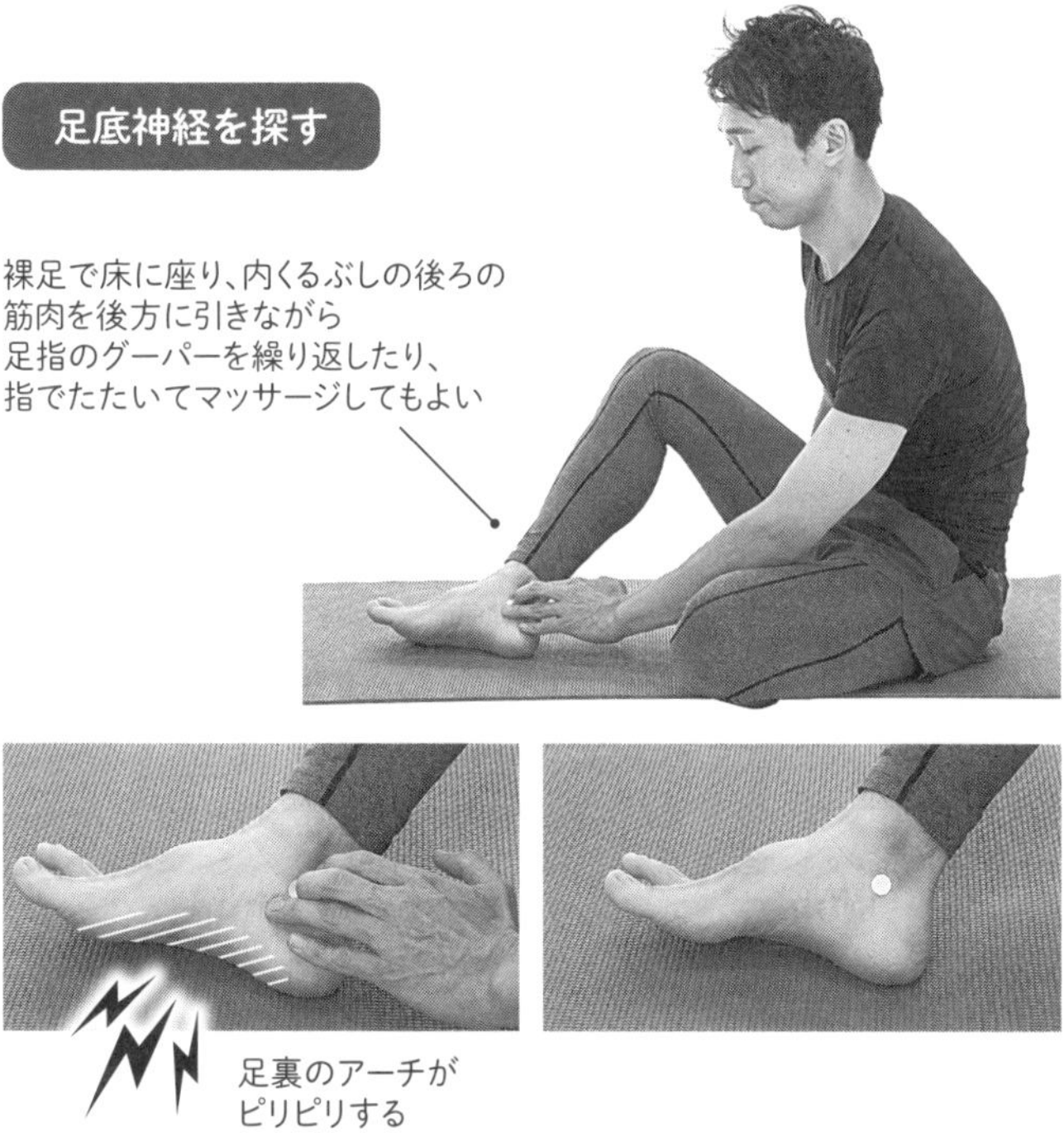
裸足で床に座り、内くるぶしの後ろの
筋肉を後方に引きながら
足指のグーパーを繰り返したり、
指でたたいてマッサージしてもよい
足裏のアーチが
ピリピリする

履いていないのにしびれた人は、この足底神経痛を疑ってみる必要があります。

セルフケアは、裸足で床に座り、内くるぶしの後ろの筋肉を後方に引きながら足指のグーパーを繰り返します（P.222参照）。後ろの筋肉を押さえただけで、変化が出る方が多いです。しびれは弱くなる方、強くなる方、両方いらっしゃいますが、それは効いている証《あかし》です。足指をグーパーする時、いっしょに足首を動かしてもかまいません。土踏まずの内側を指圧しながらもいいと思います。足底神経痛の治癒は、こうしたセルフケアをこまめに行うのがポイントです。

足底皮神経による
原因改善

足《そく》底《てい》神《しん》経《けい》ストレッチ

適応
Aタイプ
Bタイプ

目安
1日 1～3回
グーパーを30秒続ける

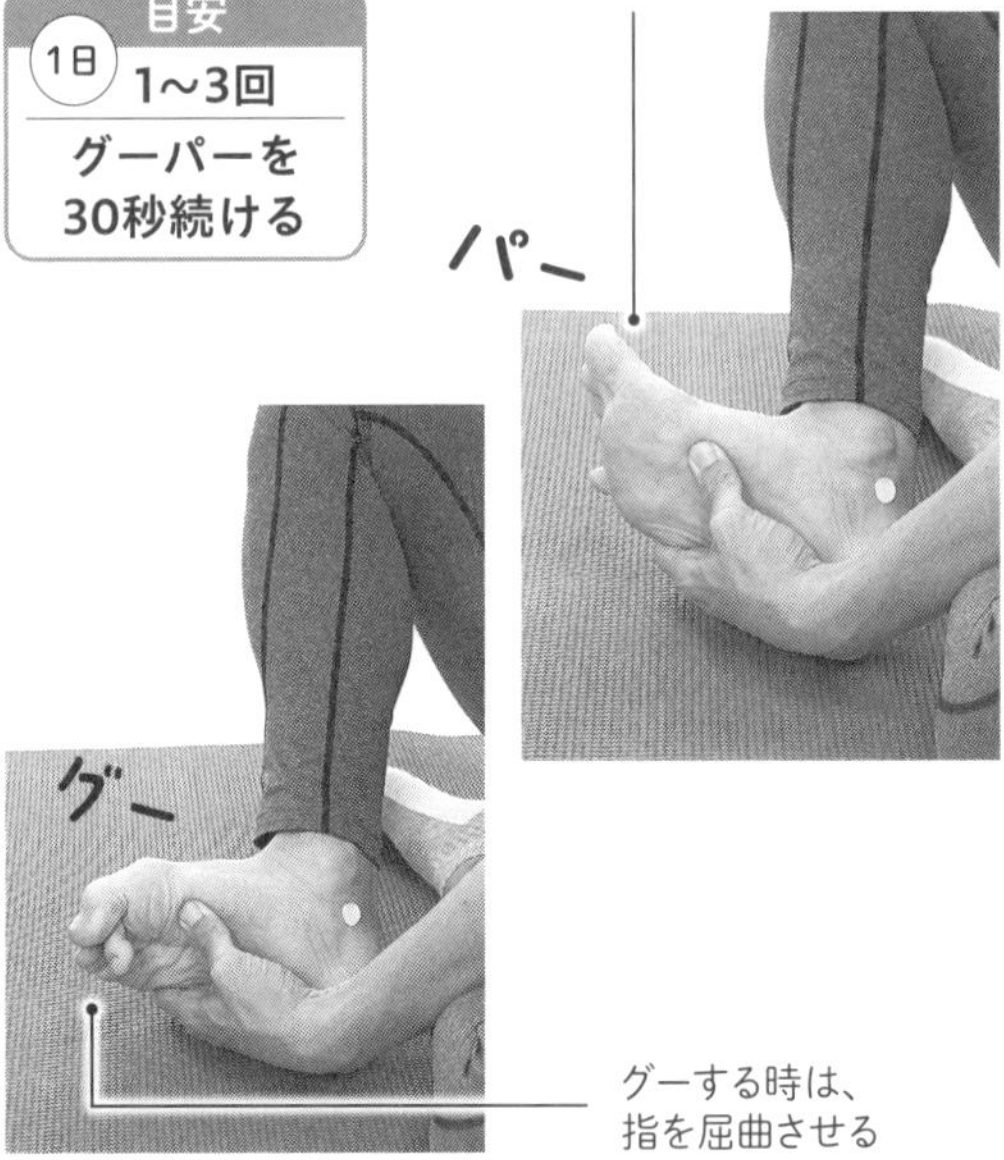

内くるぶしの後ろ側を
うしろに引っ張りながら、
親指のグーパーを繰り返す
パー
グー
グーする時は、
指を屈曲させる

「腰は痛くないけど、足の裏全体がしびれている」そういう方がいらっしゃいます。腰椎のL4、5にヘルニアがあると、足の親指と人差し指の間がしびれることがあります。また腰椎L5と仙骨1番にヘルニアがあると、外くるぶしの感覚がおかしくなることもあります（P.26参照）。また一般的な病院でも、脚にしびれがあると、重度の糖尿病や心臓疾患でない限り、腰に問題があると考えるところが多いようです。足裏全体にしびれがある場合のストレッチをお教えします。

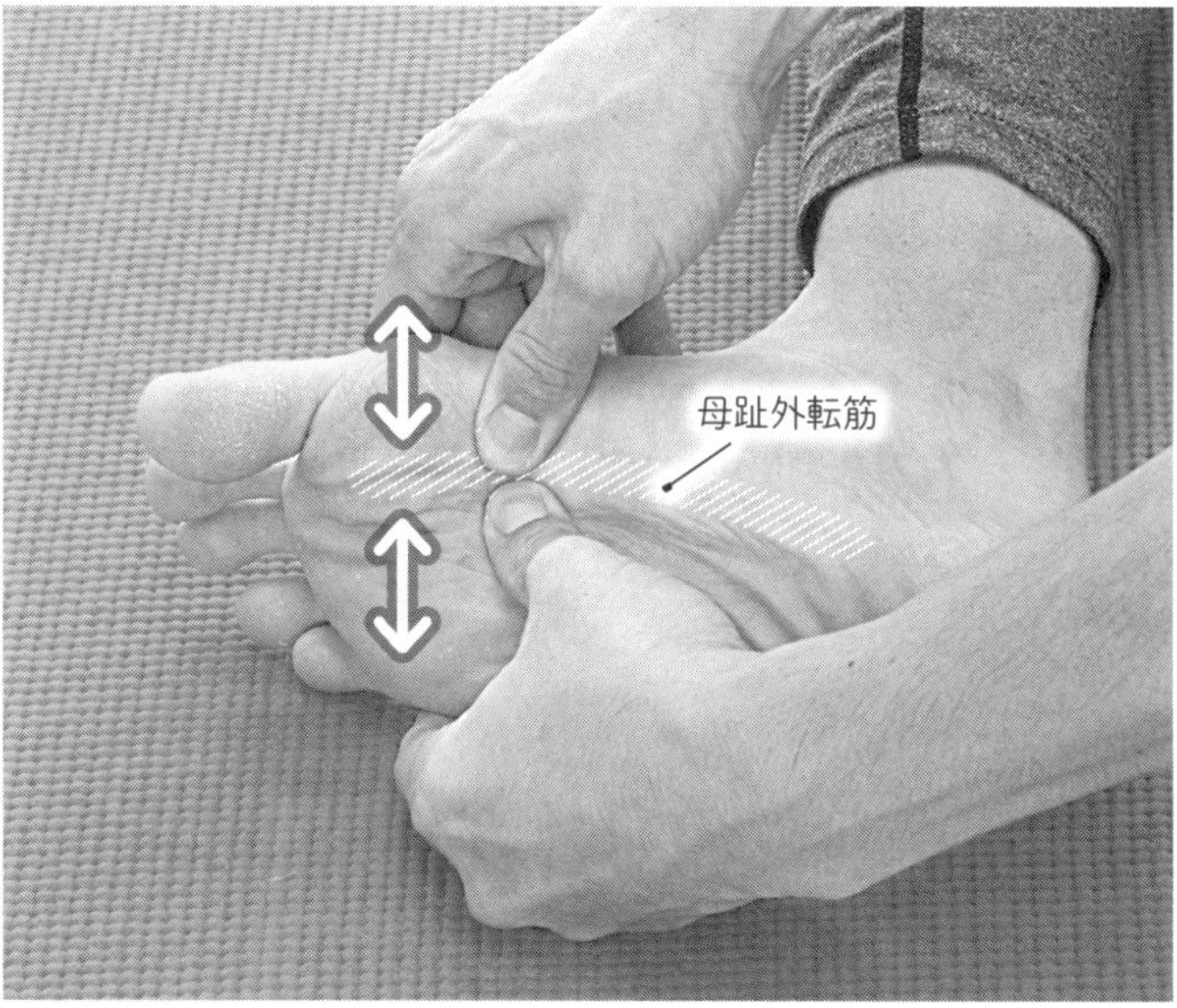

母趾外転筋《ぼしがいてんきん》をマッサージでほぐすと、足がつりやすい人に効果的

ふくらはぎから足裏に走る神経と並行して、長母趾屈筋という筋肉があります。この筋肉の動きが悪いと、内くるぶしで神経を圧迫し、足裏にしびれが起きます。長時間正座していると、脚がしびれるのと同じ原理です。長母趾屈筋は、足の親指を動かす筋肉なので、内くるぶしの後ろ側をうしろに引っ張りながら、親指のグーパーを繰り返しましょう。目安は30秒間。中には、内くるぶしを押さえただけで、しびれが取れてくる方もいます。逆にしびれが強くなる方もいますが、それは効いているサインです。足がつりやすい、足裏がこるなどの症状がある方は、お風呂で行うと少しラクです。

坐骨神経痛の原因の10%

梨《り》状《じょう》筋《きん》が原因

使い過ぎによる疲労にも気をつけよう

なんとなく腰や尻に、違和感を覚えたら要注意

梨《り》状筋《じょうきん》の不調が原因で、腰痛が起きることもあります。これは腰痛全体の1割ほどです。

梨状筋は、お尻の横側から太ももにかけての筋肉です。この筋肉が固まることで腰痛が起きます。それが硬くなる原因は、普段の悪い姿勢やスポーツでの使い過ぎによる疲労が考えられます。その硬くなった筋肉が坐骨神経を圧迫し、尻や脚に痛みやしびれが現れます。最初はなんとなく腰や尻に、違和感を覚えることが多いようです。

がに股の人に起こりやすい病気

梨状筋は股関節の安定と、足を外側にひねる役割を担っています。これが固まることは、がに股になるということ。つまり、がに股の人に起こりやすい病気です。仰向けに寝た状態で、曲げた膝を内向きに回そうとすると、動かないのが特徴です。

セルフケアは、テニスボールストレッチが、効果があります。梨状筋には脚を外側にひねる役割があるので、がに股の場合使い過ぎになり、こわばりやすくなります。しかし逆に内股でも梨状筋は引き伸ばされるので、やはり硬くなりやすくなります。つまりいずれにしろ、脚の向きが正常でないと、梨状筋が圧迫され、血流が阻まれて、そこから腰や尻に障害が起きやすくなります。梨状筋は、尻の横側から太ももにかけてありますので、特に凝《こ》りのある個所を見つけ、そこにボールを置きます。そして仰向けに寝て片足を上げ、ボールをじわりと押しましょう。椅子に座って片足を隣の脚のももにのせ、上げた脚の膝を倒す「梨状筋ストレッチ」（P.228参照）もいいでしょう。立った状態で片足を椅子にのせ、足先を外側に開く「太もも伸ばしストレッチ」（P.192参照）も、効果があります。硬くなった筋肉をほぐすため、少し痛いぐらいがいいと思います。

原因究明

梨《り》状《じょう》筋《きん》チェック

1
仰向けに寝て、片方の脚を、なるべくひざを曲げないように90度近く上げる

2
その脚を、もう片方の脚のほうへ斜めに倒そうとします

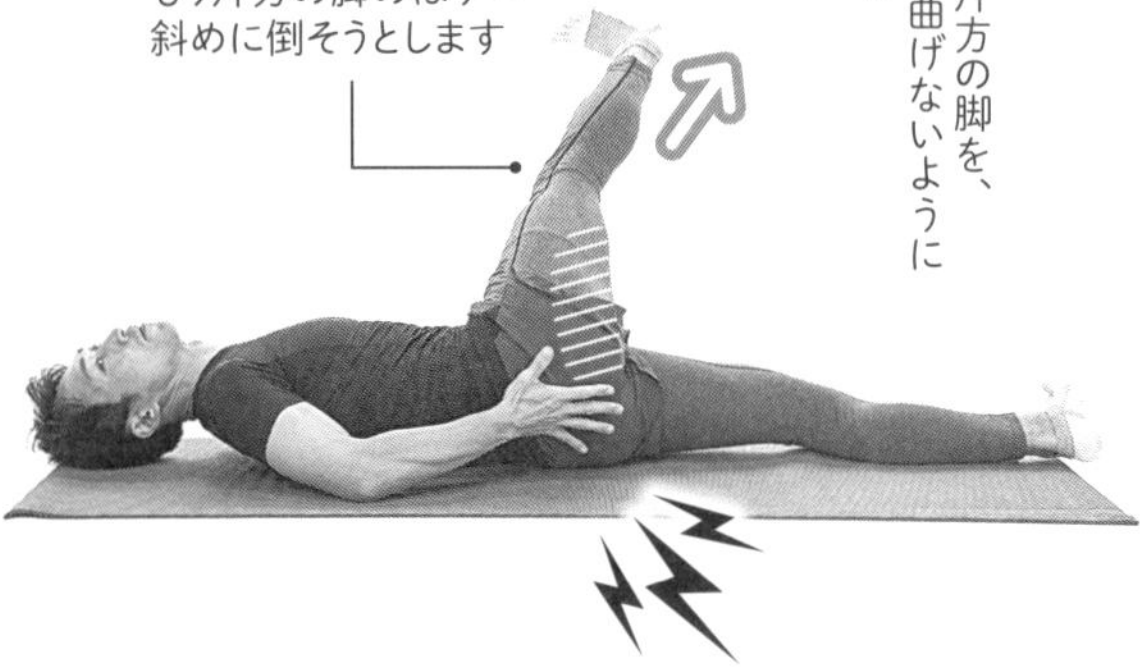

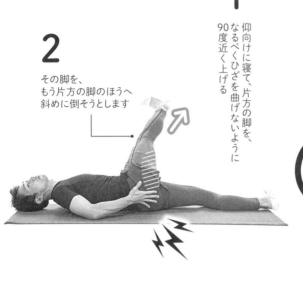

ここでは、梨状筋に問題がある場合のチェック法を紹介します。まず仰向けに寝て、片方の脚を、なるべくひざを曲げないようにしながら、90度近く上げます。そしてもう片方の脚のほうへ斜めに倒そうとします。

もし、梨状筋に問題があれば、倒すことができません。梨状筋は、尻の横から太ももの側面にある筋肉なので、これがこわばっていると、筋肉が伸びず、倒れないのです。このこわばりが坐骨神経を圧迫し、痛みやしびれが生じます。梨状筋のこわばりは、自分の手

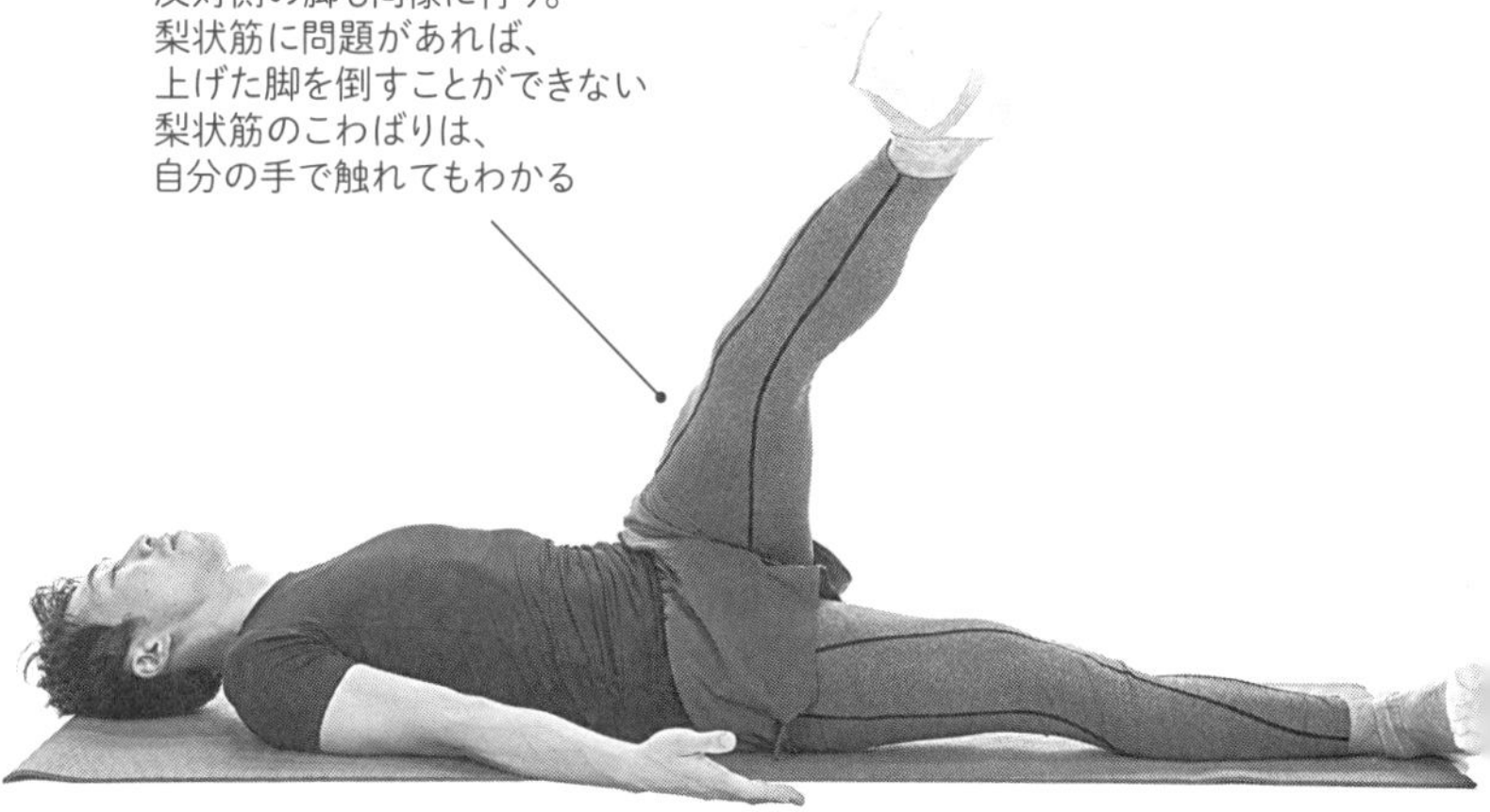
反対側の脚も同様に行う。
梨状筋に問題があれば、
上げた脚を倒すことができない
梨状筋のこわばりは、
自分の手で触れてもわかる

で触れてもわかると思います。

梨状筋チェックは自分ですると微妙で、判断がつかないこともあります。その場合は、次のページから紹介する運動をしながら、チェックしていただければいいと思います。その運動は、どれも梨状筋を伸ばす運動なので、こわばっているかどうかがわかるはずです。

梨状筋のそばには坐骨神経のほかにも、上には上殿神経、下には後大腿神経や坐骨神経が通っているので、梨状筋がこわばって小さくなると、神経症状が出やすくなります。

こわばりがあまりにひどいと、手術で切る方もいますが、そこまで行く人は少ないと思います。

梨状筋による原因改善

梨《り》状《じょう》筋《きん》ストレッチ

適応

Aタイプ

Bタイプ

1

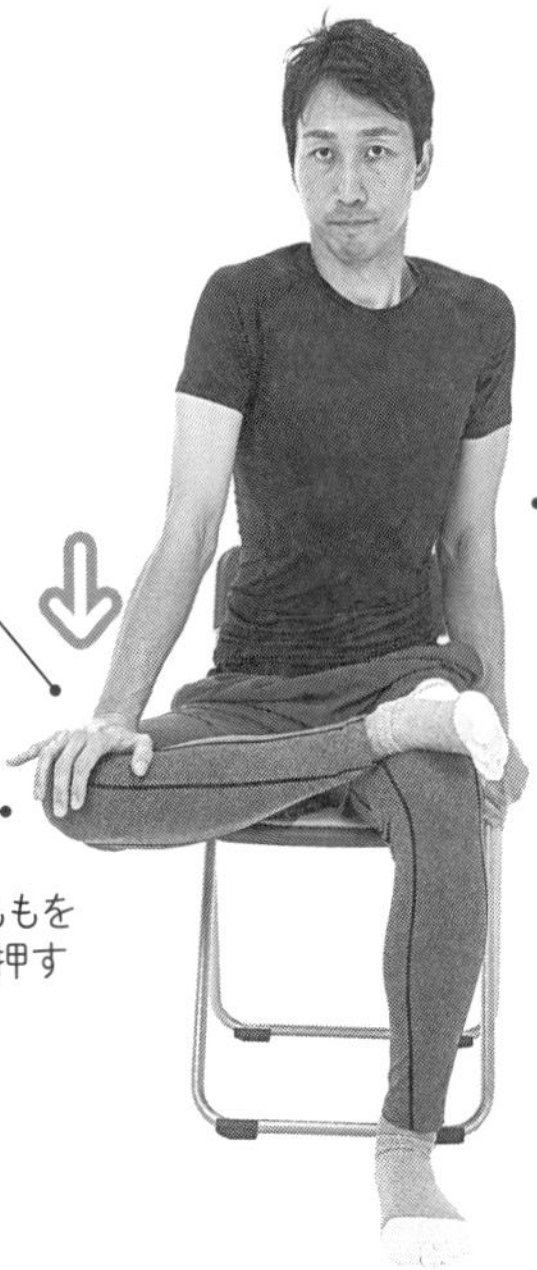

椅子に座って、症状があるほうのひざを曲げ、足先を隣の脚のももにのせます。そして曲げた脚のももを下にグーッと押します。その時、体を気持ち前に出すようにしてください。背中を丸めず、姿勢を正したままにするよう注意が必要です。するとお尻が引き伸ばされます。実際そこの筋肉（梨状筋）が伸びるのが、感じられると思います。目安は30秒間。その30秒間に押す動作を2〜3回繰り返してください。痛気持ちいい感じがあれば、それがヒットしてということです。

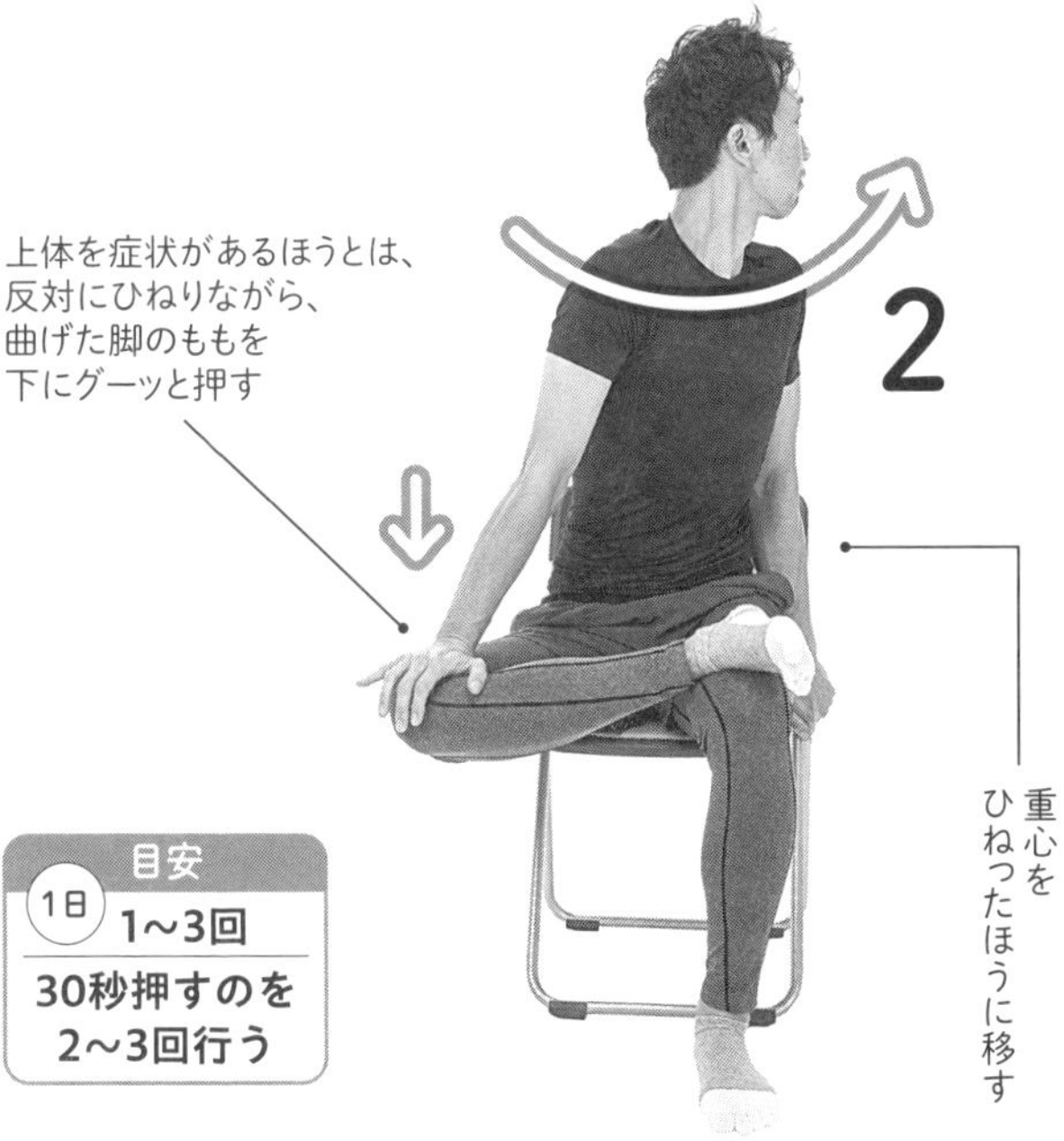

椅子に座って行う梨状筋ストレッチには、バリエーションもあります。症状があるほうのひざを曲げ、足先を隣の脚のももにのせるまでは同じですが、上体を症状があるほうとは、反対側にひねりながら、曲げた脚のももを下にグーッと押します。この時、重心をひねったほうに移すことで、こわばった梨状筋をよりしっかり伸ばすことができます。目安は上体を正面に向けた時と同じく、30秒間。その30秒に、やはり押す動作を2〜3回繰り返しましょう。こちらの方が痛いかもしれませんが、それは効いている証しです。少々痛くても怖がらずにやる方が、より大きな効果が期待できます。

寝てお尻ストレッチ

適応

A タイプ

B タイプ

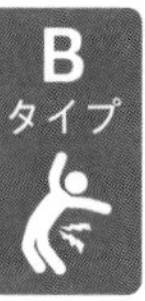

股関節と仙骨の間

1

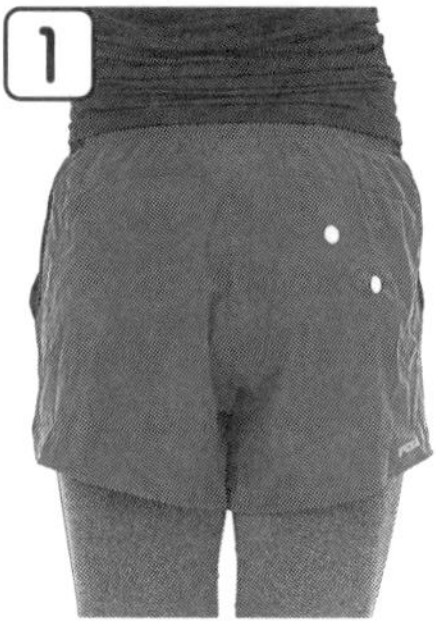

股関節と仙骨の間が
マッサージのポイント

2

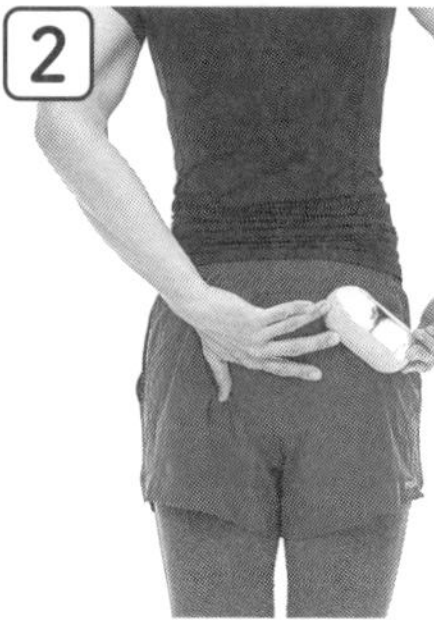

テニスボールを
あてる位置は
縦でも横でもよい
痛気持ちいいところを探す

目安

1日 1~3回

30秒キープ、2~3回行う

梨状筋ストレッチは、寝て行うものも効果があります。まず仰向けに寝て、つらいほうの脚を少し曲げます。曲げる角度は浅くしましょう。角度が深くならないように注意してください。そしてつらくないほうの足先を、曲げたひざにかけ、内側にグーッと倒し、30秒間キープします。これを2~3回繰り返してください。このストレッチも、痛気持ちよさが感じられると思いますが、その感覚が効いているということです。曲げるひざの角度が深くならないように注意してください。深

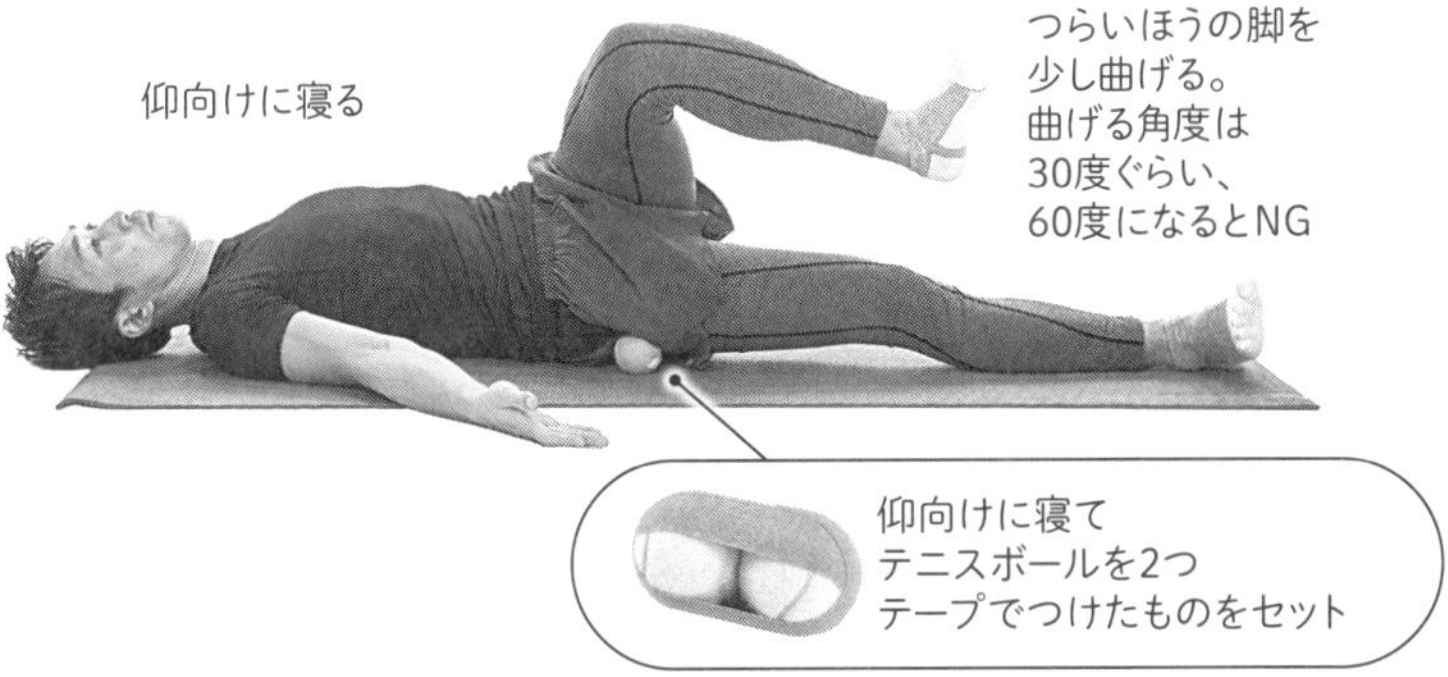
仰向けに寝る
つらいほうの脚を
少し曲げる。
曲げる角度は
30度ぐらい、
60度になるとNG
仰向けに寝て
テニスボールを2つ
テープでつけたものをセット

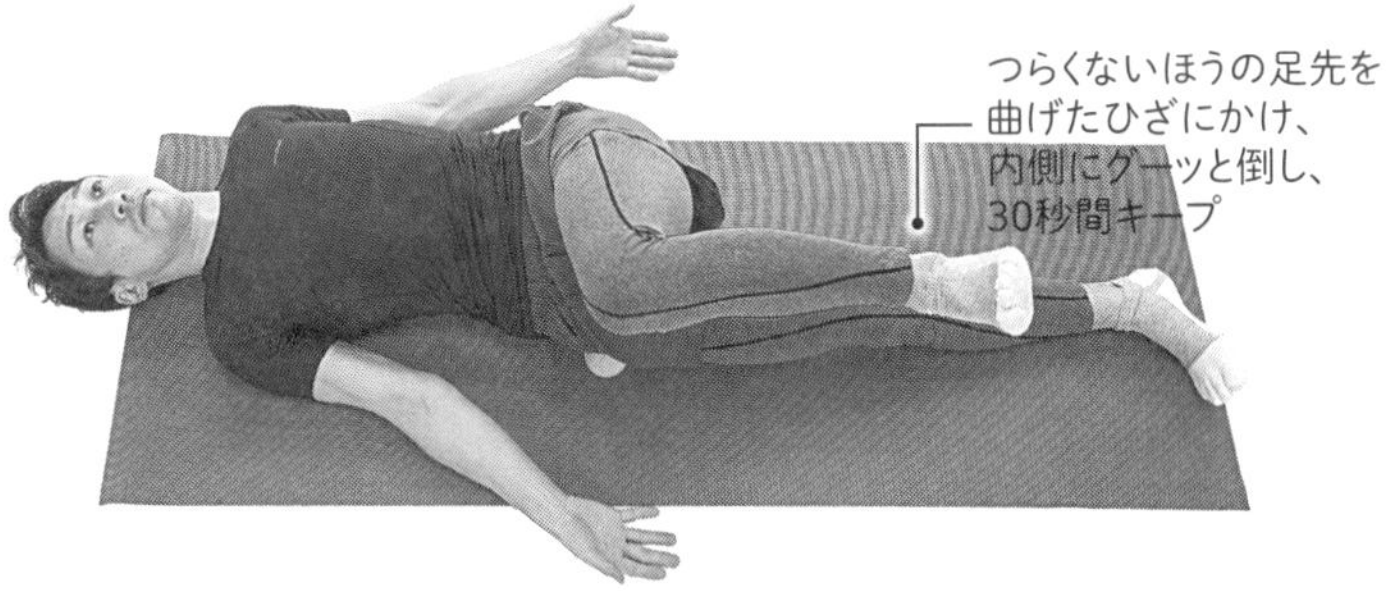
つらくないほうの足先を
曲げたひざにかけ、
内側にグーッと倒し、
30秒間キープ

いと、梨状筋以外が伸ばされてしまい、効果がありません。

寝て行う梨状筋ストレッチは、テニスボールを使ってもできます。テニスボール２つをガムテープなどでくっつけたものを用意してください。それを股関節と仙骨の間にあてます。あてる位置は縦でも横でもかまいません。痛気持ちいいところを探してください。その状態で仰向けに寝ます。するとボールのあるほうのお尻が浮いてしまうので、反対側の脚を、ボールをつぶすような感じで、グーッと倒します。手で床を押さえながら、脚に体重をのせると、強い力を加えることができると思います。目安は30秒間。

今までのが該当しない人

皮《ひ》神《しん》経《けい》が原因

腰痛はないのに、脚にしびれがある場合

筋肉と皮膚のすべりをよくするのがポイント

ここまで挙げてきた原因のどれにもあてはまらない人は、皮神経の不調を疑いましょう。皮神経というのは、皮膚に広がっている神経のことです。すでに上殿皮神経と後大腿皮神経について述べましたが、そのどちらでもない皮神経の障害でしびれが起きることがあります。皮神経は表層に、そして体中にあります。その下の筋肉が硬くなることや、長時間同じ姿勢を取ることの圧迫で障害が起きます。腰痛はないのに、脚にしびれがある場合は、皮神経の障害が疑われます。神経や筋肉の滑走障害、つまり本来はなめらかに動くはずの神経や筋肉のすべりが悪くなっている可能性があります。

皮神経チェック

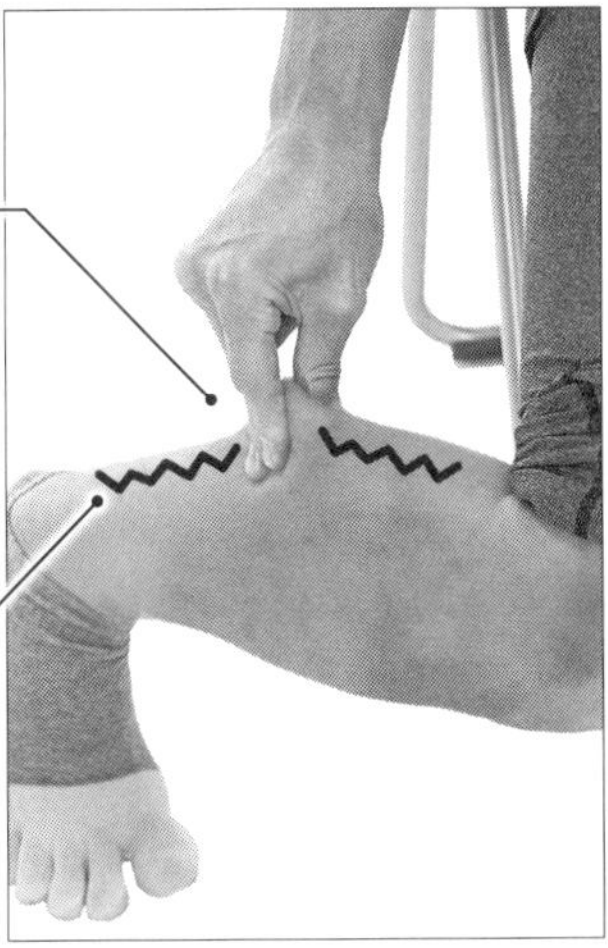

すべりが悪くなるとしびれるのは、神経は筋肉の間にあるからです。筋肉の摩擦の影響を受けたり、圧迫されたりするのです。

セルフケアは、ふくらはぎの筋肉を動かして刺激することです。そうすることで、筋肉のすべりがよくなります。また、しびれがある皮膚をつまんで動かすのも効果があります。皮膚は体の表面にあるので、筋肉をつかむのとはちがいます。しびれがあるというのは、その部分に問題があるからです。どこにしびれがあるのか、しっかり確認することがポイントです。

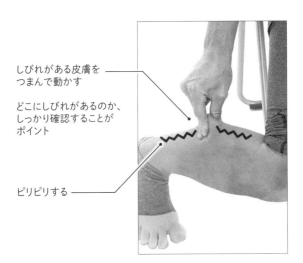

皮《ひ》神《しん》経《けい》ストレッチ

適応

Aタイプ

Bタイプ

皮膚つまみは、腰の構造には原因がないのにお尻や脚にしびれや違和感のある方に適したストレッチです。しびれのある部位の皮膚を直接つまんで揺らすことで、神経の圧迫を取ることがねらいです。椅子に座り、手の指をトングのようなはさむ形にします。その指で、太ももやふくらはぎなど、しびれのある部位の皮膚をつまみ、骨から遠ざけるように浮かします。そして1分間ほど縦（太ももなら垂直、ふくらはぎなら平行）に揺らします。1日何回行ってもOKです。つまむ手は左右

皮膚のつまみ方

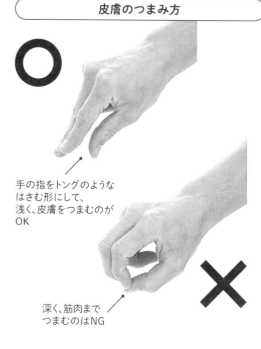

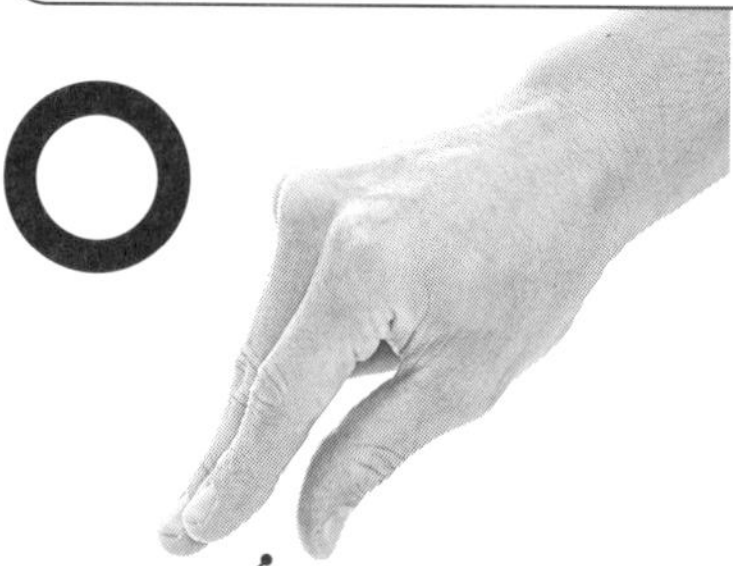

手の指をトングのような
はさむ形にして、
浅く、皮膚をつまむのが
OK

深く、筋肉まで
つまむのはNG

目安
1日 何回でも
1分間ほど

椅子に座り、
しびれのある部位の
皮膚をつまみ、
骨から遠ざけるように浮かす
1分間ほど縦(太ももなら垂直、
ふくらはぎなら平行)に揺らす

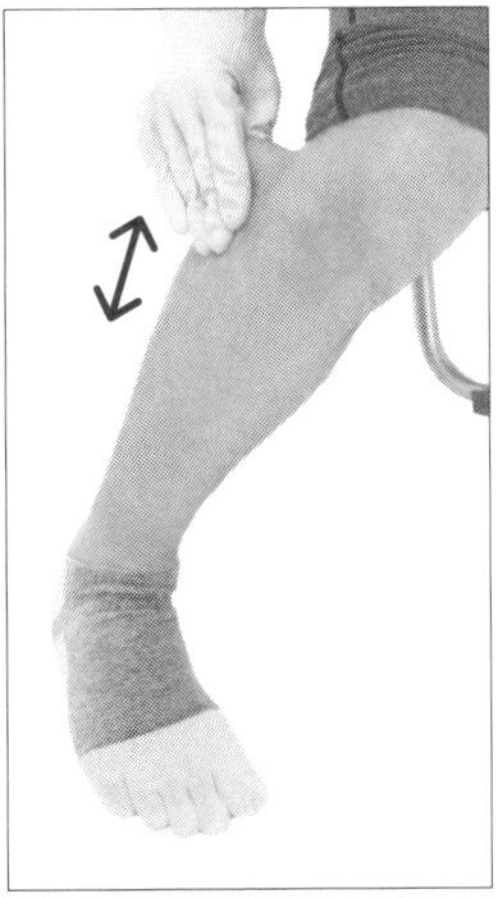

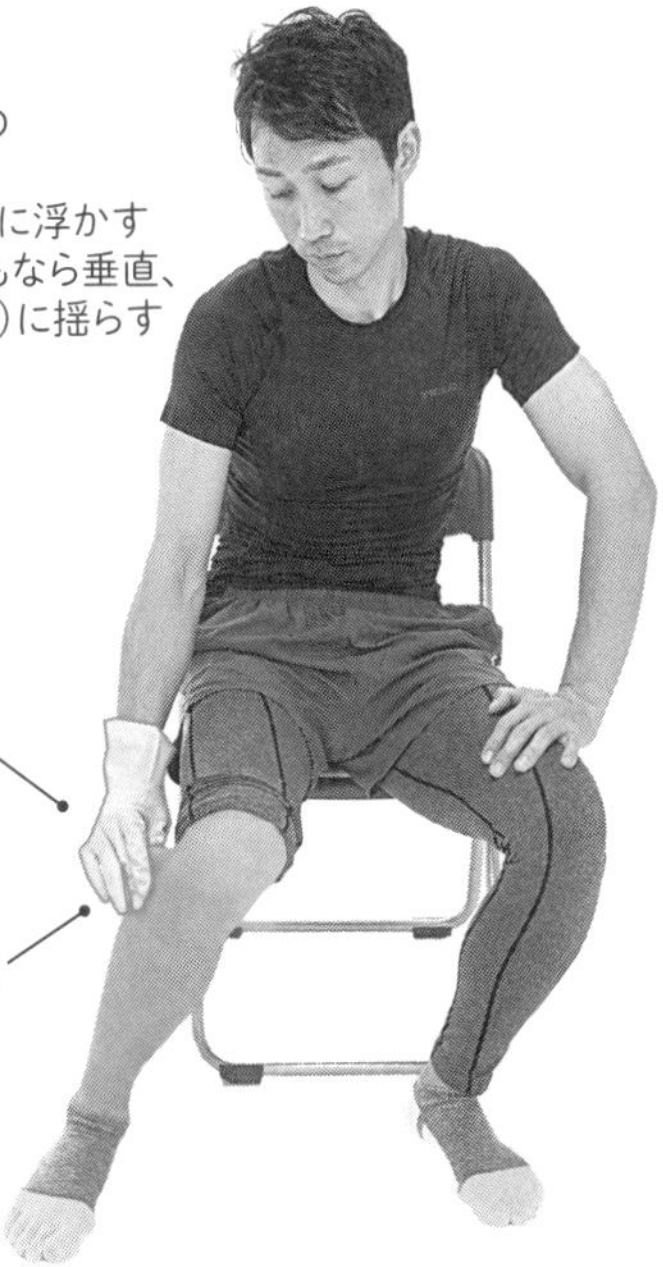

ゴム手袋をすると
つまみやすい

どちらでも、つまみやすいほうでかまいません。

これは皮膚という、体の非常に浅いところを刺激することで効果のあるストレッチです。皮膚をつまむのは、筋肉をつかむのとは違います。その点をくれぐれも注意してください。つまみにくい時は、ゴム手袋をすると、すべらずやりやすいと思います。そして、つまむと痛いということは、そこの神経が円滑に働いていないということです。皮神経は、これまで紹介してきた神経よりも、もっと細かい神経です。このストレッチを行うことで、きめ細かなセルフケアでき、微妙な違和感を取ることができると思います。

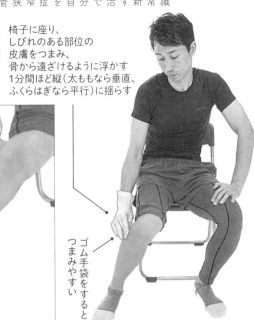

他力ではなく自分で治すのが脊柱管狭窄症治癒の基本

手術では7割の患者に症状が残る

本書では、脊柱管狭窄症のさまざまな原因と改善のためのセルフケアについて述べてきました。私はこれまで、100万人以上の腰痛の患者さんを診てきましたが、99%の方は手術をしなくても、ストレッチや普段の姿勢の改善などで治ります。

一方、多くの医師は、脊柱管狭窄症の患者には、すぐに手術を勧めます。それはくわしく問診したり、細かく症状を診たりせずに、MRIなどの画像を中心に診断するからです。そしてこれは多くの医師自身が認めていることですが、手術をして2年たっても、7割ほどの患者には症状が残ります。変形性股関節症や変形性膝関節症だと、症状が残るのは3割程度ですから、格段に多いと言えます。

しかも脊柱管狭窄症は、かなり大きな手術です。背骨に金属を入れて固定するような手術をした場合でも、25%には再手術が必要と言われています。

一口で脊柱管狭窄症といっても、症状や原因は多岐《たき》にわたります。背骨そのものではなく、仙腸関節、梨状筋、抹消神経などのこわばりや圧迫が腰痛を引き起こしていることも多い。実際は脊柱管狭窄症ではなく、椎間板ヘルニアのこともよくあります。画像志向だと、そうした細かいケースをカバーできず、単純化しがちになります。そのため手術をしても、多くの場合、症状が残ってしまうのです。そしてこれは私の経験から言えることですが、手術すると、手術していない人に比べ、リハビリの効果が出にくい傾向があります。結局手術をしても、高い確率でリハビリが必要になります。それならまず、ストレッチや普段の姿勢の改善をすればいい。それでも症状が残るという場合、そこで初めて手術を考えればいいと思います。

手術は患者様の負担が大きいのはいうまでもありません。「手術」と聞いて、怖くない人などまずいないでしょう。そして少なくとも脊柱管狭窄症では、手術をしてもメリットを得られる確率は決して高くありません。それなら、負担が少なく、メリットが大きいストレッチや日常姿勢の改善などの方が、はるかにいいのではないでしょうか。

自分の力で治さないと、本当の治癒はありえない

薬やサプリメントの使用も、最小限にとどめた方がいいと思います。実際医師や薬剤師にも、薬はまったく飲まないという方がかなりいらっしゃいます。「薬は売るもので、飲むものではない」と、聞き捨てならないことをおっしゃる方もいます。薬には必ず副作用があることを忘れないでください。例えば痛み止めの場合、飲みすぎると抵抗力が下がり、かえって腰痛が治る日数が2倍になるというデータもあります。

実際腰痛で、痛み止めを飲まれている方は多いと思います。しかし痛み止めは、かなり副作用のある薬です。よくあるのが食欲不振、胃もたれ、腹痛などの消化器症状です。ひどい場合は胃に強い痛みが起こり、胃炎や胃潰瘍などの疾患になることもあります。特に胃腸がもともと弱い方や、すでに疾患がある方は注意が必要です。

日本人は、世界でも有数の薬信仰の強い国ですが、薬は万能ではありません。そこから少し離れて薬と付き合うことが大事です。

朝起きて、腰が痛くて体を動かしにくい時は、まず風呂に入り、体を温めてから、本書で紹介した

体操やストレッチをしましょう。それでもまだ痛い時には、薬の力を借りればいいと思います。

サプリメントも注意が必要です。ビタミンDのサプリには炎症を抑える効果があるため、関節痛をいくらかは抑えられるかもしれませんが、摂りすぎると、肝機能障害や高血圧などさまざまな不調を招きます。カルシウムサプリも摂りすぎると、反対に骨折の可能性を高めるというデータもあります。またオメガ3、DHA、EPAは、どれも魚の油なので、ボトルの場合、酸化しやすいことを忘れないでください。サプリメントは薬よりも安全だと考えている方がいらっしゃいますが、決してそんなことはありません。サプリメントも薬と同じくらいデメリットがあると考えて付き合うぐらいでいいと私は思います。

結局脊柱管狭窄症は、習慣や日常姿勢の悪さが作り上げたものです、それを直さないかぎり、本当の意味の治癒はありえないと私は考えます。これは他力ではなく、自分で治すということです。原因を除かずに薬で症状を抑えても、再発は避けられません。

まずは体操や日常姿勢の改善など、本書で紹介した症状を取るためのアプローチをやってみましょう。少しでも効果があると感じれば、それを続けてください。そうすれば、皆さんの腰痛が必ず治ることを私は信じています。

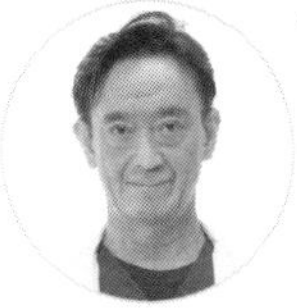

酒井慎太郎《さかいしんたろう》

さかいクリニックグループ代表。千葉ロッテマリーンズ元公式メディカルアドバイザー。柔道整復師。テニスボールを使用した矯正の考案者。整形外科や腰痛専門病院などのスタッフとしての経験を生かし、腰・首・肩・ひざの痛みやスポーツ障害の疾患を得意とする。解剖実習をもとに考案した「関節包内矯正」を中心に難治の腰痛、首痛、肩こりの施術を行い、プロスポーツ選手や俳優など多くの著名人の治療も手がける。著書の出版点数120冊以上。Gakkenの『自分で治せる！』シリーズの一部は、実用書としては珍しく、ドイツ語翻訳され、ヨーロッパ全域で読まれている。

YouTubeチャンネル「さかい関節痛おさらば塾」
https://www.youtube.com/@sakaicg

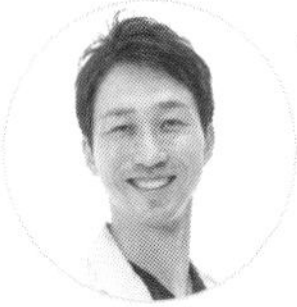

宗村大義《むねむらたいき》

さかいクリニックグループの各施設院長代行。柔道整復師。「主治医が見つかる診療所（テレビ朝日）」や「ヒルナンデス（日本テレビ）」ほかメディア出演多数。NHKのホームページ「スポーツ医学のコーナー」なども担当。

手術《しゅじゅつ》を宣告《せんこく》された日《ひ》から始《はじ》める
脊柱管狭窄症《せきちゅうかんきょうさくしょう》　治《なお》った人《ひと》がやった！これだけ体操《たいそう》

2025年1月21日　第1刷発行

著　者　酒井慎太郎《さかいしんたろう》
発行者　清田則子
発行所　株式会社　講談社
〒112-8001　東京都文京区音羽 2-12-21
販売　TEL03-5395-5817
業務　TEL03-5395-3615
編　集　株式会社　講談社エディトリアル
代　表　堺　公江
〒112-0013　東京都文京区音羽 1-17-18　護国寺 SIA ビル 6F
編集部　TEL03-5319-2171
印刷所　半七写真印刷工業株式会社
製本所　株式会社国宝社

KODANSHA

ISBN978-4-06-537894-6